神经内镜手术治疗高血压性脑出血

NEUROENDOSCOPIC SURGERY FOR HYPERTENSIVE CEREBRAL HEMORRHAGE

主　审　王　硕　游　潮
主　编　胡志强　洪　涛　杨进华
副主编　段　剑　朱广通　周　全　曹玉福　孙怀宇

人民卫生出版社
·北　京·

图书在版编目（CIP）数据

神经内镜手术治疗高血压性脑出血 / 胡志强，洪涛，
杨进华主编 . —北京：人民卫生出版社，2022.9（2024.8 重印）
ISBN 978-7-117-33299-6

Ⅰ.①神… Ⅱ.①胡…②洪…③杨… Ⅲ.①内窥镜
检 —神经外科手术 —应用 —高血压 —脑出血 —治疗 Ⅳ.
①R743.34

中国版本图书馆 CIP 数据核字（2022）第 110329 号

| 人卫智网 | www.ipmph.com | 医学教育、学术、考试、健康，购书智慧智能综合服务平台 |
| 人卫官网 | www.pmph.com | 人卫官方资讯发布平台 |

神经内镜手术治疗高血压性脑出血

Shenjing Neijing Shoushu Zhiliao Gaoxueyaxing Naochuxue

主　　编：胡志强　洪　涛　杨进华
出版发行：人民卫生出版社（中继线 010-59780011）
地　　址：北京市朝阳区潘家园南里 19 号
邮　　编：100021
E - mail：pmph @ pmph.com
购书热线：010-59787592　010-59787584　010-65264830
印　　刷：人卫印务（北京）有限公司
经　　销：新华书店
开　　本：889×1194　1/16　印张：21
字　　数：650 千字
版　　次：2022 年 9 月第 1 版
印　　次：2024 年 8 月第 2 次印刷
标准书号：ISBN 978-7-117-33299-6
定　　价：228.00 元

打击盗版举报电话：010-59787491　E-mail：WQ @ pmph.com
质量问题联系电话：010-59787234　E-mail：zhiliang @ pmph.com
数字融合服务电话：4001118166　E-mail：zengzhi @ pmph.com

编著者名单

编 委（以姓氏笔画为序）

于洪伟　哈尔滨医科大学附属第一医院神经外科
万登峰　江西省人民医院神经外科
王　硕　首都医科大学附属北京天坛医院神经外科
王　汉　中山大学附属第五医院神经外科
王　泳　首都医科大学附属复兴医院康复中心
王玉峰　河南新乡医学院第三附属医院神经外科
毛贝贝　首都医科大学附属北京世纪坛医院神经外科
毛更生　中国人民解放军总医院第三医学中心
　　　　神经外科
朱广通　首都医科大学附属北京世纪坛医院神经外科
闫东明　郑州大学第一附属医院神经外科
关　峰　首都医科大学附属北京世纪坛医院神经外科
孙怀宇　辽宁省健康产业集团铁煤总医院神经外科
刘金阳　广东医科大学附属阳江人民医院神经外科
寿记新　郑州大学第五附属医院神经外科
杜昌旺　西安交通大学第一附属医院神经外科
李　闯　鹤岗市人民医院神经外科
李　浩　四川大学华西医院神经外科
李　聪　广州中医药大学第二附属医院神经外科
李小卡　禹州市人民医院神经外科
李云涛　浙江大学医学院附属湖州医院神经外科
李立宏　空军军医大学唐都医院急诊科
李旭琴　大连市中心医院神经外科
李珍珠　滨州医学院附属医院神经外科
杨　艺　首都医科大学附属北京天坛医院神经外科
杨进华　广州中医药大学附属高州中医院神经外科
杨彦龙　空军军医大学唐都医院急诊科
肖健齐　广东医科大学附属医院神经外科

何江弘　首都医科大学附属北京天坛医院神经外科
吴日乐　内蒙古自治区人民医院神经外科
佘晓春　南通大学附属如东医院神经外科
汪宇雄　广州中医药大学附属高州中医院神经外科
张　军　东莞市大朗医院神经外科
张红波　南昌大学第二附属医院神经外科
张志强　广州中医药大学第二附属医院神经外科
张建中　江西省人民医院神经外科
张新中　新乡医学院第一附属医院神经外科
金点石　大连市中心医院神经外科
周　全　广西医科大学第一附属医院神经外科
宗　淼　国家电网公司北京电力医院神经外科
宗绪毅　首都医科大学附属北京天坛医院神经外科
孟　兵　东莞市石排医院神经外科
赵家鹏　新乡医学院第三附属医院神经外科
胡志强　首都医科大学附属北京世纪坛医院
　　　　神经外科
段　剑　南昌大学第一附属医院神经外科
施　炜　南通大学附属医院神经外科
姜晓兵　华中科技大学同济医学院附属协和医院
　　　　神经外科
洪　涛　南昌大学第一附属医院神经外科
倪莹莹　暨南大学三九脑科医院神经康复科
徐　勇　广州中医药大学附属高州中医院康复科
徐勇刚　中山大学附属第一医院惠亚医院神经外科
翁其彪　南方医科大学附属珠江医院高压氧科
郭　华　南昌大学第二附属医院神经外科
涂　宁　武汉大学人民医院 PET 中心

展如才　山东第一医科大学第一附属医院神经外科
陶传元　四川大学华西医院神经外科
黄　辉　首都医科大学附属北京世纪坛医院
　　　　神经外科
黄齐兵　山东大学齐鲁医院急诊神经外科
曹玉福　鹤岗市人民医院神经外科
常　涛　空军军医大学唐都医院急诊科

崔凤启　首都医科大学良乡教学医院神经外科
葛　新　苏州大学附属无锡九院重症医学科
游　潮　四川大学华西医院神经外科
谢才军　广州中医药大学第二附属医院神经外科
蔡　强　武汉大学人民医院神经外科
樊朝凤　四川大学华西医院神经外科
霍贵通　邢台市第九医院神经外科

参编作者（以姓氏笔画为序）

王　越　辽宁省健康产业集团铁煤总医院神经外科
王心刚　中国人民解放军陆军第七十一集团
　　　　军医院神经外科
王海均　华中科技大学同济医学院附属协和医院
　　　　神经外科
王维军　黔南州人民医院神经外科
韦迪岱　四川大学华西三亚医院神经外科
尹　瑶　四川大学华西医院神经外科
付茂武　山东中医药大学附属医院神经外科
刘建民　江西省人民医院神经外科
刘春暖　阳江江华医院神经外科
刘晓君　云浮市人民医院高压氧科
李　祥　徐州医学院附属第一附院神经外科
李文奇　新乡医学院解剖学教研室
李十全　茂名市中医院神经外二科
杨　勇　四川大学华西三亚医院神经外科

吴海滨　南昌大学第一附属医院神经外科
利思敏　阳江江华医院神经外科
何益超　南方医科大学附属珠江医院高压氧科
陈　旭　锦州医科大学附属第一医院神经外科
陈雪林　南方医科大学附属珠江医院高压氧科
林波淼　南方医科大学附属珠江医院影像科
钟小霞　惠阳三和医院高压氧科
施玲玲　浙江大学医学院附属湖州医院放射科
徐小凤　四川大学华西医院神经外科
郭韩玉　广州中医药大学第二附属医院神经外科
黄钰嘉　四川大学华西医院神经外科
鄂彤光　南方医科大学附属齐齐哈尔医院神经外科
董　健　首都医科大学附属北京世纪坛医院影像科
蒋晓明　南通大学附属如东医院神经外科
廖国威　广州中医药大学附属高州中医院康复科

图片绘制

孙怀宇　吴博文　吴海滨　林鹏飞

编写秘书

毛贝贝　王玉峰　蔡　强

主 编 简 介

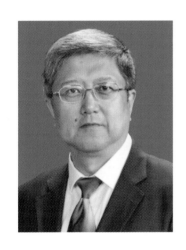

胡志强　教授,主任医师,博士生导师,博士,博士后,首都医科大学附属北京世纪坛医院神经外科主任、北京大学第九临床医学院神经外科主任、首都医科大学肿瘤学院神经肿瘤科主任。曾在特立尼达和多巴哥的圣费尔南多总医院担任神经外科主任(San Fernando General Hospital,Trinidad and Tobago,北美洲),澳大利亚新南威尔士大学微创神经外科中心访问学者。

完成国家自然基金项目4项,科技部国际合作基金项目1项(首席专家),省部级基金项目15项,培养博士和硕士生30余名。发表论文90余篇,其中SCI 30余篇,主编专著1部,参编2部,主编神经内镜手术技术光碟2部,实用新型专利3项。

中国医药教育协会神经内镜与微创医学专业委员会主任委员,国家卫生健康委神经内镜与微创医学培训基地主任,中国医师协会神经外科医师分会第三届委员会委员及神经内镜专家委员会委员,中国医师协会内镜医师分会第三届委员会委员,第一、二、三届世界华人神经外科协会学术委员会委员,中国医药教育协会神经外科专业委员会常委,中国医疗保健国际交流促进会神经外科分会委员,中国神经科学学会神经损伤与修复分会委员,北京医学会神经外科专业委员会常委,北京医师协会神经外科专科医师分会常务理事,北京市外国医师在京短期行医资格考评专家,北京大学医学部神经外科学系教授委员会副主任委员,北京大学医学部神经外科学系委员。《中国微侵袭神经外科杂志》编委,《中华神经创伤外科电子杂志》编委,《中华医学杂志》审稿专家,《中华神经外科杂志》审稿专家,*Neurosurgery*审稿人。

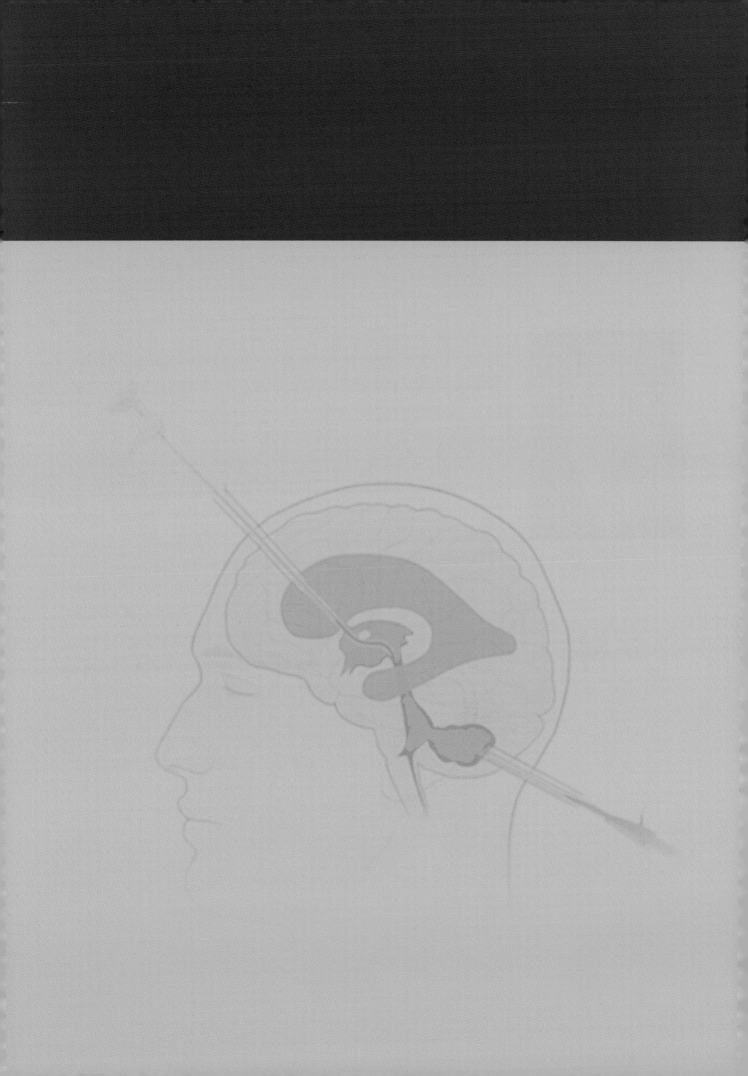

主 编 简 介

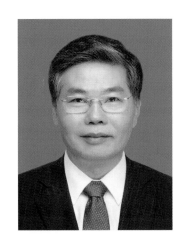

洪 涛 教授,主任医师,博士,博士生导师,享受国务院特殊津贴专家,南昌大学第一附属医院副院长。多次赴美国、日本、澳大利亚等国学习。

在神经内镜、颅底外科、血管搭桥等方面取得卓越成就。先后主持国家自然基金课题 7 项、国家科技支撑子课题 2 项、国家 863 计划子课题 1 项,获省部级一等奖 1 项、二等奖 3 项、三等奖 2 项,国家发明专利 2 项,在 *Journal of Neurosurgery* 等神经外科权威医学期刊发表论文 120 余篇。入选"新世纪百千万人才工程""赣鄱英才 555 工程"。获国家卫生健康委"有突出贡献中青年专家"、全国卫生系统先进工作者、中国医师奖、国家名医盛典"国之名医·卓越建树"、全国手术"大师金奖"等荣誉。

担任中国医师协会神经外科医师分会神经内镜专业委员会主任委员,中国医师协会神经修复专业委员会副主任委员,中国医师协会内镜医师分会神经内镜专业委员会副主任委员,欧美同学会医师协会神经内镜分会主任委员,中国医师协会神经修复学专业委员会下丘脑垂体功能损伤与重塑专业委员会主任委员,中华医学会神经外科学分会肿瘤学组副组长,国家卫生健康委能力建设和继续教育神经外科学专业委员会神经内镜专业组组长,世界华人神经外科协会常委,中国医师协会神经外科医师分会常委,江西省医学会神经外科分会前任主任委员等职务。

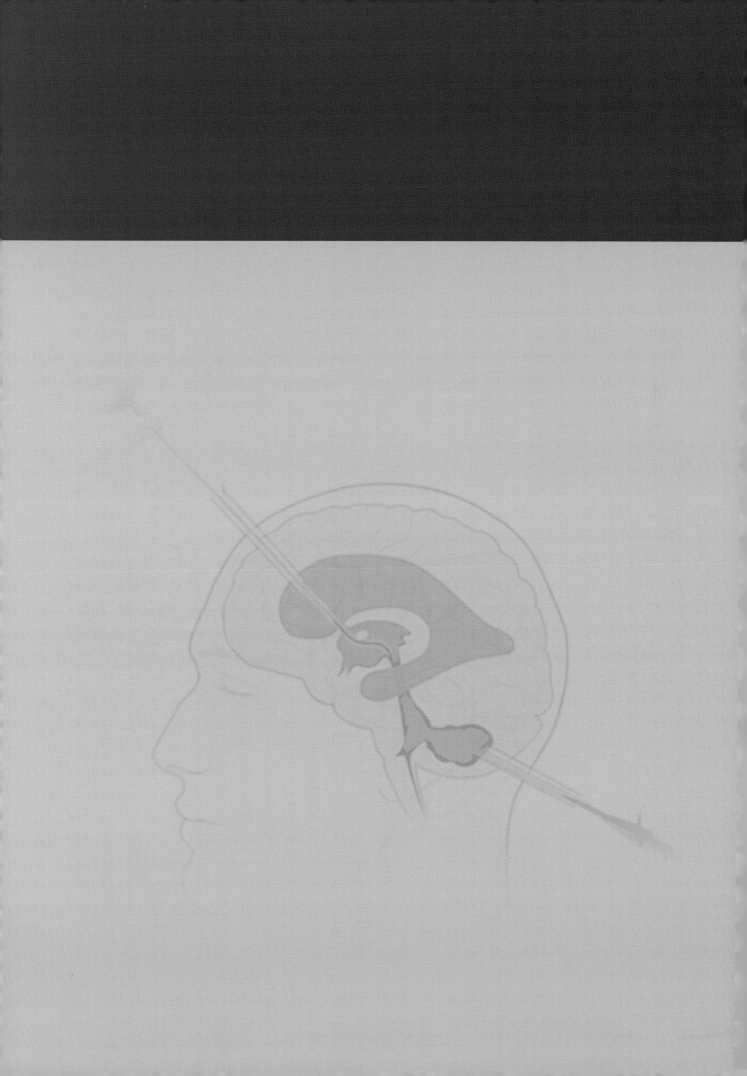

主 编 简 介

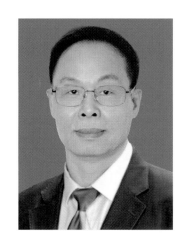

杨进华　教授,主任医师,广州中医药大学附属高州中医院原业务院长兼神经外科主任。高州中医院外科创始人及外科学科带头人,高州市第一至第四批市委直管拔尖人才及优秀专家。阳江江华医院业务院长兼脑科中心主任、神经外科首席专家。

广州中医药大学兼职教授、广东省韶关学院医学院外科学教授、致力于脑出血微创治疗研究近 30 年,治疗病例近万例,对脑出血微创治疗有丰富的临床经验,运用微创手术成功抢救 106 岁高龄脑出血并脑疝患者,成为国内外最高年龄手术成功者。在国内较早开展脑干血肿微创穿刺血肿清除术,并到国内多省市会诊手术及讲学交流,得到国内众多专家高度肯定。获全国脑血管病防治办公室颁发"微创颅内血肿清除术推广与应用技术奖"一等奖 5 项,二等奖 1 项。

担任广东省中西医结合学会神经肿瘤专业委员会常委、广东省基层医药学会神经外科专业委员会颅脑创伤学组副组长、广东省基层医院神经重症康复专业委员会副主任委员,广东省中西医结合学会神经外科专业委员会委员等职务,发表医学论文 75 篇,在《中华创伤杂志》《中国实用外科杂志》等双核心期刊发表论著 27 篇,在人民卫生出版社等主编出版《高血压性脑干出血外科治疗》专著 3 部。

序　一

随着微创神经外科平台的构建,逐步确定了神经内镜在神经外科的应用价值和地位,而且其应用范围不断扩大,已经从利用空间,走向创造空间,拓展了神经内镜在神经外科的应用范围,其中近年来兴起的神经内镜手术治疗高血压性脑出血就是其中之一。在我国,自发性脑出血中高血压性脑出血占 50%~70%,是致死和致残的最主要原因,是威胁我国人口健康最主要的因素之一。据统计,其中约 14% 的患者需要外科手术治疗。神经内镜具有直视、快速、安全、有效、创伤小、并发症少等优点,符合现代微创外科发展的理念与趋势,是治疗高血压性脑出血很有前景的一种微创手术方法。

近年来,神经内镜手术治疗高血压性脑出血成为国内研究的重点和热点,但是,目前国内外仍未见神经内镜在治疗脑出血方面的专著出版发行,也没有统一的神经内镜手术治疗标准和规范。为此,胡志强、洪涛、杨进华教授等专家特组织国内在神经内镜治疗脑出血研究和治疗方面有较好理论基础和有丰富临床经验的专家编写了《神经内镜手术治疗高血压性脑出血》一书,此书的出版将填补高血压性脑出血神经内镜治疗方式著作的空白。希望能给致力于脑出血研究与治疗的专家提供一些帮助,挽救更多患者的生命。

王　硕

中华医学会神经外科学分会　主任委员

首都医科大学附属北京天坛医院　神经外科主任

序 二

近几年来，国内神经外科专家逐步开展了神经内镜手术治疗高血压性脑出血的临床研究和探索，但迄今为止仍没有统一的神经内镜手术治疗标准和规范，给致力于神经内镜手术治疗脑出血临床与研究的医师带来了困难，如手术指征的把握、手术方式的选择、手术操作规范、术后并发症的处理、术后康复治疗时机及方法等问题，影响了患者的救治与康复。所以很有必要出版专著规范和提高神经内镜手术治疗高血压性脑出血的技术。

国内 90 多名致力于高血压性脑出血内镜治疗与研究的专家，经过了多年的临床研究和办班培训，不断总结临床经验，完成了这部《神经内镜手术治疗高血压性脑出血》的专著。该书详细地讲解了脑出血相关脑的解剖结构与功能，全方位多层次阐述了神经内镜治疗高血压性脑出血手术适应证、手术禁忌证、术前准备与定位、手术器械与应用、手术方式选择、围手术期处理、中医药治疗、术后促醒、护理、康复理疗等重要内容，并进行了典型手术病例及关键技术的介绍分析，系统地展现了众多神经内镜脑出血治疗的宝贵经验和教训，是值得神经内科、外科、急诊科、重症医学科及相关专科参考的学术著作，具有重要的实用价值和临床意义。我相信该书的出版发行，将对广大从事脑出血治疗的工作者有所帮助，为高血压性脑出血的患者提供更多的治疗手段，造福于患者和社会。

四川大学华西医院神经外科教授、博导、学科主任

第七届中华医学会神经外科学专业委员会　副主任委员

第三、四届中国医师协会神经外科医师分会　副会长

第四届中国抗癌协会神经肿瘤专业委员会　主任委员

前　言

　　高血压性脑出血（hypertensive intracerebral hemorrhage，HICH）是全身性疾病的局部反应，长期高血压导致动脉硬化，在脑部引发血管破裂出血，往往诱发全身多脏器多系统受累，形成全身性疾病，是一种常见病、多发病、复杂性疾病，有年轻化发展趋势，一旦发病致残、致死率极高。轻者有不同程度的功能缺失，甚者生活不能自理，重者植物状态，甚至失去生命，对个人、家庭和社会都产生很大影响。因而加强 HICH一级、二级预防以及提高 HICH 的救治能力，加强围手术期管理，提高手术技术，做到科学、精准、微创、安全、有效的治疗，同时减少并发症，强化专业康复，改善预后，成为当前的重要任务。目前，HICH 已被列入《健康中国行动（2019—2030 年）》四类重点防治的重大慢性疾病范畴。

　　关于 HICH 的治疗，无论保守治疗还是手术治疗都应该严格掌握治疗的适应证，做到应收尽收、应治尽治、科学施策、精准施治，既要尊重生命的可贵，又要尊重生命的价值。

　　HICH 的手术治疗伴随着时代的进步，已由经典神经外科、显微神经外科过渡到以内镜神经外科为代表的微创神经外科时代，内镜神经外科历经 20 余年的发展，充分展现了其优势，是思想和艺术的结合，是知识与经验的积累，是技术与技能的体现，是学习与训练的结果，是理念与时代的产物，是科技与进步的融合，并向人工智能内镜神经外科发展。在不断发展、创新、提高的同时，普及推广内镜技术，让更多的神经外科医生认识、学习和掌握内镜技术，让更多的患者受益显得尤为重要。

　　神经内镜治疗 HICH，首先，要认识到内镜神经外科手术和经典神经外科以及显微神经外科手术存在极大的不同，内镜手术从切口到术区存在手术盲区，而经典和显微神经外科从切口到术区全程在术野内，为了克服内镜手术盲区，术者既要有大体解剖概念，避免迷失方向，又要牢记局部解剖结构，明辨局部神经、血管和脑组织结构的关系，避免内镜手术过程误伤盲区的这些重要局部解剖结构，同时更要对内镜解剖有深刻的认识和掌握，切记内镜治疗 HICH 手术不是简单的"探井"和"钻井"，而是要从组织"解剖"水平和细胞"解剖"水平来正确认识和看待内镜经过的每个"岩层"的组织和细胞，明确内镜手术路径所涉及的神经传导束和穿越的脑部神经细胞层，从大体解剖、局部解剖、内镜解剖、组织"解剖"、细胞"解剖"的不同层次和水平来正确理解和认识内镜治疗脑出血的目标和意义。其次，要学习和掌握内镜治疗HICH 的关键技术，如内镜技术、脑组织推移技术、通道技术、止血技术、冲水技术、潜水技术，而且贵在正确地理解以及合理应用。

　　对于疾病的诊断和治疗，要强调从生理、解剖和病理生理的角度去理解和认识。如手术入路的选择，要结合脑的生理功能，脑的解剖，特别是组织水平和细胞水平"解剖"，以及血肿的病理生理特点和部位，以微创为原则，即用最小的代价获得最佳的治疗效果，以自然间隙、最短安全路径、非功能区为原理选择手术入路。另外,从病理生理角度思考 HICH 的治疗,清除血肿的同时,更要关注再出血、水肿、缺血以及脑脊液循环恢复和重建等相关问题,减少并发症的发生,降低脑积水的发生概率。

对 HICH 的围手术期管理应该按系统管理,避免遗漏。同时,切记人是不可分割的有机整体,是人为将人体划分为神经、呼吸、循环、消化、内分泌等系统,在患者的管理过程要统筹好各系统和整体的关系,如患者术后出现心律失常,除了考虑心脏本身的原因,还要考虑离子紊乱所致低钾,或其他原因,努力做到标本兼治。另外,大家都知道扁鹊三兄弟的故事,其长兄治病于病情发作之前,其中兄治病于病情初起之时,扁鹊本人治病于病情严重之时。预见、看到和面对疾病,在疾病的不同阶段进行干预,毫无疑问将直接影响患者的愈后。

脑出血发病后会导致患者不同程度神经功能缺失,由于其发病急,医生往往对诊断、内镜手术治疗、围手术期管理比较重视,但从疾病治疗过程的完整性考虑,康复也是非常重要的,强调早期介入,特别是专业地评价患者神经功能缺失程度,结合专业化康复治疗,加上中医、中药和针灸配合,形成一个完整的、系统的、序贯的诊疗模式是非常必要的,即形成从发病到诊断、治疗、围手术期管理、专业化康复、第三方随访的诊疗模式。

本书编写得到国内 30 多所大学附属医院、省和地市级以上大型三级甲等医院在神经内镜手术治疗高血压性脑出血有丰富临床经验的著名专家教授,以及神经重症及相关学科等共 90 多名专家的鼎力支持和帮助,在此表示衷心的感谢！希望本书的出版能给致力于脑出血研究与治疗的专业人员提供一些帮助和参考,挽救更多患者的生命,挽救更多的家庭。由于编写时间较为仓促,加之我们的知识水平有限,书中肯定会有不足之处,诚恳各位专家和同道们批评指正,不吝赐教！

胡志强　洪　涛　杨进华

2022 年 6 月 12 日

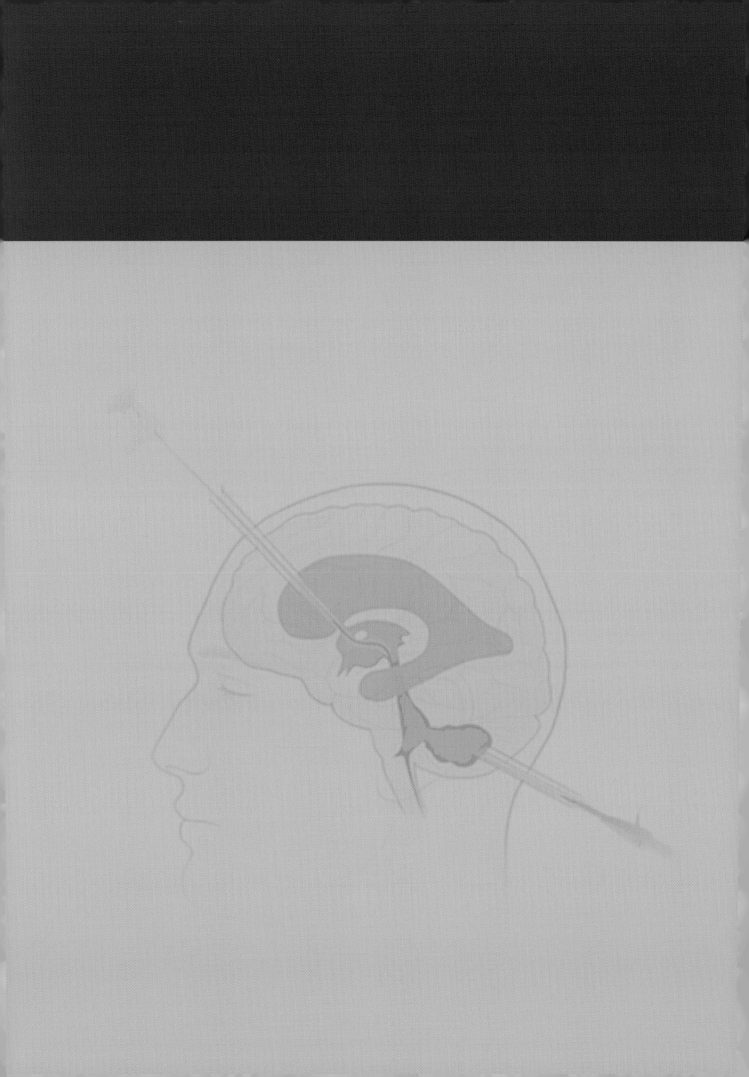

目 录

第一篇 总 论

第二篇　各　　论

目 录

第一篇 总 论

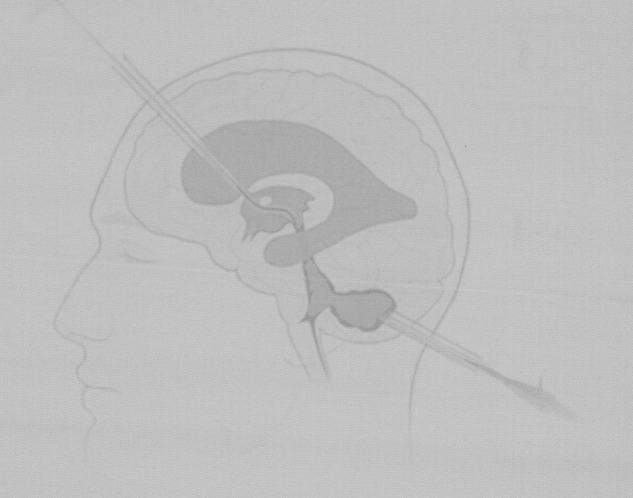

第一章　神经内镜手术治疗脑出血发展史

高血压性脑出血(hypertensive intracerebral hemorrhage,HICH)是由于长期高血压导致颅内小动脉发生病理性变化,血管壁出现玻璃样或纤维样变性,削弱了血管壁的弹性导致血管破裂出血引起的疾病。当患者情绪激动、过度脑力或体力活动,以及其他因素引起血压剧烈升高时,就会导致脑血管破裂出血。HICH 是高血压严重的并发症之一,据报道过去20年间导致中国人群死亡的25类疾病中,脑卒中以高死亡率和致残率居首。因而,加强高血压性脑出血一级、二级预防以及提高高血压性脑出血的临床救治能力和水平成为当前的重要任务。目前,HICH 已被列入《健康中国行动(2019—2030 年)》四类重点防治的重大慢性疾病范畴。

一、神经外科应用神经内镜手术的历史

HICH 治疗包括保守和手术治疗。HICH 保守治疗方式较单一。手术治疗方式选择较多,包括大骨瓣或小骨窗开颅血肿清除术、血肿钻孔引流术、立体定向血肿穿刺引流术以及神经内镜下血肿清除术等手术方式。手术适应证和手术时机的选择是成功救治 HICH 的关键。近年来随着医疗设备以及手术技术的不断发展,神经内镜已经广泛应用于 HICH 的手术治疗中,神经内镜与显微神经外科技术、3D 成像软件、神经导航、术中超声等技术相结合,使神经内镜手术充分发挥了定位准、创伤小、疗效好等优势。HICH 的内镜手术过程中内镜可置入血肿腔内,全景化显露术野,避免血肿残留。高清图像有助于辨识活动性出血点,有利于止血,减少二次出血的风险。随着神经内镜设备的不断演变(图 1-0-1),神经内镜手术治疗 HICH 的优势已经被越来越多的神经外科医师认同。

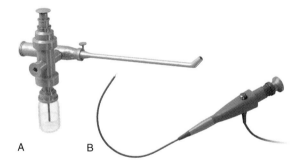

图 1-0-1　神经内镜设备的分类
A. 硬质内镜(rigid endoscope);B. 软质内镜(flexible endoscope)。

追溯历史,1806 年法兰克福的医生 Philipp Bezzinni 研制了神经内镜(图 1-0-2),但首次神经内镜手术是由芝加哥的泌尿外科医师 Victor Darwin Lespinasse 于 1910 年利用膀胱镜在直视下烧灼双侧脑室治疗脑积水,开创了神经外科应用内镜的先例。之后在 1922 年 Dandy 用鼻窦镜观察脑室(图 1-0-3),尝试直视下切除侧脑室脉络丛,并将该内镜命名为"脑室镜"。但在这一阶段并没有真正意义上的神经内镜,大多是借助其他临床学科的内镜进行操作,且主要是用于脑积水的治疗。因初代内镜管径大,光学质量和照明较差,且没有配备相适应的手术器械,导致手术效果不佳,死亡率较高,所以在当时内镜技术并没有得到迅速的发展。

20 世纪 60~70 年代,随着 Hopkins 柱状透镜系统的出现(图 1-0-4),不但改善了分辨率、增加了照明,而且增大了视角,同时内镜的管径明显缩小,标志着神经内镜的应用进入了新的阶段,这个时期神经内镜的应用不再局限于治疗脑积水,而是扩展到其他神经外科手术中。

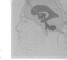

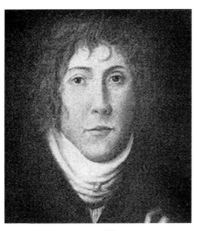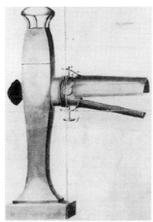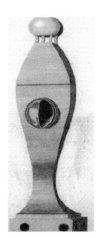

图 1-0-2 Philipp Bezzinni 与他研制的神经内镜

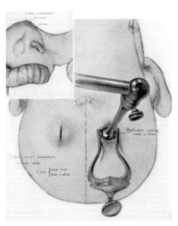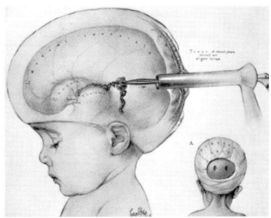

图 1-0-3 Dandy 的神经内镜设计草图

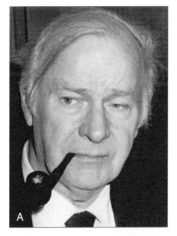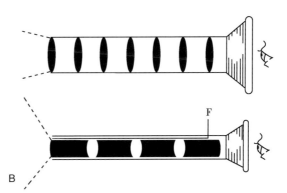

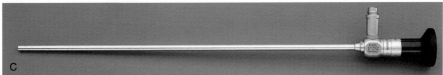

图 1-0-4 Harold Hopkins 和他的柱状透镜示意图

A. Harold Hopkins;B. 柱状透镜成像原理图;C. 神经内镜镜体。

二、神经内镜手术治疗脑出血的发展史

1985 年奥地利神经外科医生 Auer LM 首次发表文章(图 1-0-5A),应用神经内镜治疗颅内血肿 30 例,Auer LM 医生根据不同出血部位,于颅骨相应区域钻一个 1cm 大小的骨孔,应用 6mm 直径的神经内镜进行颅内血肿清除,术中借助超声进行血肿辅助定位,采用激光系统进行止血(图 1-0-5B)。手术取得了良好的效果。神经内镜手术由于对设备、手术器械、手术技术的要求较高,在我国的起步较晚,在 20 世纪 90 年代中期才有人开始尝试,而应用于高血压性脑出血的治疗,据文献可查到的是 1996 年王象昌教授等发表的《神经内窥镜临床应用的初步经验》,以及 1997 年刘宗惠教授等发表的《立体定向脑内窥镜手术的临床应用》,两篇文章内均提到应用神经内镜治疗脑出血,标志着神经内镜治疗脑出血的开始。进入 21 世纪后,全国各地许多市级医院先后购置了神经内镜,至此应用神经内镜治疗脑出血被大多数神经外科医生所接受,并开始付诸实践,广泛应用于临床。

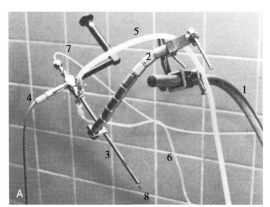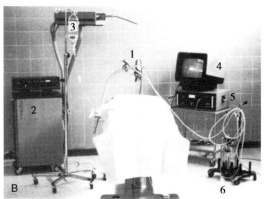

图 1-0-5 神经外科医生 Auer LM 应用神经内镜治疗脑出血

A.1 安装杆;2 移动支臂;3 内镜;4 光纤电缆;5 吸引器管;6 滴水系统;7 激光探头;8 激光探针;

B.1 安装完整的内镜系统;2 激光系统;3 滴水系统;4 视频显示器;5 光源;6 吸引系统。

经过数十年的学科发展,现代神经治疗领域的先驱们逆水行舟,不断地探索和钻研,忍受着同行们的批评与指责,使得神经内镜治疗的应用领域不断扩展。迄今为止,神经内镜技术已经有了巨大的变化,目前神经内镜已经能像“显微镜”一样作为照明、观察工具,术者在神经内镜下进行神经外科操作,发展到清除颅内血肿主要有镜内、镜外两种技术方法。镜内操作主要是应用神经内镜自带的工作通道,工作通道直径仅为 2~3mm,需要特定的手术器械才能进行手术。多数情况与立体定向技术和神经导航相结合,应用特定的超声吸引器等通过物理方法破碎血肿块,清除血肿。虽然报道手术效果好,但由于需要特定的设备,较难被其他术者掌握和复制。镜外操作技术是指所有的手术操作是在内镜之外进行的,手术器械是常规的显微外科手术器械,该方法是目前应用比较广泛的技术,该技术包括单手操作和双手操作。单手操作即术者左手持内镜,右手持吸引器单手进行操作。在一般情况下,这种操作能够满足手术的要求,但在止血时或对重要结构进行操作时,单手不能进行精细的操作,有可能对重要结构造成损失,或者止血不彻底,损伤重要血管等,因此不能达到理想的显微外科操作的要求。双手操作神经内镜技术是指助手或支持臂固定内镜,术者一手持吸引器,一手持双极进行操作,该方法结合了神经内镜和显微外科双手精细操作的优点,以及神经内镜的“筷子技术”,是神经内镜发展的趋势(图 1-0-6)。

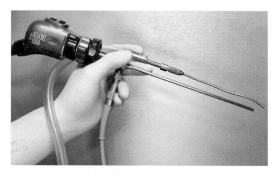

图 1-0-6 神经内镜“筷子技术”

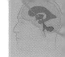

三、神经内镜工作通道演变史

神经内镜的工作通道是进行神经内镜手术的必备操作工具,随着神经内镜的不断发展,手术方式的不断变化,工作通道也在不断地变化,以适应不同的手术需求。由最初的学者应用胶片等自制的工作通道逐渐发展为商品化的工作通道,大致分为两类,一类是固定性硬通道,由最初始的金属不透明的通道(图1-0-7A)发展为透明通道(图1-0-7B),透明通道主要分为圆形和椭圆形,通道的内镜从6~8mm发展到10~16mm不等。由单腔工作通道发展为双腔通道(图1-0-7C、D)。第二类是可塑性软通道,即长短可调节或长短和直径均可调节的可塑形通道或导引鞘管。国内有学者采用低温消毒(45℃)的废弃透明胶片和无菌指套制作成卷筒状结构的简易、可塑形内镜工作通道。

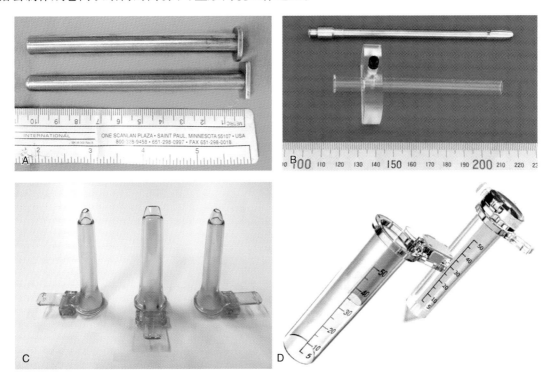

图 1-0-7　神经内镜工作通道的演变
A. 固定性硬通道;B. 透明通道;C、D. 双腔通道。

四、进展与期望

目前我国神经内镜技术正处于快速发展和推广阶段,越来越多的神经外科医生参与了神经内镜技术的培训与应用,在全国各地建立了多个神经内镜医师培训基地和神经内镜技术培训中心。但其中也存在一些问题,一些地市级医院神经内镜手术尚处于起步阶段,造成了我国内镜技术发展的不均衡性,所以针对地市级医院加强内镜技术的规范化培训尤为重要,2020年我国发布了《2020神经内镜下高血压性脑出血手术治疗中国专家共识》,共识中规范了手术适应证、手术禁忌证以及手术时机的选择,并详细介绍了术前应用3D软件血肿定位、不同部位HICH手术入路的选择、术中内镜通道技术及止血技术以及围手术期的管理。该共识为指导基层医院神经内镜技术的发展奠定了基础。目前我国神经内镜治疗HICH多中心大样本病例对照研究较少,大多数为单中心研究结果,代表性差,研究结果也存在选择性偏倚,所以组织全国建立统一的数据平台,进行多中心大样本临床研究,才能有效地提高内镜神经外科学的诊断与治疗水平。最后,内镜神经外科学的发展需不断创新,只有技术创新才是发展的原动力,在多学科交叉合作的背景下,研发新器械和新设备,提出和不断改进新术式、新理论将是我国内镜神经外科学新时期发展的主旋律。

（王　硕　李　闯）

参考文献

［1］ AUER L M. Endoscopic evacuation of intracerebral hae-morrhage. High-tech surgical treatment: A new approach to the problem？ [J]. Acta Neurochir (Wien), 1985, 74 (3-4): 124-128.

［2］ NISHIHARA T, TERAOKA A, MORITA A, et al. A transparent sheath for endoscopic surgery and its application in surgical evacuation of spontaneous intracerebral hematomas [J]. J Neurosurg, 2000, 92 (6): 1053-1055.

［3］ 朱广通, 黄辉, 胡志强, 等. 经外侧裂-岛叶入路神经内镜手术治疗基底节区脑出血 [J]. 中华医学杂志, 2012, 92 (47): 3361-3363.

［4］ 薛鹏, 柳羲, 张帆, 等. 利用"双腔"工作通道内镜下清除自发性幕上脑出血 [J]. 中国微侵袭神经外科杂志, 2015, 20 (5): 219-220.

［5］ 王象昌, 杨新建, 李良. 神经内窥镜临床应用的初步经验 [J]. 微侵袭神经外科杂志, 1996, 1 (02): 113-116.

［6］ 田增民, 刘宗惠, 徐永革, 等. 立体定向脑内窥镜手术的临床应用 [J]. 中国内镜杂志, 1997, 3 (02): 12-13.

［7］ 2020 神经内镜下高血压性脑出血手术治疗中国专家共识 [J]. 中华医学杂志, 2020, 100 (33): 2579-2585.

［8］ Chen CC, Cho DY, Chang CS, et al. A stainless steel sheath for endoscopic surgery and its application in surgical evacuation of putaminal haemorrhage. J Clin Neurosci, 2005, 12: 937-940.

第二章 神经内镜手术治疗高血压性脑出血的现状与展望

高血压性脑出血具有发病率高、病死率高、致残率高的特点，给国家、社会和家庭造成了极重的负担。近年越来越多的报道显示，神经内镜手术治疗高血压性脑出血具有创伤小、血肿清除率高、疗效好等优势，给脑出血的外科治疗带来了希望。神经内镜是一种设备依赖性的技术，但它的发展并不是线性的。本章按时间顺序从设备和技术演变的关键节点，概述高血压性脑出血神经内镜手术的现状和未来。

一、神经内镜治疗脑出血的起源与现状

20 世纪 60 年代，随着 HOPKINS 柱状内镜和光导纤维的发明，外径小、视野大的现代内镜问世（图 2-0-1），使深部照明和分辨率极大提高，逐渐用于治疗颅内囊性病变和脑室系统病变。80 年代美国 Welch Allyn 公司引入 CCD 和用于放大和输出电视图像的处理芯片的出现，把光信号转变成为电视图像。内镜从目镜模式过渡到屏幕模式，术者与助手能更好地配合完成复杂的手术。神经内镜进入了一个新的时期，得益于内镜、摄像系统和器械的不断发展，神经内镜的应用范围几乎能抵达颅内各处。神经内镜手术治疗高血压性脑出血的手术距今已有三十余年历史，80 年代由欧洲神经外科医生 Auer 等开创，90 年代，他又将超声、立体定向、激光同时用于内镜手术，使内镜手术更加精准。这种技术虽然达到了手术的目的，但因需特殊的设备、器械和复杂的镜内操作技巧，很难被其他团队重复，神经内镜手术治疗高血压性脑出血的发展有一定局限性，未得到广泛应用，但神经外科医生们仍在不断探索。

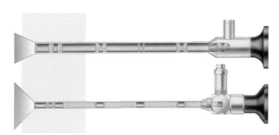

图 2-0-1 HOPKINS 柱状内镜

2000 年日本神经外科医生 Daisuked 等，使用直径 8mm 透明工作通道，将直径 2.7mm 颅底镜用于高血压性脑出血手术中，亮度和清晰度方面较脑室镜有明显改善，与非透明工作通道相比容易识别深部血肿与脑组织的边界。工作通道能够插入和使用吸引器、电凝等器械，对于止血、冲洗、吸引等操作更加方便、灵活，年轻医生经过培训可以获得满意的疗效。随着内镜相关设备、器械的发展和手术操作技术的改进，促进了神经内镜手术治疗高血压性脑出血的推广。

高血压性脑出血是高血压严重的并发症之一，欧美国家发病率占脑卒中的 9%~28%，中国的发病率占脑卒中的 19%~48%。2019 年 Lancet 报道了 1999—2017 年期间导致中国人群死亡的 25 类疾病，脑卒中以高死亡率和致残率居首。由于高血压性脑出血的病死率和致残率均极高，导致了极重的社会经济负担，大家都在努力探寻有效的治疗方法。

2016 年国外一项术中立体定向 CT 引导内镜手术治疗脑出血的多中心 RCT 研究结果显示：内镜手术可使出血量立即减少 68%±21.6% 的血肿体积，长期预后良好的患者比率较内科治疗高 19.2%，但由于样

本量太小(14 例外科和 4 例内科),无法得出令学术界信服的结论。1989 年的一项单中心 RCT 研究对比神经内镜与内科治疗幕上自发性脑出血的疗效,每组各 50 例患者,结果显示神经内镜治疗能降低皮质下血肿患者的病死率,提高神经功能良好预后的比率;对于基底核或丘脑等深部出血者,神经内镜手术有获益的趋势,但差异无统计学意义。

2017 年国内一项回顾性研究纳入 128 例幕上高血压性脑出血患者,比较神经内镜手术与开颅手术治疗的疗效,结果显示,术后 1 周及 6 个月,两组病死率比较差异均无统计学意义,而神经内镜手术组神经功能预后优于开颅手术组。2018 年另一项前瞻性研究纳入 104 例幕上高血压性脑出血患者,血肿量30~60ml,结果显示与传统开颅组比较,神经内镜组术后脑水肿显著减轻,血肿清除率显著提高,术后 7 天颅内压显著降低,并发症发生率显著降低,术后 6 个月预后良好率显著提高。

神经内镜手术在操作过程中只需要在颅骨上钻孔,减轻了对颅骨的损伤和对脑组织的牵拉,减少了感染和术中失血;镜体可置入血肿腔内,全景化显露术野,可以在短时间内清除大量血肿,同时可以在直视下止血。高清图像有助于辨识活动性出血点,利于止血,避免血肿残留和减少二次出血的风险。神经内镜手术还可以对第三脑室、第四脑室和部分侧脑室的积血进行清除,打通脑脊液循环通路,减少脑室外引流时长,降低术后脑积水和感染的发生。

二、神经内镜手术治疗脑出血的问题与展望

神经内镜通道较大,可能伤及重要白质纤维束;二维成像不具有立体感,内镜下操作在靠近血肿边缘时容易损伤周围脑组织;术者的操作空间受到限制,在发生出血情况后难以进行止血,具有一定的危险性等缺点。

目前,外科治疗高血压性脑出血的主要目的在于尽快去除血肿的占位效应,降低颅内压,同时尽可能保护正常的脑组织,减少血肿降解产物对脑组织的损伤。神经内镜与开颅、钻孔引流术以及显微手术形成互补,已成为目前高血压性脑出血外科治疗手段之一。神经内镜手术与神经导航、术中超声等技术相结合,在临床方面已经显现出了诸多优势,已经被越来越多的神经外科医师认同。由于神经内镜技术治疗脑出血的时间较短,现有报道的病例数较少,而且被纳入研究的患者也是被高度选择后的,缺少随机对照试验研究,其确切疗效及价值还需要大样本 RCT 研究来总结。

我国神经内镜手术治疗高血压性脑出血起于 20 世纪 90 年代中期,还处于起步阶段,最近十年来发展迅速,每年完成的内镜下血肿清除手术数量和比例呈增长趋势,预计我国将在 20~30 年后迎来内镜手术高峰期。某些大型神经外科中心的统计数据显示疗效已达到国际先进水平。由于神经内镜是一种设备依赖性的技术,设备的普及和性能提高亟待解决。国内已有团队研发的智能内镜摄像系统,通过异构计算架构和并行算法突破处理速度瓶颈并增强图像质量,利用 PC 平台彻底解决了设备昂贵和性能不足的问题,实现了国产超越。另外,我国医疗技术发展的不均衡和内镜医生数量的不足制约了技术的普及,部分医院的神经外科仍未开展内镜技术,应加快神经内镜医生的规范化培训来满足发展的需求。

随着新技术的不断涌现和与其他技术的结合,神经内镜二维成像缺乏立体感,有待 3D 内镜和处理速度提高,以期获得更高视觉呈现,达到与显微镜类似景深和立体感;增强现实技术可将内镜图像与 3D 重建图像进行融合,并将这种立体图像在同一屏幕上展示;虚拟现实让医生能够更加直观、准确地识别各种解剖结构,为制定手术方案、教学及研究提供了极大的便利;手术机器人在定位及手术领域有着巨大的前景;人工智能技术、伤害识别算法用于提高操作者鉴别能力,从组织学和病理学上识别区分血管和神经等具有可喜的效果,还需要继续深入研发。神经内镜设备从单一变为多设备支持,必将开创更加光明的未来。

(王　汉　游　潮)

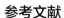

参考文献

［1］ AHMED O H, MARCUS S, LEBOWITZ R A, et al. Evolution in Visualization for sinus and skull base surgery: from headlight to endoscope [J]. Otolaryngol Clin North Am, 2017, 50 (93): 505-519.

［2］ CONRAD J, AYYAD A, WUSTER C, et al. Binostril versus mononostril approaches in endoscopic transsphenoidal pituitary surgery: clinical evaluation and cadaver study [J]. J Neurosurg, 2016, 125 (2): 334-345.

［3］ AUER L M, DEINSBERGER W, NIEDERKORN K, et al. Endoscopic surgery versus medical treatment for spontaneous intracerebral hematoma: a randomized study [J]. J Neurosurg, 1989, 70 (4): 530-535.

［4］ AUER L M. Endoscopic evacuation of intracerebral haemorrhage. High-tec-surgical treatment-a new approach to the problem？ [J]. Acta Neurochir (Wien), 1985, 74 (34): 124-128.

［5］ AUER L M. Intraoperative ultrasound as guide for neurosurgical endoscopic procedures [J]. Acta Radiol Suppl, 1986, 369: 164-166.

［6］ NIHIHARA T, TERAOKA A, MORITA A. A transparent sheath for endoscopic surgery and its application in surgical evacuation of spontaneous intracerebral hematomas [J]. J. Neurosurgery, 2000, 92: 1053-1055.

［7］ HANKEY G J. The global and regional burden of stroke [J]. Lancet Glob Health, 2013, 1 (5): e239-e240.

［8］ ZHOU M, WANG H, ZENG X, et al. Mortality, morbidity, and risk factors in China and its provinces, 1990-2017: a systematic analysis for the Global Burden of Disease Study 2017 [J]. Lancet, 2019, 394 (10204): 1145-1158.

［9］ 中华医学会神经病学分会. 中华医学会神经病学分会脑血管病学组. 中国脑出血诊治指南 (2019)[J]. 中华神经科杂志, 2019, 52 (12): 994-1005.

［10］ VESPA P, HANLEY D, BETZ J, et al. ICES (intraoperative stereotactic computed tomography-guided endoscopic surgery) for brain hemorrhage: A multicenter randomized controlled trial [J]. Stroke, 2016, 47 (11): 2749-2755.

［11］ 杨彦龙, 常涛, 郭少春, 等. 神经内镜下治疗幕上高血压脑出血 [J]. 中华神经外科杂志, 2017, 33 (7): 733-736.

［12］ 邓星海, 徐晓鹏, 杨宝应. 神经内镜微创手术对高血压脑出血患者颅内血肿的清除效果及预后观察 [J]. 中国微侵袭神经外科杂志, 2018, 23 (10): 459-460.

［13］ 张源, 王文浩, 林洪, 等. 内镜手术治疗高血压脑出血合并脑疝患者的疗效和安全性探讨 [J]. 中国内镜杂志, 2018, 24 (9): 68-73.

［14］ 神经内镜技术临床应用专家共识编写组. 神经内镜手术技术治疗脑室脑池系统疾病中国专家共识 [J]. 中华神经外科杂志, 2016, 32 (8): 757-765.

［15］ 中华医学会神经病学分会, 中华医学会神经病学分会脑血管病学组. 中国脑出血诊治指南 (2019)[J]. 中华神经科杂志, 2019, 52 (12): 994-1005.

［16］ 朱广通, 黄辉, 胡志强, 等. 经外侧裂- 岛叶入路神经内镜手术治疗基底节区脑出血 [J]. 中华医学杂志, 2012, 92 (47): 3361-3363.

［17］ 胡志强, 关峰, 黄辉, 等. 实用神经内镜技术与临床应用 [M]. 北京: 北京科学技术出版社, 2014.

［18］ KARI E, OYESIKU N M, DADASHEV V, et al. Comparison of traditional 2-dimensional endoscopic pituitary surgery with new 3-dimensional endoscopic technology: intraoperative and early postoperative factors [J]. Int Forum Allergy R hinol, 2012, 2 (1): 2-8.

［19］ THORANAGHATTE R, GARCIA J, CAVERSACCIO M, et al. Landmark-based augmented reality system for paranasal and transnasal endoscopic surgeries [J]. Int J Med Robot, 2009, 5 (4): 415-422.

［20］ FORTES B, BALSALOBRE L, WEBER R, et al. Endoscopic sinus surgery dissection courses using a real simulator: the benefits of this training [J]. Braz J Otorhinolaryngol, 2016, 82 (1): 26-32.

［21］ BOLZONI V A, DOGLIETTO F, CAROBBIO A, et al. Robotic transnasal endoscopic skull base surgery: systematic review of the literature and report of a novel prototype for a hybrid system (Brescia Endoscope Assistant Robotic Holder)[J]. World Neurosurg, 2017, 105: 875-883.

第三章　脑出血相关颅脑应用解剖

第一节　概　述

一、不同部位脑出血常用内镜手术入路的应用解剖

神经外科手术入路的选择始终是以最大程度减少对脑组织损伤为目标,并主要遵循以下三个原则:①选择经非功能区;②充分利用自然腔隙;③抵达病变路径最短。随着目前对白质纤维束解剖研究的深入和弥散张量成像(diffusion tensor imaging,DTI)技术的不断发展,神经外科手术越来越关注对重要白质纤维束的保护,这也成为选择手术入路所依据的原则之一。

二、神经内镜本身的特点和优势对上述原则起到了有益的补充

1. 细长的内镜镜体和良好的照明优势,不仅为手术带来了"小切口,微骨窗",还使手术入路的选择不必过度局限于抵达病变区域的路径最短,而是更加注重对功能区和白质纤维束的保护。

2. 对基底节区出血这类常见的深部大脑核心区的血肿,内镜手术可采用路径相对较长,且平行于白质纤维束和血肿长轴的手术入路,将内镜置入血肿腔内完成操作,同时减少对手术路径上各层组织的破坏和牵拉,这是显微外科手术较少采用的。

3. 内镜手术清除脑出血并不等同于各类微创穿刺术,还是需要一定的手术路径宽度和操作空间的,而且内镜的视野只局限在镜头前方,这就对内镜手术入路的应用解剖提出了更高的要求。要求术者不仅限于掌握内镜视野下的组织解剖,还应在熟练掌握显微解剖的基础上,真正熟悉内镜手术入路上途经的每一层组织的结构特点和功能,从头皮切口开始,避开重要的皮质功能区和神经、血管,减少对白质纤维束的损伤,保护深部的神经核团,并且恢复正常脑脊液循环,力争将每一层组织的手术损伤都尽量降低,避免加重患者的神经功能障碍。

第二节　基底节区脑出血

基底节区位于深部的大脑核心区,是高血压性脑出血最常见的出血部位(图 3-2-1)。Rhoton 解剖学中明确指出:"想要到达大脑的核心区,最好选择额上回,额中回,顶上小叶,顶内沟或颞叶的外侧面和基底面下部等区域。"

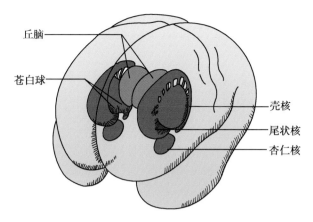

图 3-2-1　基底节和丘脑示意图

基底节区,其实是一个影像学概念,包括了基底节及其周围白质、内囊。基底节又叫基底核,是埋藏在两侧大脑半球深部的一些灰质团块,是组成锥体外系的主要结构。包括豆状核(壳核和苍白球)、尾状核、屏状核、杏仁核。值得注意的是,丘脑是否属于基底节区仍有争论,但国际上普遍观点认为丘脑并不属于基底节区。最常见的基底节区出血部位为壳核出血。

图中标注：丘脑、苍白球、壳核、尾状核、杏仁核

常用手术入路

(一)经外侧裂-岛叶入路基底节区脑出血清除术应用解剖

经外侧裂-岛叶入路基底节区脑出血清除术,是经外侧裂自然间隙进入,通过岛叶中后短回表面(岛叶中央前沟处)的大脑中动脉 M2 段上、下干分支之间的乏血管区到达基底节区(图 3-2-2)。岛叶皮质距离基底节区最近,对重要的白质纤维束几乎无损伤,而且对控制出血源(豆纹动脉)也较为有利。

本手术路径为:经外侧裂浅部前段-岛叶中后短回(岛叶中央前沟前方)-基底节区(由外向内依次为"最外囊-屏状核-外囊-豆状核-内囊")。

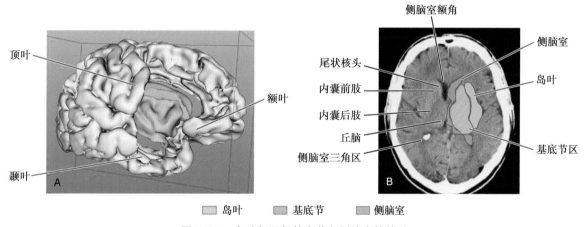

图中标注：顶叶、额叶、颞叶、侧脑室额角、尾状核头、内囊前肢、内囊后肢、丘脑、侧脑室三角区、侧脑室、岛叶、基底节区

■ 岛叶　■ 基底节　■ 侧脑室

图 3-2-2　岛叶与深部基底节和侧脑室的关系

A. 3D-slicer 重建图像(去除额顶颞盖部);B. 头 CT 图像。

1. **体表解剖定位**　骨性标记如下(图 3-2-3)。

(1)翼点(pterion,Pt):位于颧弓中点上方约 3.8cm 处,为额、顶、蝶、颞四骨相汇合处。翼点内面有脑膜中动脉前支经过。

(2)前鳞状点(anterior squamous point,ASqP):为鳞状缝和蝶骨大翼连接处最上方的点,与外侧裂前点(anterior sylvian point,ASP)相对应,偏差小于 1cm。ASP 是外侧裂的池样扩张,它把侧裂分割为前后两段,并且位置恒定。这一解剖点是分离侧裂的最佳位置,它最大限度地把额叶和颞叶的岛盖分开。

(3)额颞点:位于颧弓上缘与眶缘连接处上方 2.5cm 水平的眶缘,刚好在眶缘外缘与上缘交点的下方。

2. **体表投影**

(1)外侧裂:沿矢状缝画一条线,连接鼻根点和枕外隆凸点,以此线为基础,标出连线的中点和后 3/4 点(50% 和 75%)。外侧裂位于一条从额颞点向后跨过头部外侧面延伸到 3/4 点的线上(Rhoton 定位法)(图 3-2-4)。

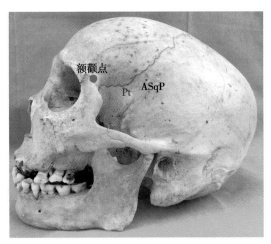

图 3-2-3 经外侧裂 - 岛叶入路的骨性标志

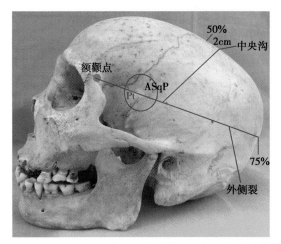

图 3-2-4 经外侧裂 - 岛叶入路骨性定位标记与骨窗范围

（2）中央沟：可通过识别上中央沟点和下中央沟点来定位。上中央沟点位于正中矢状线的中点后 2cm 处，下中央沟点位于颧弓上缘中点至上中央沟点的连线穿过侧裂定位线的位置，上下中央沟点的连线接近中央沟（Rhoton 定位法），大脑中央沟对应岛叶中央沟。

（3）中央前沟：平行于中央沟投影线的前方约 1.5cm 的位置，两者之间为中央前回。大脑中央前回对应岛叶的中央前沟。

3. 切口与骨窗 以外侧裂体表投影为轴，前鳞状点后方 1cm 为中心的弧形切口，切开后在颅骨表面观察前鳞状点和翼点位置，以前鳞状点为中心成形骨窗直径 4~5cm，蝶骨嵴不需要磨除。

4. 皮质 本入路涉及的皮质主要为岛叶中前部皮质，还需要注意保护额颞顶盖部的皮质。

（1）岛叶：岛叶藏于大脑外侧裂的深部，分为前表面和外侧表面。前 / 上 / 下岛界沟（或岛环沟）清楚地划出岛叶的界限，并将其与浅皮质区分开来。前岛叶与嗅觉、味觉和情绪刺激等活动有关；后岛叶与听觉、自主感觉 - 运动功能有关，还与成瘾有关。

岛叶的外侧表面被岛中央沟分成较大的前岛叶（包括前 / 中 / 后岛短回）和较小的后岛叶（包括前 / 后岛长回）。各岛回的汇聚之处称之为岛阈，岛叶皮质的顶点称为岛顶，位于岛阈后上方，是距离脑表面最近的部分。岛极由岛叶前表面的短回汇集而成，是岛叶最前最下方的圆形区域（图 3-2-5）。

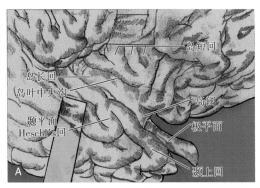

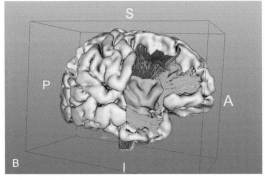

图 3-2-5 岛叶大体解剖与深部白质纤维示意图
A. 岛叶大体解剖示意图；B. 3D-slicer 图像显示岛叶与深部白质纤维束的关系

（2）额顶盖部：由额叶和顶叶下方的脑回构成，从前向后依次为额下回眶部、三角部和盖部、中央前回、中央后回和缘上回。其中三角部和盖部通常被称为布罗卡（Broca）语言区，尤其在优势半球需要重点保护。

（3）颞盖部：主要为颞上回和后方的颞横回。颞上回的前方覆盖在岛叶外侧面，称之为极平面，极平面相对平坦，前部无脑回，有大脑中动脉走行形成的浅沟。后方的颞平面由颞横回构成，最前方和最长的脑回为 Heschl's 回,为初级听觉纤维投射区(图 3-2-6)。

5. 神经血管　外侧裂是大脑外侧面额颞顶叶之间的一个自然腔隙,分为浅部和深部。浅部即上下盖段相对唇缘之间的裂隙,外覆盖蛛网膜,之间有大量纤维隔固定血管走行,其内血管主要包括侧裂浅静脉和大脑中动脉 M3 段。深部包括位于前方的蝶池和后方的岛池,其内血管主要为大脑中动脉 M1 段和 M2 段(图 3-2-7)。

(1)动脉

1)大脑中动脉 M1 段:自颈内动脉分叉部起点向外侧走行,在视交叉外侧,嗅三角之后,终于位于岛阈水平的膝部,长度约为 14~23mm。

2)大脑中动脉 M2 段:M2 起始段与 M1 段有 90° 的转角,转角处称之为"膝部",正好在岛阈水平。M2 段分叉后形成"干形动脉"走行在岛叶表面并供应岛叶,这些干形动脉还会发出 2 支或更多的皮质支称为"茎动脉"。

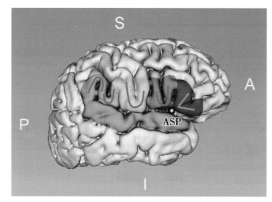

图 3-2-6　额顶盖部和颞盖部皮质外侧观

ASP: 外侧裂前点。额顶盖和颞盖的解剖定位:额顶盖的每一个脑回均面对和坐落于与之接近的颞侧接触部,缘上回面对形成后部颞平面的脑回,中央后回面对 Heschl's 回,中央前回、盖部、三角部和眶部则与颞上回上缘形成的极平面外侧缘相关。外侧裂的后支上,中央后回与 Heschl's 回相对的部位与外耳道处于同一冠状平面上。

经岛叶 - 基底节区入路术中需要充分显露并保护好 M2 段发出的走行在岛叶皮质表面的干形动脉和茎动脉。

3)大脑中动脉 M3 段:即岛盖段,始于脑岛周边界沟,结束于外侧裂池浅部,中途会发出许多细小的分支供血于岛盖段的皮质。后折返到大脑半球的背外侧面,移行为皮质动脉(M4 段),供应额颞顶叶。

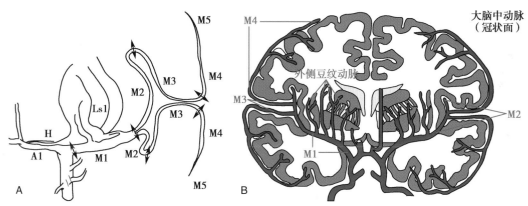

图 3-2-7　大脑中动脉分段的示意图

豆纹动脉(lenticulostriate artery, LSA)在 M1 向外侧经过前穿质下方时,发出一系列的穿动脉称豆纹动脉。豆纹动脉在高血压动脉硬化的基础上极易破裂出血,故称为"脑出血动脉"。有研究表明最外侧豆纹动脉的起点与岛顶的平均距离为 15.0mm ± 2.5mm。

(2)静脉:侧裂浅静脉(superficial sylvian vein, SSV),起自大脑外侧裂的后端,沿着侧裂的上下唇向前下行走,收集额、顶、颞侧裂静脉并汇入蝶顶窦,通常与 Trolard 静脉、下吻合静脉(Labbé 静脉)之间存在吻合(图 3-2-8)。

6. 白质纤维束　在大脑皮质和深处灰质核团之间存在一条较宽的白质层,其中的纤维束有来源于皮质神经元的,也有延伸至皮质并终于皮质神经元的。白质纤维系统大致可分为三种类型。①投射纤维:脊髓与脑之间的纤维,如皮质脊髓束,皮质核束等;②连合纤维:不同半球之间结构的纤维,如胼胝体纤维,前联合等;③联络纤维:同侧大脑半球内结构之间的纤维,如上纵束,下纵束,钩束等(图 3-2-9)。

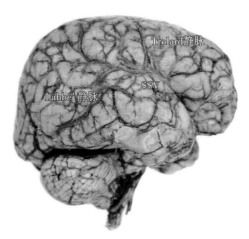

图 3-2-8 SSV 及其与重要静脉的吻合情况

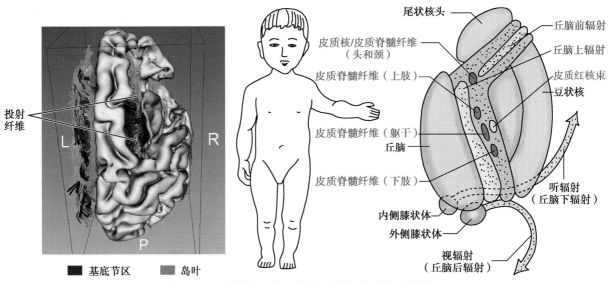

图 3-2-9 基底节区核团与重要的白质投射纤维分布

在岛叶皮质周围,从浅部到深部都有丰富的白质纤维束分布(图 3-2-10、图 3-2-11)。具体分布如下:岛叶前方和上方浅部为上纵束水平段,后方浅部为上纵束垂直段,前上后方深部为胼胝体和放射冠的交叉纤维,下方浅部为弓状束和下额枕束,下方深部为前联合,前下方浅部和深部(岛阈处)为钩束(颞干前1/3),后下方深部为视辐射(颞干后 2/3)。

因此,经岛叶入路 - 基底节区手术的手术操作应该限制在岛叶的三条界沟内进行,以免损伤周围的白质纤维束。

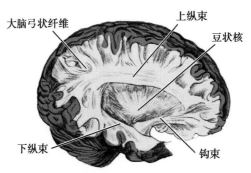

图 3-2-10 岛叶周围白质纤维束走行示意图

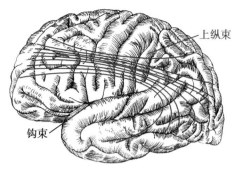

图 3-2-11　上纵束和钩束的走行示意图

上纵束（superior longitudinal fasciculuss，SLF）是连接于大脑前后的双向神经纤维束，为已知最大的联络纤维束。这些纤维位于大脑半卵圆中心外侧，连接额叶、枕叶、顶叶和颞叶。SLF 分为三段：额顶段或水平段，颞顶段或垂直段，颞额段或弓状束（AF）。钩束（uncinate fasciculus，UF）是一束连接前颞叶与内、外侧眶额皮质的腹侧钩子形状的联合纤维，它穿过前 1/3 颞干，距离岛叶下界沟数毫米的位置通过岛阈。

【总结】 经外侧裂 - 岛叶入路基底节区脑出血清除术，经外侧裂自然间隙进入，充分解剖侧裂显露岛叶皮质，识别岛叶中后短回皮质（岛叶中央前沟处），在 MCA 的 M2 段上、下干分支之间的乏血管区造瘘到达基底节区。该平面与其水平切面上垂直向内和内囊膝部及壳核最为宽阔的部分相对应，能够避开额顶盖部和颞盖部皮质的重要功能区（中央前回，Broca 语言区，听觉功能区等），对视放射、钩束等重要的白质纤维束无损伤，对控制出血源（豆纹动脉）也较为有利，是手术治疗基底节区脑出血较理想的手术入路。

需要注意的是：①术前定位外侧裂体表投影的准确性。②解剖外侧裂的基本功：术中注意在额侧或额/颞侧裂静脉之间分离侧裂静脉；注意用脑棉保护侧裂血管（M3 段）及岛叶血管（M2 段）；显露岛叶皮质范围应尽量大（1.5~2cm）。③手术应采用经岛叶中后短回皮质造瘘，手术应该限制在岛叶界沟内进行。

（二）经前额叶侧方（额中回）入路基底节区脑出血清除术应用解剖

额叶皮质主要包括中央前回（运动皮质区），运动前区（辅助运动区），额眼区，前额叶区，眶额皮质区，额极区和 Broca 语言区。其中前额叶区属颗粒型皮质，厚度薄，功能主要与人格的改变，主动性，计划性，注意力和判断力有关，对智力影响不大。额极区属联合皮质区，参与前额叶皮质的整合功能，和思维等高级活动有关。因此，经额叶皮质至基底节区的手术入路，多选经功能相对较弱的额极区和前额叶区进行。

其中经前额叶侧方（额中回中部）皮质入路至基底节区，可以避开扣带回，胼胝体以及侧脑室额角等重要结构，其体位和切口均类似于常用的侧脑室额角穿刺术，手术入路熟悉程度高，可操作性强。

其具体手术路径为：经前额叶侧方（额中回中部）皮质 - 放射冠前部（半卵圆中心前部）- 基底节区（图 3-2-12）。

1. 体表解剖定位（图 3-2-13）　术前需在患者体表标记出以下解剖标志的体表投影。

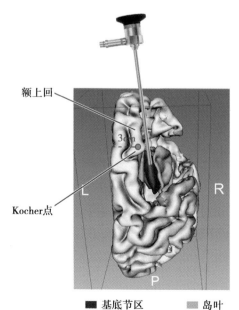

图 3-2-12　经前额叶侧方（额中回）入路内镜下基底节区脑出血清除术示意图

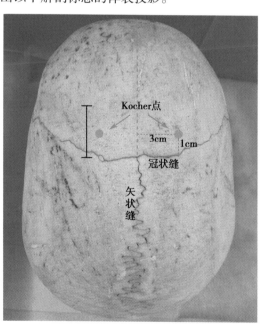

图 3-2-13　经前额叶侧方（额中回）入路的骨性定位标记与手术切口

15

（1）正中矢状线：眉间至枕外隆凸的连线。

（2）冠状缝：介于额骨与顶骨之间，由冠矢点走向两侧翼点的骨缝，位于中央前沟的前方。冠状缝体表定位方法如下：

1）在成人鼻根点向后 13cm，眉间向后 11cm。

2）冠状缝附近的骨膜较为粘连，可以用手指轻柔地从发迹处向后捋，有阻力处即为冠状缝。

3）MR 定位最为准确，为颅骨板障脂肪组织中断处。

（3）Kocher's 点：位于鼻根上后方 11cm，中线旁开 3cm 处。一般位于瞳孔中线上，冠状缝前方 1~2cm 处。

（4）中央沟和中央前沟：定位方法详见第二节。

2. 切口与骨窗　以 Kocher's 点外侧 1cm 为中心的直切口或小弧形切口，切开头皮后应注意仔细辨别冠状缝，骨窗直径可在 3~4cm，骨窗内侧缘应适当远离矢状窦约 1cm，后缘不要超过冠状缝后 1cm。

3. 皮质　本手术入路较理想的皮质造瘘区域位于前额叶的侧方，Kocher 点外侧。一般为额中回中部皮质，且下方髓质中无重要的白质纤维束，多为较短的 U 形联合纤维连接邻近的脑回，类似于较短的弓状纤维。

4. 神经血管　本手术入路涉及的前额叶动、静脉多为终末皮质支，而且本手术路径上无重要的神经结构。前额叶背外侧的主要供血动脉为大脑中动脉的额眶分支。主要的引流静脉是额前静脉和额中静脉，二者均回流至大脑上静脉，最终回流至上矢状窦。

5. 脑白质纤维束　本手术入路涉及的脑白质纤维主要包括以下纤维束。①投射纤维：辐射冠的前部纤维，由额桥束和由丘脑背内侧核投射到前额叶的丘脑前辐射组成，二者均经过内囊前支。②连合纤维：主要是由胼胝体膝部发出的胼胝体纤维束，连接两侧额叶的前部，亦称为"额钳"。本手术路径主要位于额钳的外侧。③联络纤维：主要是上纵束额顶段和上额枕束两大长联络纤维。还有连接额上回和额下回的额斜束，以及连接额上回或额中回邻近皮质的 U 形束。

（1）上纵束额顶段 Ⅰ、Ⅱ（SLF Ⅰ、SLF Ⅱ）

1）SLF Ⅰ起自顶叶上背部和顶叶内侧（楔前叶），终止于额叶的背侧和内侧的运动前区和额前区皮质，功能主要是调节运动。

2）SLF Ⅱ源于顶叶下后部分（角回），通过岛叶上环沟上方的中央核心白质，终止于运动前区和额前区的背侧。

3）SLF Ⅰ走行在投射纤维和胼胝体纤维的内侧，SLF Ⅱ在投射纤维的外侧。经尾状核和丘脑的外侧，壳核的背面，后方到达中央前回，中央后回。两侧的上纵束位于上额枕束的外上方。

（2）上额枕束：上额枕束位于胼胝体与侧脑室的上外侧界和邻近尾状核所构成的夹角内，是连接额颞顶叶的长纤维。呈 C 字形，C 形内有投射纤维，走行在胼胝体的下外侧，从额下回向后，在丘脑后方，走行至颞叶和枕叶。

以上二组长联络纤维束均为前后走行，本手术入路的目标路径是在二者之间进入基底节区，尽量减少手术对其破坏（图 3-2-14）。

【总结】　该手术入路避开了中央前回，补充运动区，Broca 语言区以及额眼区等额叶的主要功能区，手术路径平行于途径的投射纤维，且位于皮质脊髓束等重要投射纤维的前方，可通过术前 DTI 检查和术中导航的融合技术，避开上纵束额顶段和上额枕束两大长联络纤维，对主要的动、静脉及脑神经侵犯较小，是值得推荐的手术入路。

需要注意的是：切口应避免过度靠内、靠后，皮质造瘘区应在 kocher 点略偏外侧，手术路径应尽量避开侧脑室额角，胼胝体和扣带回，并远离后方的运动功能区。

（三）经前额叶前方（额极区）沿血肿长轴入路基底节区血肿清除术

内镜手术治疗脑出血适合采用沿血肿长轴的手术入路，能充分发挥神经内镜镜体细长，对深部照明好的优势，便于术中清除血肿。经额极区皮质入路可避开内侧的前扣带回、胼胝体膝部和下方的眶额皮质、视交叉和颈内动脉等重要结构，从侧脑室额角的外下方，从前连合的上方越过，进入基底节区血肿腔，对额叶功能区和白质纤维束的损伤都比较小（图 3-2-15）。

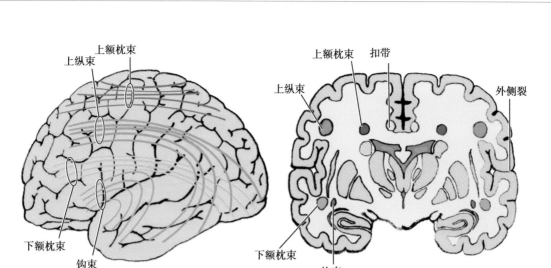

图 3-2-14　上额枕束、上纵束、下额枕束和钩束走行示意图

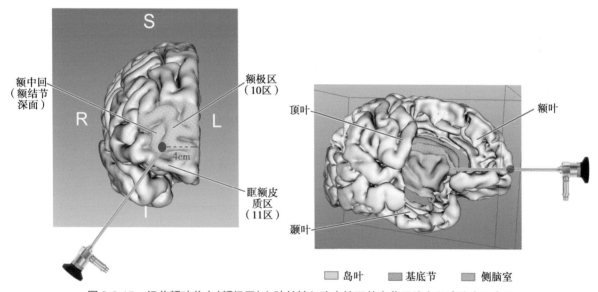

图 3-2-15　经前额叶前方（额极区）血肿长轴入路内镜下基底节区脑出血清除术示意图

本手术的路径为：经额极区（一般为额中回前部）- 基底节区。

1. 体表解剖定位（图 3-2-16）　术前需在患者体表标记出以下解剖标志。①眉弓和眉间：眉弓为额骨鳞部外表面的眶上缘上方呈弓形隆起的部分。眉间为两侧眉弓连线的中点。②额结节：位于眉弓上方约 5cm 的最突出部，其深面正对额中回。③眶上切迹：位于眶上缘内，中 1/3 交界处；有眶上神经、血管通过。④关键孔：位于额颧缝的后方 1cm 处的上方，翼点前方约 3cm。

2. 切口与骨窗　内镜手术可采用经眉弓入路切口，切口一般在眶上切迹的外侧，术前可通过 CT 轴位像测量血肿中心和侧脑室额角到中线的距离，以确定手术切口的旁开距离，一般情况下切口中心在中线旁开 4cm。骨窗的范

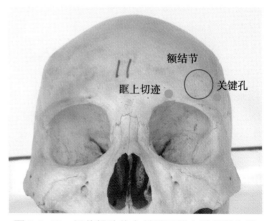

图 3-2-16　经前额叶前方（额极区）血肿长轴入路的骨性定位标记与骨窗范围

围不必过度靠内侧和靠近前颅底,一般在额结节的正下方,术中可在影像系统导航的引导下将内镜顺利置入基底节区血肿。

3. 皮质　本手术入路皮质造瘘区在额极区的额中回前部,该部位皮质为非功能区,仅和思维等高级活动有关。其下方髓质中无重要的白质纤维束,多为较短的 U 形联合纤维连接邻近的脑回。

手术应尽量避开下方的额叶基底面(直回和眶回),也叫"眶额区皮质",是参与奖赏和决策的额叶皮质区,其损伤主要导致基本人格的改变。

4. 神经血管　本手术入路涉及的额极皮质的动、静脉多为终末皮质支,但术中需注意避免损伤前颅底的大脑前动脉等大血管和嗅、视神经。

(1)动脉:主要是大脑前动脉的分支,包括垂直走行的大脑前 A2 段和 A3 段(胼缘动脉),水平走行的额极动脉(主要),内侧的眶额动脉(底部)和胼周动脉(主要)。

(2)静脉:额极外侧面:额极静脉 - 额静脉 - 上矢状窦;额极内侧面:眶额静脉、额极静脉和嗅静脉引流,前部引流至上矢状窦,后部引流至大脑中深静脉 - 基底静脉。

(3)神经:①眶上神经:穿过眶上孔或者眶上切迹(眶上缘内,中 1/3 交界处),沿着前额上升,分为内侧和外侧两个分支,内侧分支穿过肌肉,外侧分支穿过帽状腱膜。眶上动脉在其内侧走行。②嗅束和嗅球:视交叉和视束均位于手术路径的下方内侧。

5. 白质纤维束　本手术入路涉及的脑白质纤维主要包括以下纤维束。①投射纤维:额桥束和丘脑前辐射,本手术路径与二者接近平行。②连合纤维:浅部主要是由胼胝体前端发出的"额钳",连接两侧额叶的前部和两侧的尾状核。大部分纤维束呈水平走行。深部则需从上方越过前联合纤维,前联合纤维在终板上方横过中线,分为前束和后束,前束联系两侧嗅球,后束向两侧散布于颞叶前部,连接双侧海马回和杏仁体。③联络纤维:根据目前的研究结果,额极皮质下方无主要的联络纤维,多为较短的 U 形联合纤维连接邻近的脑回,类似于较短的弓状纤维。

(1)下额枕束(inferior fronto-occipital fasciculus,IFOF):是一束将额叶经过颞叶和岛叶与枕叶和顶叶连接的联合纤维,主要功能是参与语义的传导。其起自额前皮质的背外侧区(额中回)及额下回前部的额眶皮质,前半行于侧脑室额角下 1/3 的外侧,穿过岛阈,后半行于颞角及房部下 2/3 的外侧,终至枕叶。

(2)钩束(UF):详见本节第一部分。

本手术路径与白质纤维束的理想关系是平行于额极的投射纤维和连合纤维,经过钩束上方,下额枕束的内下,越过前联合纤维,避开内侧的内囊前支,最终清除基底节区血肿。

【总结】 该手术入路避开了额叶的主要功能区,手术路径平行于途经的主要投射纤维和联络纤维,虽然手术路径较长,但配合神经内镜技术能够克服该劣势。此外,该手术路径是沿大部分基底节区血肿的长轴操作,便于由浅及深地清除血肿。

需要注意的是:①手术路径应避免过度靠内,以避开扣带回、胼胝体和侧脑室额角;且不必过于靠近颅底,以免损伤眶额皮质区和前颅底重要的血管和神经。②手术路径垂直于内囊前支及其发出的投射纤维,术中有加重损伤的风险。③眉弓切口的美容问题。

(四) 经颞叶皮质入路基底节区脑出血清除术

颞叶的重要功能区包括位于颞横回的初级听皮质和听觉联合皮质和位于颞上回、颞中回后部、缘上回以及角回的 Wernicke's 听觉性语言中枢。经颞叶皮质入路基底节区脑出血清除术应重点保护上述区域,所以一般是经颞上回前部,或颞中 / 下回前部皮质造瘘进入。具体手术入路有以下两种:①经颞上回前部(极平面前部) - 岛叶短回 - 基底节区脑出血清除术;②经颞中 / 下回前部 - 基底节区脑出血清除术。

第一种入路的手术路径最短,皮质造瘘免去了分离外侧裂的技术难度,在一定程度上可缩短手术时间,但在优势半球侧可能会损伤 Wernicke's 区,故在非优势半球侧可以选择。

第二种手术入路从颞中 / 下回前部皮质进入,沿岛叶下方和侧脑室颞角上方之间的间隙进入基底节区,内镜下操作可克服其手术路径较长且有一定操作角度的问题,优势是能够避开颞上回和岛叶皮质,但该入路容易损伤颞干,故临床中较少采用(图 3-2-17)。

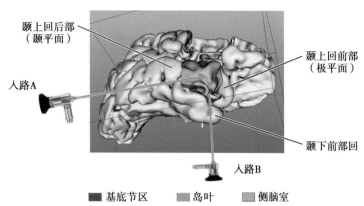

图 3-2-17　两种经颞叶皮质入路基底节区脑出血清除术示意图
入路 A：经颞上回前部 - 岛叶入路手术路径示意图；
入路 B：经颞中 / 下回前部 - 基底节区入路手术路径示意图

1. 体表解剖定位

（1）骨性标记

1）翼点、前鳞状点和额颞点：具体定位方法详见本章第二节。

2）颧弓上缘及其中点：颧弓由颧骨的颞突和颞骨的颧突共同构成，平颧弓上缘相当于大脑半球颞叶前端的下缘。

3）下中央沟点（inferior Rolandic point，IRP）：中央沟（或其延长线）与外侧裂的交点，前侧裂点后方 2~3cm 处，耳前压迹向上约 4cm 处。它位于 Heschl's 回前方。

（2）体表投影

1）外侧裂，中央沟及中央前沟：具体定位方法详见本章第二节。

2）颧弓上缘延长线：颞叶底部水平，其与外侧裂共同确定颞叶范围和等距颞线。

3）颞中回：颞中回的中心位于等距颞线的水平。

2. 切口与骨窗　一般仍是取跨外侧裂体表投影的弧形切口，颞侧可占 2/3 或更多。在颅骨表面显露翼点，成形骨窗直径约 4~5cm，前方的蝶骨嵴可适当磨除，骨窗后界应在 IRP 前方。

3. 皮质　本入路为颞叶前部皮质造瘘，主要与记忆和情感有关，参与语言、听觉和视觉的信息处理有关。由于岛叶下缘水平位于颞上沟的深部，故经颞上回前部皮质造瘘进入必然经过岛叶前部皮质。术中多可在直视下辨别侧裂和颞上沟，二者间即为颞上回。

颞中回和颞下回的变异较颞上回更大，为避开深部的侧脑室颞角和海马等结构，经颞中回、颞下回皮质造瘘位置应适当偏下方，尽量在等距颞线以下，而且需要调整内镜置入角度，使其适当偏向头侧，建议在导航引导下置入内镜。

4. 神经血管　经颞上回前部皮质入路，需要注意保护颞盖部下方岛池内的大脑中动脉 M3 段和岛叶皮质表面的 M2 段，以及大脑中深静脉属支。

（1）动脉：M2 的下干发出的 4 支动脉，颞中动脉、颞后动脉、颞枕动脉和角回动脉。M1 段分叉处发出的颞极动脉和颞前动脉。

（2）静脉：颞叶外侧凸面由颞叶静脉前、中、后降支引流，汇入 Labbé 静脉。

5. 白质纤维束　本手术入路涉及的脑白质纤维主要包括以下纤维束。

（1）投射纤维

1）听辐射：内侧膝状体发出，经内囊后份上行，止于颞横回的听皮质。

2）辐射冠的颞桥束。

3）视放射：视束向后走行至外侧膝状体（丘脑下外侧面），离开后分为三束视放射纤维。前束位置较深呈襻状向前绕经颞角的上方然后转向后方，形成 Meyer 环，损伤 Meyer 环会出现对侧上象限盲；中束向外穿行于颞角的上方;第三束经房部的外侧向后到达距状沟。

(2)连合纤维:本入路涉及的联合纤维较少,仅为深部的胼胝体毯部纤维(覆于颞角及房部的顶壁及外侧壁,走行于视放射纤维和颞角之间)和前连合后束纤维。

(3)联络纤维(图 3-2-18):可能损伤到的联络纤维如下。

1)中纵束(middle longitudinal fasciculus,MdlF):自颞上回行至角回。

2)下纵束(inferior longitudinal fasciculus,ILF):位于颞叶最外侧,起自颞上、中、下回都有,大部分终于枕叶,少数终于顶叶。

3)下额枕束和钩束:详见本节第一、二部分。

4)弓状束(arcuate fasciculus,AF):呈 C 字形环绕外侧裂后端,连接额颞顶叶。其自额下回、额中回中部行至颞叶,位于角回及缘上回深部,内侧为下纵束,下额枕束,投射纤维等,外侧为弓状纤维。

【总结】 经颞叶皮质入路基底节区脑出血清除术是显微外科手术较常采用的一种入路。手术应主要保护位于颞上回、颞中回后部的 Wernicke's 感觉性语言中枢和颞横回的听觉中枢,所以一般是经颞上回前部,或颞中、下回前部皮质造瘘进入。其优势是手术路径短,皮质造瘘免去了分离外侧裂的技术难度,一定程度上缩短了手术时间,但在优势半球可能会损伤 Wernicke's 区,还容易损伤视放射和颞干。可根据血肿具体位置和术者的技术经验在非优势半球患者中谨慎选择。

(五)经枕叶外侧皮质沿血肿长轴入路基底节脑出血清除术

枕叶体积相对较小,位于大脑半球后端,与颞叶和顶叶之间没有明确的脑沟作为分界。枕叶的重要功能区主要为视皮质(第 17 区),位于枕极的内侧面,并略向枕极的突起处延伸,跨过了距状沟并向距状沟背侧和腹侧延伸。视觉联合皮质(第 18,19 区),为第 17 区周围的枕、顶、颞叶皮质。

枕外侧沟是枕外侧面最恒定的脑沟,将枕叶分为枕上回和枕下回。枕叶的内侧面以顶枕沟与顶叶分开,距状沟位于枕叶内侧面,其从枕极向胼胝体压部走行,同时将枕叶分为上方的楔叶和下方的舌回。

本手术具体路径是:经枕叶外侧面(枕上回皮质)-经侧脑室枕角外侧,房部外下方-基底节区(图 3-2-19)。

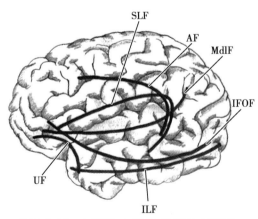

图 3-2-18 上纵束、中纵束、弓状束、下纵束、
下额枕束和钩束的走行示意图

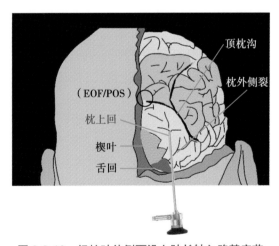

图 3-2-19 经枕叶外侧面沿血肿长轴入路基底节
脑出血清除术的手术路径示意图
EOF/POS:枕外裂(external loccipital fissure,EOF)
和顶枕沟(parietooccipital sulcus,POS)

1. 体表解剖定位

(1)骨性标志(图 3-2-20)

1)枕外隆凸:又称枕外隆突,是枕骨外面后正中部的一个显著隆起,与枕骨内面的窦汇相对。触摸枕

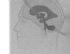

外隆凸的方法:沿枕后两侧肌肉之间向上直到触及颅骨。

2)枕后点(opisthion,Op):枕部最突出的颅骨点,位于"人"字点下方约2~4cm,枕外隆凸上方约2cm,与枕叶的舌回相对应。

(2)体表投影

1)人字缝:人字缝是枕骨与顶骨形成的缝隙,形状似汉字"人",也叫"枕缘"。从外科角度来看,外侧顶颞线位于人字缝的水平。

2)枕外裂和顶枕沟(EOF/POS)交点:位于同侧的人字缝和矢状缝夹角的正中区域的骨板下面。在成人,人字缝位于鼻根后约25cm,前囟后约13cm,枕后点上方约3cm。通过该点可以定位将顶叶和枕叶分开的顶枕沟。

2. 切口与骨窗 患者可取俯卧位或侧俯卧位,术前标记好正中矢状线,枕外隆凸,上项线,枕后点,EOF/POS交点和人字缝。一般取患侧枕叶的直切口,切口和骨窗中心为上项线上方3~4cm(图3-2-21),正中矢状线旁开的距离一般应根据术前矢状位CT或MRI,来判断侧脑室房部和枕角外缘与中线的距离,切口应远离此距离1cm以上。

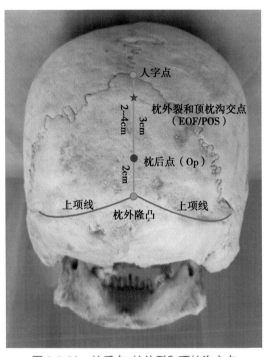

图 3-2-20 枕后点、枕外裂和顶枕沟交点
(EOF/POS)的颅骨解剖定位标志

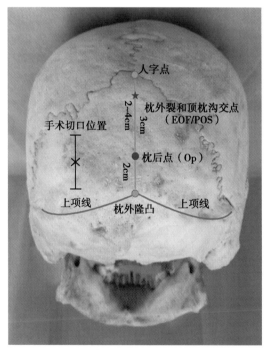

图 3-2-21 经枕叶外侧皮质沿血肿长轴入路内镜下
基底节区脑出血的手术切口位置

3. 皮质 枕叶相关的重要功能区主要集中在内侧面,包括扣带回(楔前叶深面),楔前叶,楔叶以及舌回。楔前叶位于旁中央小叶和顶枕沟之间,楔叶位于顶枕沟和距状沟之间,舌回则位于距状沟的下方。

本手术入路经由枕叶外侧面皮质造瘘,应适当远离枕叶内侧和枕极的视皮质。但应注意在人字缝以内,顶枕沟以下,以免损伤顶叶下方和颞叶后方。

4. 神经血管 本手术入路涉及的枕叶外侧动、静脉多为终末皮质支,而且本手术路径上无重要的神经结构。

(1)动脉:供应枕叶的动脉为大脑后动脉的分支。枕叶上方为顶枕动脉,枕叶下方为距状动脉。

(2)静脉:大脑下静脉,位于外侧裂下方,颞叶表面和枕叶外侧面,主要收纳颞、枕叶外侧面的静脉血,一般自前上行向后下,汇入横窦。

5. 白质纤维束 本手术入路涉及的脑白质纤维主要包括以下纤维束：

(1)投射纤维：枕叶外侧皮质下的投射纤维主要是辐射冠后部纤维,经过外囊和部分内囊后肢的纤维束,包括丘脑后辐射和颞桥束,后方是枕桥束和视放射。

(2)连合纤维：主要是由位于侧脑室房部内侧壁上部背侧的胼胝体压部发出的胼胝体纤维束,即"大钳",潜行向后连接枕叶。枕叶大部分胼胝体连合纤维呈水平走行。

(3)联络纤维：根据目前的研究结果,枕叶外侧面皮质下多为较短的U形联合纤维连接邻近的脑回,深部主要是下额枕束和下纵束,枕叶内侧面主要为视放射。

【总结】 该手术入路避开了枕叶内侧的视觉皮质,手术路径平行于途经的主要投射纤维和联络纤维,虽然手术路径较长,但配合神经内镜技术能够克服该劣势。此外,该手术路径是沿大部分基底节区血肿的长轴操作,便于由浅及深地清除血肿,且有利于术后血肿腔的低位引流,但容易损伤视放射。

需要注意的是：①手术路径应根据实际测量的侧脑室房部以及血肿距离中线的距离选择,而不应过于靠内或靠上。②手术路径垂直于内囊后肢及其发出的投射纤维,术中有加重损伤的风险。③避免不恰当地牵拉枕叶内侧面,以避免术后视野缺损。

第三节 皮质下出血

内镜手术治疗皮质下脑出血在解剖学方面主要关注,需注意保护皮质功能区,选择手术入路应遵循以下几点原则：

①如血肿已突破出皮质,则选择血肿破出皮质处为中心的直切口,小骨窗开颅,内镜由血肿破溃处进入血肿腔内清除血肿。

②如血肿未突破出皮质,血肿表面皮质最薄处为非功能区或厚度小于1cm,则可选择经皮质最薄处为中心的直切口,小骨窗开颅,经皮质造瘘后内镜置入血肿腔。

③如血肿表面皮质最薄处为功能区且厚度超过1cm,则可选择邻近的非功能区皮质造瘘,或者沿血肿长轴由远端的非功能区皮质造瘘,借助球囊导管缓慢推移扩张皮质,再将工作通道置入血肿腔,内镜下清除血肿。

一、额叶血肿

1. 需要重点保护的区域 中央前回(第一躯体运动皮质4区,运动前皮质6区),额下回后部(Broca运动语言区-44,45区),额眼区(8区-中央前回的前方-中央前区)和眶额皮质区(11区-基底新皮质)(图3-3-1)。

2. 可选择的手术区域 经前额叶和额极,一般都是集中在冠状缝前的区域,安全距离一般是冠状缝后1cm。

二、颞叶血肿

1. 需要重点保护的区域 颞横回(初级听皮质和听觉联合皮质),位于外侧裂的深部,前部又称Heschl's回,是听觉投射区。Wernicke's听觉性语言中枢(22区)：包括颞上回、颞中回后部、缘上回以及角回,损伤后将产生严重的感觉性失语症。嗅觉皮质区(25、28、34和35的大部分)：包括膝下皮质(25区),后内嗅皮质(28区),前扣带回皮质(34区),旁嗅皮质(35区),主要集中在颞叶底面和内侧面(图3-3-2)。

2. 可选择的手术区域 经颞下回或颞极附近。

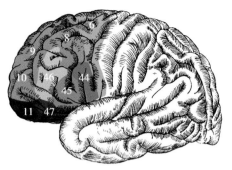 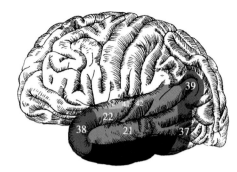

图 3-3-1　额叶皮质重要功能区　　　　　　　　图 3-3-2　颞叶皮质重要功能区

三、顶叶血肿

1. 需要重点保护的区域　中央后回：躯体感觉皮质 3、1、2 区；顶下小叶：缘上回和角回，Wernicke's 听觉性语言中枢（图 3-3-3）。

2. 可选择的手术区域　顶上小叶后上部。

四、枕叶血肿

1. 需要重点保护的区域　视皮质（第 17 区），视觉初级感受区，视辐射的终点。视觉联合皮质（第 18、19 区），为 17 区周围的枕、顶、颞叶皮质（图 3-3-4）。

2. 可选择的手术区域　枕叶外侧部尽量远离枕极，但应在人字缝以内。

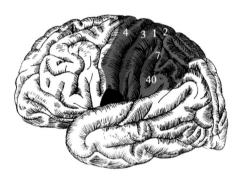 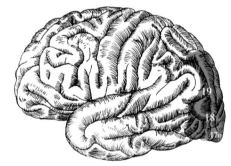

图 3-3-3　顶叶皮质重要功能区　　　　　　　　图 3-3-4　枕叶皮质重要功能区

第四节　脑室和丘脑出血

　　脑室是脑实质内部的室管系统，属自然腔隙，为内镜手术提供了操作空间，因此脑室出血适合于内镜手术治疗。丘脑与脑室解剖关系密切，丘脑出血容易破入脑室，严重时也可导致梗阻性脑积水。经脑室入路治疗丘脑出血，既能清除血肿，又能打通脑脊液循环，是较为理想的手术方式。但脑室的形态不规则，解剖结构复杂，而且脑室出血的内镜手术经常是在血性脑脊液介质中进行，严重影响内镜手术视野，更需要术者熟练掌握内镜下的脑室解剖。

　　脑室分为双侧的侧脑室，位于中线区域的第三脑室和幕下的第四脑室。

　　侧脑室体积较大，由额角、体部、房部、枕角和颞角五个部分组成。额角位于室间孔前方，体部从室间孔后缘延伸至透明隔消失和胼胝体与穹窿结合处，房部位于体部和颞角、枕角之间，呈大致的三角形，也称"三角区"。枕角向后突入枕叶，颞角在丘脑后方弯向下，突入颞叶。

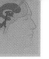

第三脑室位于两侧丘脑之间,呈狭长间隙,前上方经室间孔与侧脑室沟通,后下方与中脑导水管相连。第四脑室为一菱形腔隙,位于小脑前方,脑桥和延髓上半部的背方,其腔上连中脑水管,下接延髓中央管,还通过一个正中孔和两个侧孔与蛛网膜下腔相通。

丘脑是间脑中最大的卵圆形灰质核团,与脑室的关系密切。它位于侧脑室的中心,每侧侧脑室包绕着丘脑的上、下和后表面,它的上缘构成侧脑室的底。丘脑前结节形成室间孔的后缘,丘脑后外侧部构成侧脑室房部前壁的外侧半。膨隆的后部为丘脑枕。丘脑的内侧部构成第三脑室外侧壁的上部,左、右丘脑借位于第三脑室内的灰质团块(中间块)相连(图3-4-1)。

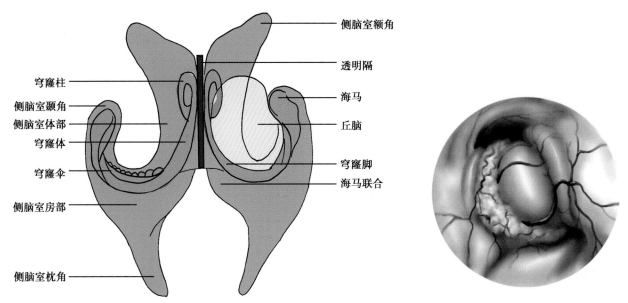

图 3-4-1　丘脑和侧脑室的解剖关系和内镜示意图

脑室和丘脑出血的常用内镜手术入路

(一) 经额上沟(额上回前部)- 侧脑室额角入路

适合于清除侧脑室额角,体部和三角区前部血肿,第三脑室血肿和大部分丘脑血肿。

经侧脑室额角入路是临床中最常采用的治疗脑室出血的内镜手术入路,其具有经非功能区皮质造瘘,对重要白质纤维束损伤小,脑室解剖标志清晰便于操作,还可清除第三脑室内血肿和丘脑血肿,以及同期行第三脑室底造瘘术(ETV术)等优势。

随着微侵袭神经外科理念和技术的持续发展,经正常脑裂,脑沟和脑池入路处理深部病变越来越受到推崇。经额上沟 - 侧脑室额角入路能够最低程度减少对额叶皮质的损伤,配合球囊通道对脑皮质缓慢推移技术和内镜技术,能够进一步减少对皮质的损伤(图3-4-2)。

1. 体表解剖定位(图3-4-3,图3-4-4)

(1)矢状缝、冠状缝和Kocher点:具体定位方法详见本章第二节。

(2)额上沟:起点可以位于中央前沟前方、后方或者直接在中央前沟,向前至额极。约等于内侧1/3额等距线的水平,文献报道约中线旁3cm。

如何辨别额上沟:①倒"T"字征:额上沟呈前后走向,以直角相交于中央前沟,在MRI上构成倒"T"字征,文献报道出现率约85%。②驼峰征:两侧中央沟从中线部的后内上方走向前外下方,呈倒"八"字形,文献报道出现率约98.5%。

2. 切口与骨窗　以冠状缝前1cm,中线旁3cm为中心的直切口或U形切口,切开头皮后应注意仔细辨别冠状缝,骨窗直径可在3~4cm,骨窗内侧缘应适当远离矢状窦约1cm,后缘不要超过冠状缝后1cm。剪开硬膜后分辨纵行的额上沟,沿脑沟分离进入。

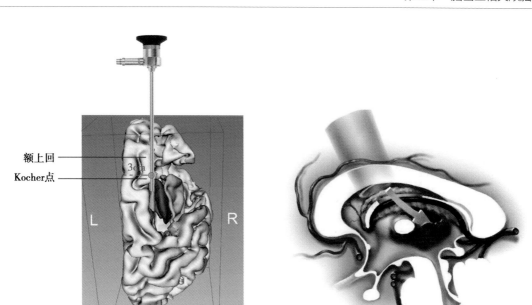

■ 基底节区 ■ 岛叶 ■ 侧脑室

图 3-4-2 经额上沟(额上回前部)-侧脑室额角入路清除脑室及丘脑出血示意图

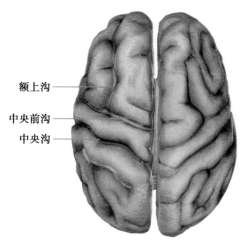

图 3-4-3 额上沟,中央前沟和中央沟的辨识

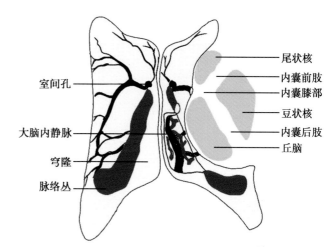

图 3-4-4 侧脑室额角、体部与房部解剖,侧脑室
与外侧基底节区解剖关系示意图

3. 皮质与供血 本手术入路的皮质造瘘区域一般为冠状缝前方的额上沟或其附近的皮质,该区域皮质属于前额叶的非功能区,且下方髓质中无重要的白质纤维束,多为较短的U形联合纤维连接邻近的脑回。

(1)皮质动、静脉:前额叶背外侧的主要供血动脉为大脑中动脉的额眶分支,主要的引流静脉是额前静脉和额中静脉,二者均回流至大脑上静脉,最终回流至上矢状窦。

(2)脑室内动静脉:侧脑室手术中需要重视的关键血管解剖包括脉络膜前、后动脉(脉络丛供血),尾状核前静脉,脉络膜上静脉,丘纹静脉,尾状核前、后静脉。主要引流静脉包括大脑内静脉和基底静脉。

1)动脉:经侧脑室额角入路应重点关注脉络丛前动脉(anterior choroidal artery,AChA),AChA作为颈内动脉终末分叉的最后分支,它的脑室内段起始于脉络丛点(AChA在此处穿入脉络裂),沿脉络丛内侧边缘向后延续,进入颞角。

2)静脉(图3-4-5):丘纹静脉:沿尾状核和丘脑之间的纹状体丘脑沟走行,在室间孔后缘进入中间帆,加入大脑内静脉。脉络膜上静脉,尾状核前、后静脉均在室间孔附近终于丘纹静脉。膈静脉:隔前、后静脉引流额角内侧血流,到达室间孔,终于大脑内静脉。

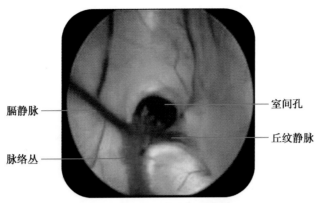

膈静脉

脉络丛

室间孔

丘纹静脉

图 3-4-5 丘纹静脉与膈静脉

4. 脑室内标志性解剖结构

(1)室间孔：是左、右侧脑室与第三脑室相通的一对孔道,位于第三脑室侧壁前部,穹窿柱与丘脑前端(图 3-4-6)。①前壁：穹窿柱,再往前就是前连合;②后壁：背侧丘脑前端;③上壁：穹窿体;④外侧壁：内囊膝部。

脉络丛的内侧通过穹窿带附着于穹窿体,外侧通过丘脑带附着于丘脑。透明隔前静脉,丘纹静脉和脉络丛三者形成室间孔典型的"Y"字形结构。

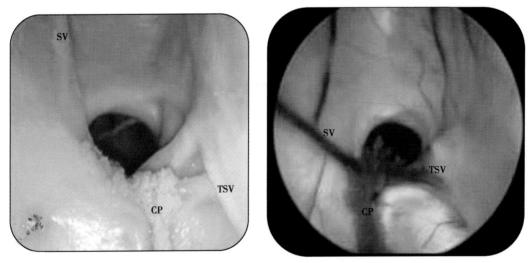

图 3-4-6 室间孔标志性解剖结构的解剖标本图片和内镜手术图片
SV：膈静脉,CP：脉络丛,TSV：丘纹静脉。

(2)透明隔：位于脑中线前部由两层三角形薄胶质膜组成,将两侧侧脑室额角分开,两层薄膜之间有一潜在腔隙,称透明隔腔或第五脑室。脑室内血肿内镜手术时可通过透明隔造瘘,处理另一侧侧脑室的血肿。

(3)第三脑室：第三脑室分为顶、底、前、后壁和两侧壁。①顶：第三脑室脉络膜组织,脉络丛;②前壁：穹窿柱,前连合,终板,三角隐窝,视隐窝;③外侧壁：丘脑,丘脑髓纹,下丘脑;④后壁：缰连合,后连合,松果体上隐窝,松果体隐窝;⑤底：漏斗隐窝,灰结节,视交叉,乳头体,中脑导水管;⑥内部：丘脑间黏合(中间块)。

5. 白质纤维束 由额上沟起到侧脑室额角需要经过 5 层纤维束。

第 1 层为皮质 U 型纤维;第 2 层由额斜束(FAT)-额上回后部至额叶岛盖部的纤维束组成;第 3 层由外囊发出至半卵圆中心的纤维束(ELC)组成;第 4 层由内囊发出至半卵圆中心的纤维束(ILC)组成;第 5 层由胼胝体发出汇入半卵圆中心的纤维束(CLR)组成;最终切开薄层室管膜进入侧脑室额角。

【**总结**】 内镜经冠状缝前方的额上沟及其附近皮质造瘘进入侧脑室额角,理论上可以清除大多数的幕上脑室内血肿和丘脑血肿,还可同期行 ETV 术,而且便于留置脑室外引流管,可以有效地恢复脑脊液的生理循环,缓解术后高颅压。

此外,该入路在解剖学上还有很多优势。

(1)经非功能区皮质造瘘,对重要白质纤维束损伤小。

(2)冠状缝和矢状缝的解剖标志清晰且容易定位,侧脑室额角体积较大,便于内镜操作。

(3)该入路还可以根据需要进行双侧脑室手术,在一侧难以进入脑室的情况下,便于选择对侧脑室进入,术中还可行透明隔造瘘将内镜从一侧脑室置入对侧脑室。

但该手术需要注意的是:①在侧脑室体积无增大的情况下,内镜在脑室内的操作应格外谨慎,尤其是处理第三脑室后部及中脑导水管区的血肿时,尽量避免横向移动损伤脉络丛和室间孔等重要结构,以免造成术中出血和神经功能损伤。②脑室出血的血性脑脊液会严重影响内镜视野,术中需持续冲洗,待视野清晰后再进行手术操作。

(二) 经顶内沟(顶上小叶)- 侧脑室三角区入路

适合于清除侧脑室房部,枕角,颞角和第三脑室后部血肿,以及丘脑后部血肿。

侧脑室三角区是由房部和枕角共同形成的一个三角形腔隙,尖端位于后面的枕叶内,底位于前面的丘脑枕。经顶上小叶入路是经典的侧脑室三角区入路之一,此入路可以暴露房部、侧脑室体后部、第三脑室后部和四叠体池,且很少涉及语言皮质。

顶叶内有两条主要的脑沟即中央后沟(postcentral sulcus,PCS)和顶内沟(intraparietal sulcus,IPS),中央后沟后方的顶叶由顶内沟分为顶上小叶和顶下小叶。顶上小叶从顶内沟向大脑半球上缘伸展,顶下小叶分为前方的缘上回和后方的角回。

解剖学研究表明,顶内沟前部的深处正好指向侧脑室房部及枕角的顶壁,经顶内沟前部进入侧脑室三角区,不仅手术距离短,还可以最大限度地减少对感觉性语言皮质的损伤,而且可以避开后方的视放射(图 3-4-7)。

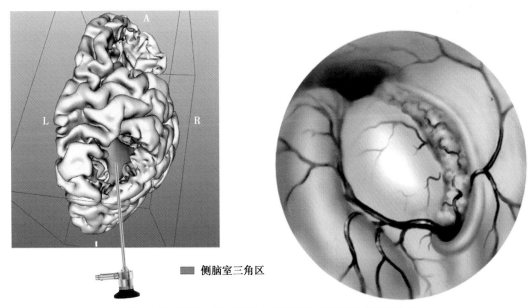

■ 侧脑室三角区

图 3-4-7 经顶内沟 - 侧脑室房部的手术路径和内镜示意图

1. 体表解剖定位(图 3-4-8)

(1)骨性标志

1)顶结节:位于顶骨颞线中央,耳尖上方约 5cm,顶骨外面最突出处。

2)颅阔点:对应于顶结节中心的颅骨测量点。位于颞上线与乳突最后方经过鳞状缝后界所画垂直线的交点,颅阔点在缘上回的上面。

3)人字点:人字缝与矢状缝的交点,也称顶枕点,人字点位于枕外隆凸点上方6cm。也可通过前囟后方13cm,鼻根后方26cm来确定。

4)顶部关键点:顶内沟与中央后沟的交点(IPS/PCS),位于人字点上方6cm,矢状缝旁开5cm处。

定位IPS/PCS交点有其重要性:①该点前面可以找到中央后回;②该点可以作为神经外科手术中经脑沟或经皮质入路的安全开口;③在该点的深部还可以定位脑室三角区。

(2)体表投影

1)顶内沟:顶内沟沿前后方向走行,与大脑半球上缘平行,距其约2~3cm。从手术的角度来看,顶间沟位于颞上线的水平线(二者平均距离为1.2cm±0.8cm,置信区间为95%)。

2)中央后沟:变异较大,常可通过确定顶部关键点的位置,然后经此点垂直于顶内沟的假象线作为中央后沟。

2. 切口与骨窗 患者取3/4俯卧位,面部转向地面,使术侧顶骨处于最高点。首先确定顶部关键点的位置,然后描画出顶内沟和中央后沟的体表投影。切口多选择以顶内沟前1/3点为中心的U形切口,骨窗范围约5cm,暴露顶内沟和中央后沟,观察顶上小叶(superior parietal lobule,SPL)和顶下小叶(inferior parietal lobule,IPL)。在中央后回后方、沿顶内沟前段分离进入,柔性内镜工作通道撑开。

3. 皮质与血供 本手术入路较理想的皮质造瘘区域为顶内沟前段或其内侧的顶上小叶。顶上小叶主要与感觉冲动的分析-综合有关,病损时表现多样,如位置觉和皮肤书写觉,压觉缺失等(图3-4-9)。

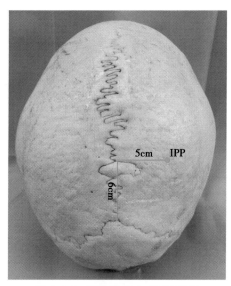

图3-4-8 顶部关键点(IPP)位置

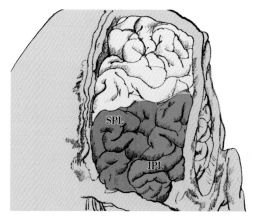

图3-4-9 顶上小叶(SPL)和顶下小叶(IPL)示意图

(1)皮质动、静脉

1)动脉:主要是由大脑中动脉M2段上干发出的顶前动脉(主要供应顶内沟前段),和顶后动脉(缘上回和顶上小叶下缘),角回动脉(供应角回和顶上小叶后部下缘)。

2)静脉:根据引流方向,顶叶静脉分为引流到上矢状窦的上升组,和引流到下矢状窦或外侧裂的下降组。中央静脉、中央后静脉、顶前和顶后静脉组成顶叶外侧面的上升组静脉,顶侧裂静脉属于下降组静脉。外侧面引流静脉还包括位于中央沟后部的Trolard静脉和副Trolard静脉,都需要重点保护。

(2)脑室内动、静脉

1)动脉

①脉络膜后内侧动脉(medial posterior choroidal artery,mPChA):起于大脑后动脉(posterior cerebral artery,PCA)P2的交通后段(环池段),靠近松果体上行到第三脑室顶部,在丘脑之间走行,到室间孔和脉络裂。

②脉络膜后外侧动脉(lateral posterior choroidal artery,LPChA):发自远端 P2 段,通过环池向外侧走行,在颞角后份和三角部进入侧脑室脉络裂。

2)静脉

①内侧三角部静脉:引流三角部内侧壁血流,穿过脉络裂到达大脑内静脉。

②外侧三角部静脉:引流三角部外侧壁血流,穿过脉络裂到达环池或四叠体池内的基底静脉。内侧和外侧三角部静脉可在脉络裂附近会合,形成一个总干,称为三角部总静脉。

4. 脑室内结构

(1)脉络裂和脉络丛:脉络裂是穹窿和丘脑间一狭窄的裂隙,自室间孔绕过丘脑表面,伸展到海马头后面的下脉络点。脉络裂被分为侧脑室体部、三角部和颞部,脉络丛附着于此,是侧脑室房部的主要定位标志。

脉络膜是脉络丛所起源的明确的膜,通过称为带(丘脑带、穹窿带和伞带)的小突起附着于神经结构上。

(2)丘脑枕:占据丘脑后部的 1/3,具体功能尚不清楚。参与构成 3 个不同结构的壁:其后外侧部构成侧脑室房部的外侧半,后侧部由穹窿脚覆盖构成四叠体池的前壁,下外侧部膝状体部分构成部分环池的顶壁(图 3-4-10)。

5. 白质纤维束 经顶内沟 - 侧脑室三角区入路涉及的脑白质纤维主要包括以下纤维束:①U 型纤维;②弓状束和下额枕束(后方);③辐射冠纤维:经过外囊和部分内囊后肢的纤维束,后方是枕桥束和视放射(后方枕叶),与前方的分界是顶枕沟的外侧表面;④胼胝体毯部纤维:通过胼胝体下后部的纤维,被外矢状层分为背侧和腹侧两部。背侧部纤维终于枕叶和颞叶的背外侧皮质;腹侧部纤维经外矢状层的内侧,形成内矢状层,成为毯部纤维。此部纤维沿侧脑室颞角的顶壁、侧壁转向下,终止于枕叶、颞叶的底面。胼胝体毯部在手术入路的内侧。

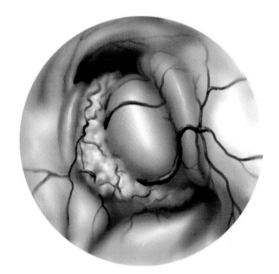

图 3-4-10 经顶上小叶入路丘脑枕部的内镜示意图

【总结】 经顶上小叶皮质入路是经典的侧脑室三角区入路,此入路能到达房部内侧壁和外侧壁且很少涉及语言皮质,最常见的并发症是视辐射损伤导致同向视野缺损。而改良的经顶内沟前部入路,不仅手术距离短,还可以最大限度地减少对感觉性语言皮质的损伤,而且可以避开后方的视放射。适合于清除侧脑室房部,枕角,颞角和第三脑室后部血肿,以及丘脑后部血肿。

但值得注意的是:①对于优势半球侧,选择该入路手术仍需谨慎。有导致本体感觉丧失,语言障碍,或包括视觉处理能力下降的空间意识障碍的风险。对从事特定职业和活动的患者来讲,这些功能缺陷对他们的生活质量影响显著。②该入路第三脑室需要打开脉络膜裂,操作较经侧脑室额角手术复杂,且难以行第三脑室底造瘘术或中脑导水管成形术,不利于打通脑脊液循环通路。

第五节 小脑及脑干出血

小脑出血约占全部高血压性脑出血病例的 10%,多发于小脑半球的齿状核周围,少数位于小脑蚓部,出血原因多为齿状核动脉破裂。内镜手术治疗高血压性小脑出血,不仅适于清除小脑皮质的血肿,还可以同时清除破入第四脑室的血肿,恢复脑脊液循环。

手术入路设计应遵循就近原则,经血肿与小脑皮质表面距离最近处进行造瘘进入血肿腔。根据血肿具体位置选择后正中入路或旁正中入路,后正中入路适于处理中线区血肿和破入第四脑室的血肿,旁正中入路适于处理小脑半球的血肿。

脑干出血多发于脑桥,约占全部病例的10%,常由于基底动脉供应脑桥的穿通动脉破裂所致,其病情凶险,死亡率高。内镜手术治疗脑干出血的手术入路是根据血肿的部位和形态来选择的,最常见的是血肿破向后方,进入第四脑室,选择枕下后正中经小脑延髓裂入路;其次是血肿破向侧方,甚至破入小脑,选择枕下经乙状窦后入路。

手术入路的选择原则应遵循以下几点:

1. 手术路径最短,应参照 Brown 二点法则,在血肿中心和血肿离脑干表面最表浅点之间的两点连线,向外延伸就是最佳的手术入路。

2. 入路应尽量避开脑干重要传导束和核团,损伤最小。

3. 与血肿最大直径相吻合,容易彻底清除脑干内血肿。

4. 能兼顾同时清除邻近部位的血肿并解除脑积水,缓解高颅压。一般情况下,对脑干出血破入第四脑室或脑池者,清除脑室或脑池内血块后,沿脑干内出血的破口进入血肿腔,而不再在脑干表面做新的切口。对未突破脑干表面的血肿,可根据神经导航引导在神经电生理监测下,精确选择脑干表面无供血动脉和引流静脉的安全区纵行切开,避开意识、运动重要神经核团及锥体束的部位切开进入。

一、大体解剖

(一) 小脑

小脑位于颅后窝内,其腹侧为脑桥和延髓,与之间隔以第四脑室。小脑中间较狭窄的部位,称小脑蚓,两侧膨大的部位,称为小脑半球。小脑半球下面靠近枕骨大孔的部分较膨隆,称小脑扁桃体。

小脑表面分为三个面:①幕面,其面对小脑幕,可进行幕下小脑上入路;②岩面,向前与岩骨的后面相对,牵开可暴露桥小脑角区;③枕下面,位于横窦的下面和乙状窦之间,可经枕下开颅进行暴露。

(二) 脑干

脑干是大脑、小脑与脊髓相互联系的重要通路。下端与脊髓相连,上端与间脑相接,自下而上可分为延髓、脑桥和中脑。脑干主要分腹侧和背侧两个面,两个面各部分的主要结构如下(图 3-5-1):

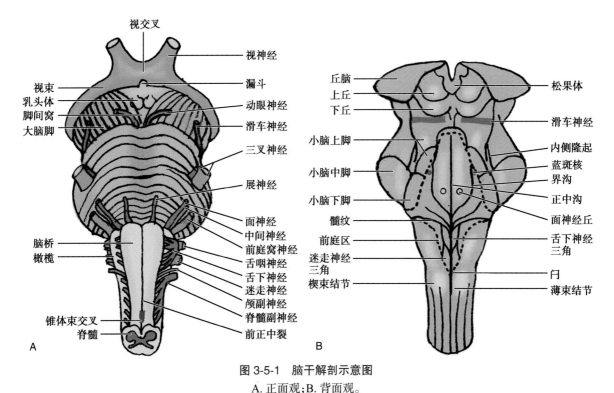

图 3-5-1 脑干解剖示意图
A. 正面观;B. 背面观。

1. 腹侧面　①延髓：主要结构有锥体和锥体交叉；②脑桥：借脑桥延髓沟与延髓分界。主要结构有基底沟等；③中脑：主要结构有两个大脑脚和脚间窝等。

2. 背侧面　①延髓：主要结构有薄束、楔束；②脑桥：菱形窝，由脑桥下部和延髓上背面的敞开部组成；③中脑：有两对圆形隆起，主要由灰质组成，称四叠体或顶盖，即上丘和下丘的总称。上丘是皮质下视觉反射中枢，下丘是皮质下听觉反射中枢。

二、手术应用解剖

1. 体表解剖定位

(1)枕外隆凸及 C2 棘突：具体定位方法详见上节。

(2)上项线：每侧各一条，从枕外隆凸弧向外侧，深部为横窦。

(3)窦汇：枕外隆凸的深面即为窦汇。

(4)乳突：位于耳垂后下方，其后部的内面为乙状窦沟，容纳乙状窦。

(5)星点：位于颅后部两侧，是枕、顶、颞三骨在乳突根后上方的交汇点。相当于外耳门上缘与枕外隆凸连线上方 1.5cm，外耳道中心点后约 3.5cm 处。星点适对横窦转折为乙状窦处。

2. 切口与骨窗　患者根据具体手术入路选择俯卧位，侧俯卧位或侧卧位，头尽量前屈收下颌。

(1)枕下后正中直切口：切口上达枕外隆凸上 1.0cm，下至第二颈椎水平，骨窗范围可在 4~6cm 之间，如需打开枕骨大孔后缘则直径可为 2~3cm，多不需打开寰椎后弓。术中注意保护窦汇和横窦(图 3-5-2A，图 3-5-3)。

(2)枕下旁正中直切口：多以血肿中心的体表投影为中心的直切口，骨窗直径可在 3~5cm 之间。术中注意保护横窦和乙状窦(图 3-5-2B)。

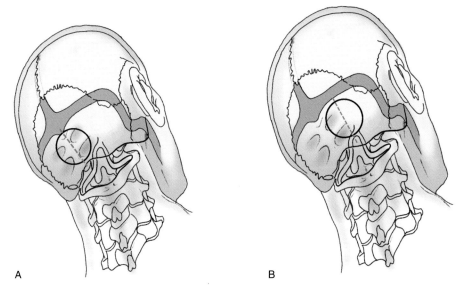

A

B

图 3-5-2　后正中入路(A)和旁正中入路(B)切口(虚线)和骨窗范围

(3)乙状窦后入路：标记好横窦和乙状窦的体表投影，取耳后 1cm 发际内垂直向下达乳突尖部后方的直切口，也可行耳廓上缘后方至乳突尖下方的 C 形切口。骨窗须显露横窦和乙状窦的转角，直径范围多在 3~5cm 之间，术中注意保护横窦和乙状窦(图 3-5-4)。

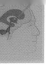

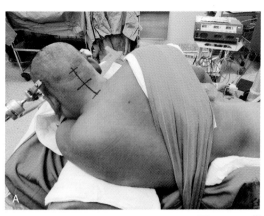
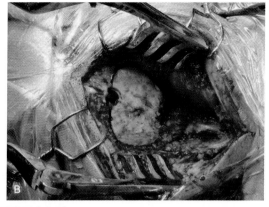

图 3-5-3　枕下后正中入路

A. 采用侧俯卧位,上身抬高 20°,直切口上到枕外隆凸,下至第 4 颈椎棘突,长约 8cm;
B. 枕外隆凸下方钻一个骨孔,分别向两侧铣开枕骨,向下至枕骨大孔边缘,骨瓣大小约 3.5cm×3cm。

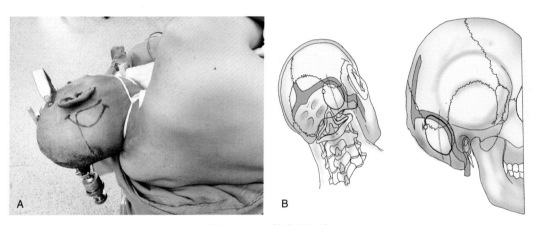

图 3-5-4　乙状窦后入路

A. 采用侧卧位,耳后 C 形切口,皮瓣翻向乳突侧;B. 示意图显示乙状窦后入路的骨窗位置。

3. 皮质与深部核团

(1)小脑:小脑表面为皮质,深面为髓质,髓质中含小脑核。

小脑深部核团:顶核,球状核,栓状核,齿状核(从内向外分布,顶核位于蚓部髓质,后三者位于半球髓质中)。小脑核团具有重要的白质纤维传导和联络作用,如血肿本身对其并未造成破坏,则术中应尽量避免对它们的损伤。术前应测量好小脑血肿远端距皮质的深度,内镜操作应局限在血肿腔内,注意避免损伤血肿腔周围的小脑组织,以免加重对小脑深部核团和三个小脑脚的损伤(图 3-5-5)。

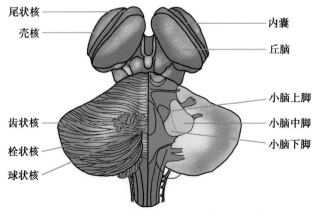

图 3-5-5　小脑深部核团及小脑脚的关系示意图

(2)脑桥

1)脑桥面丘上区、面丘下区:在第四脑室底部,面神经绕过外展神经核,这种复合结构称为面丘。面丘的内侧有内侧纵束(长的上行纤维束),外侧为前庭神经核,深面是展神经核和面神经核,继续深入为内侧丘系和皮质脊髓束。

2)第四脑室后正中沟:在展神经核在菱形窝的投影与动眼神经核在中脑表面的投影之间,此区交叉纤维虽稀疏,但轻微的侧向牵拉也可能损伤内侧纵束,从而引起眼外肌运动障碍。两侧为外展神经核和内侧丘系(图 3-5-6)。

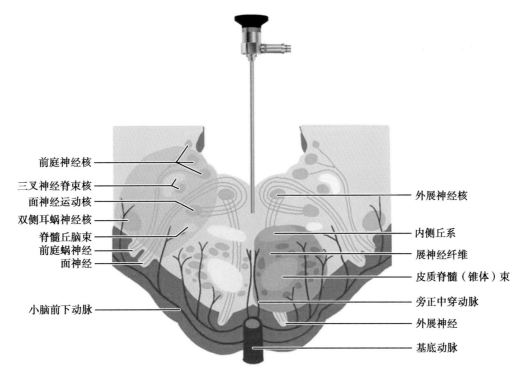

前庭神经核
三叉神经脊束核
面神经运动核
双侧耳蜗神经核
脊髓丘脑束
前庭蜗神经
面神经
小脑前下动脉

外展神经核
内侧丘系
展神经纤维
皮质脊髓(锥体)束
旁正中穿动脉
外展神经
基底动脉

图 3-5-6 脑桥深部核团和纤维传导束
内镜经后正中沟入路在两侧展神经核之间进入

3)三叉神经周围区:位于三叉神经前方,内侧为皮质脊髓束和皮质核束;后方为三叉神经运动和感觉核;后内侧为四大丘系(内、外、脊髓、三叉丘系)。

4)三叉神经上区:位于小脑中脚三叉神经根入口区的正上方,下方为三叉神经感觉核和运动核,后内侧为四大丘系(内、外、脊髓、三叉丘系)。

5)脑桥外侧区:位于小脑中脚和脑桥交界处,三叉神经与面/前庭蜗神经外侧之间。

(3)脑干切口的安全区

1)经枕下后正中-小脑延髓裂入路→到达第四脑室底(菱形窝)→应用面丘上区、面丘下区和第四脑室后正中沟这三个安全区→清除脑桥背侧的血肿。

2)经乙状窦后入路→到达三叉神经周围区,三叉神经上区,脑桥外侧区这3个安全区→清除脑桥及桥延沟外侧部血肿(图 3-5-7)。

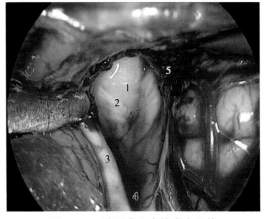

图 3-5-7 脑干出血内镜术中照片
内镜下锐性打开小脑延髓裂,显露第四脑室底。1.第四脑室底;2.髓纹;3.小脑后下动脉(扁桃体延髓段);4.闩部;5.脉络丛。

4. 神经血管

(1) 动脉(图3-5-8)

1) 小脑下后动脉(posterior inferior cerebellar artery, PICA)：在小脑扁桃体内侧面分出内侧支和外侧支。

内侧支：即下蚓动脉，供应小脑半球下面和小脑蚓。

外侧支：供应小脑下面及外侧缘，小脑扁桃体及深部的齿状核。

2) 小脑下前动脉(anterior inferior cerebellar artery, AICA)：供应小脑下面的前外侧区，并同PICA吻合。

3) 小脑上动脉(superior cerebellar artery, SCA)：在大脑脚后外侧面分为内、外两个分支。

内侧支：终末支，即上蚓动脉，供应小脑上面内侧及小脑上蚓部。

外侧支：半球支，供应方叶、上半月叶的外侧部及小脑髓质深部和齿状核等小脑核团。

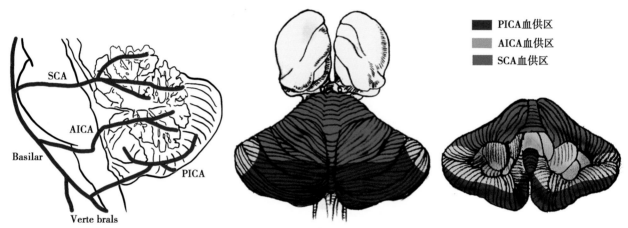

图3-5-8 小脑和脑干的动脉分布和血供分区

Basilar：基底动脉；Vertebrals：椎动脉。齿状核动脉主要来源于小脑上动脉(SCA)的分支，分1~2支自齿状核门进入。除此之外，小脑前下和后下动脉均有分支到达齿状核。由于小脑三对动脉到达齿状核附近时分支明显增多，有些分支自其上一级血管发出后口径大大变细，有的分支甚至以直角发出，而且有研究表明齿状核附近髓质内存在大量螺旋动脉。上述原因均可导致齿状核及其附近血管阻力和血流变学的变化，容易造成破裂出血。

(2) 静脉：小脑的引流静脉主要分为浅静脉和深静脉两大系统。

1) 浅静脉：引流枕下面的静脉包括下蚓静脉，半球下静脉，扁桃体后静脉和内、外侧扁桃体静脉。

2) 深静脉：小脑延髓裂组静脉，包括小脑下脚静脉、小脑延髓裂静脉、扁桃体上静脉、脉络丛静脉。

【总结】 小脑出血的内镜手术入路设计应遵循就近原则，即经血肿与小脑枕下面皮质表面最近处进行造瘘进入血肿腔。内镜术中应注意避免损伤血肿腔周围和深部的小脑组织，以免加重对三个小脑脚和小脑深部核团损伤。

经枕下后正中-小脑延髓裂入路是通过自然间隙的锐性分离显露脑桥和延髓背侧，通过打开脉络膜和下髓帆，可显露整个第四脑室(包括底和侧壁)。适合于清除脑桥和延髓背侧，尤其是破入第四脑室的血肿。打通脑脊液循环，缓解梗阻性脑积水。

经枕下乙状窦后入路可以为桥小脑角区，岩斜区以及脑干前外侧等区域的病变提供良好的显露，配合神经内镜技术，既可扩大视野范围，还可抵近观察，适合于清除脑桥侧方的血肿(图3-5-9)。

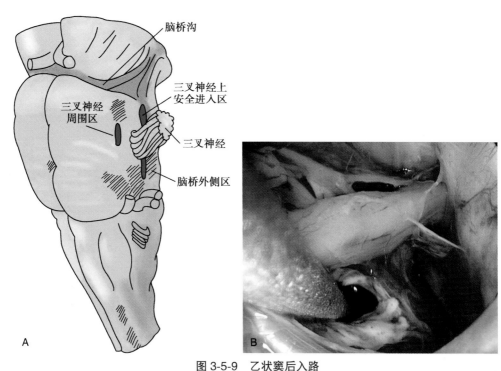

图 3-5-9　乙状窦后入路

A. 脑桥安全区的解剖位置示意图；B. 内镜术中照片，内镜由三叉神经下方的脑桥外侧区进入。

（朱广通　胡志强　孙怀宇　王玉峰　曹玉福　周　全　林鹏飞）

参考文献

［1］KOUTSARNAKIS C, LIAKOS F, KALYVAS A V, et al. The Superior Frontal Transsulcal Approach to the Anterior Ventricular System: Exploring the Sulcal and Subcortical Anatomy Using Anatomic Dissections andDiffusion Tensor Imaging Tractography [J]. World Neurosurg, 2017, 106: 339-354.

［2］Campero A, Ajler P, Emmerich J, et al. Brain Sulci and Gyri: A Practical Anatomical Review [J]. J ClinNeurosci, 2014, 21 (12): 2219-2225.

［3］Ribas G C. The cerebral sulci and gyri [J]. Neurosurg Focus, 2010, 28 (2): E2.

［4］GÜRER B, BOZKURT M, NEVES G, et al. The subparietal and parietooccipital sulci: an anatomical study [J]. Clin Anat, 2013, 26 (6): 667-674.

［5］JEELANI Y, GOKOGLU A, ANOR T, et al. Transtentorialtranscollateral sulcus approach to the ventricular atrium: an endoscope-assisted anatomical study [J]. J Neurosurg, 2017, 126 (4): 1246-1252.

［6］ALVES R V, RIBAS G C, PÁRRAGA R G, et al. The occipital lobe convexity sulci and gyri [J]. J Neurosurg, 2012, 116 (5): 1014-1023.

［7］GUSMÃO S, RIBAS G C, SILVEIRA R L, et al. The sulci and gyri localization of the brain superolateral surface in computed tomography and magnetic resonance imaging [J]. ArqNeuropsiquiatr, 2001, 59 (1): 65-70.

［8］KOUTSARNAKIS C, LIAKOS F, KALYVAS A V, et al. The Superior Frontal Transsulcal Approach to the Anterior Ventricular System: Exploring the Sulcal and Subcortical Anatomy Using Anatomic Dissections and Diffusion Tensor Imaging Tractography [J]. World Neurosurg, 2017, 106: 339-354.

［9］Briggs R G, Chakraborty A R, Anderson C D, et al. Anatomy and white matter connections of the inferior frontal gyrus. Clin Anat. 2019, 32 (4): 546-556. doi: 10. 1002/ca. 23349.

［10］TUBBS R S, SALTER G, OAKES W J. Superficial surgical landmarks for the transverse sinus and torcularherophili [J]. J. Neurosurg, 2000, 93: 279-281.

［11］ S GUSMÃO, SILVEIRA R L, ARANTES A. Pontos referencias nos accesos cranianos [J]. Arq Neuro psiquiatr, 2003, 61 (2-A): 305-308.

［12］ MARTINEZ F, LAXAGUE A, VIDA L, et al. Anatomíatopográfica del asterion [J]. Neurocirugia, 2005, 16 (5): 441-446.

［13］ RIBAS G C, FERREIRAR, JUNQUEIRA A. Anaglyfphic three-dimensional stereoscopic printing: revivanof an old method for anatomical and sufical teaching and reporting [J]. J. Neurosurg, 2001, 95 (6): 1057-1066.

［14］ RIBAS G C, RIBAS E C, JUNQUEIRA C. Theanterior sylvian point and the suprasylvian operculum [J]. Neurosurg Focus, 2005, 18 (6): E2.

［15］ RIBAS G C, YASUDA A, RIBASE C, Nishikuni K. Surgical Anatomy of microneurosurgicalsulcal key points [J]. Neurosurgery, 2006, 59: 177-210.

第四章　高血压性脑出血的病理生理及预防

第一节　概　　述

　　高血压性脑出血是高血压病最严重的并发症之一,是长期高血压病导致全身血管病理性改变的局部表现。高血压脑出血的病理生理机制主要包括血肿的占位效应、凝血块和血肿分解产物等所致的脑水肿、颅内压增高、脑脊液循环障碍、局部脑血流量以及凝血纤溶系统的改变等。血肿占位性效应、血肿分解产物、继发性脑水肿和脑积水等因素可引起脑组织微循环和脑代谢的障碍,被认为是造成脑组织损害的重要因素。高血压性脑出血的手术治疗方式包括:开颅血肿清除术、血肿钻孔引流术、立体定向血肿穿刺引流术以及神经内镜下血肿清除术等。本书中重点介绍的神经内镜下血肿清除术能够在直视下清除血肿解除其占位效应,并且明确止血,有效阻断病理进程的发展,促进神经功能的恢复。本章就高血压性脑出血后脑组织损伤的病理生理机制做进一步阐述。

第二节　脑出血的病理改变

一、血肿扩大

　　既往认为活动性脑出血多是一次性的,很少持续 1 小时以上,现在认为发现起病 1 小时后出血仍可持续。文献报道至少有 38% 患者的血肿在脑出血后 24 小时内有扩大,其中多数出现在 3~4 小时。少数病后 2~14 天内病情加重者也系血肿扩大所致。因此,脑出血发病后仍有继续出血现象,血肿扩大多与病情,尤其是早期病情加重有关。血肿继续扩大多发生于以下情况:①年龄较轻;②病变部位较深,如丘脑、壳核和脑干;③高血压未能得到有效控制;④急骤过度脱水治疗;⑤病前服用阿司匹林或其他抗血小板药;⑥血肿不规则。

二、脑出血导致的脑损伤

　　既往认为源于脑内血肿的脑损伤是血肿本身压迫周围脑组织的微循环,产生血肿周围区域的脑缺血和水肿所致。但目前研究显示除血肿本身的占位性损害外,尚有代谢紊乱(如酸中毒)、血管痉挛、血 - 脑屏障受损和血液分解产物释放多种生物活性物质对脑组织的损害。有学者用 50μl 微气囊充胀模型研究了单独占位效应引起的缺血性改变,发现远隔区缺血性损伤明显轻于注入同等血量的脑出血模型,说明血液分解释放的多种活性物质对脑组织有损害作用。因而除了血肿的占位性效应以外,也不能忽视血液分解产物等因素对脑组织的损伤。手术过程中解除血肿的占位效应,最大限度地清除血液成分将有助于减

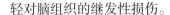

轻对脑组织的继发性损伤。

三、脑出血的致死原因

从病理角度看,脑出血后的死亡原因包括脑疝形成、下丘脑损伤、继发性脑干出血和脑室出血。

1. 脑疝形成 常见为小脑幕切迹疝,多由于幕上出血量过大所致;如中线结构或脑室出血使中线部位下移可形成中心疝;颅内压增高明显或小脑出血严重时可出现枕骨大孔疝。

2. 下丘脑损伤 表现为第三脑室扩张积血、水肿挤压向对侧移位,下丘脑有点片状出血,乳头体肿胀受压下移,垂体内出血、漏斗柄肿胀出血等。

3. 继发性脑干出血 多见于中脑、脑桥,呈点片状或条索状。引起继发脑干出血的原因可能为,脑干变形、移位、受压使小血管出血;血液沿锥体束注入大脑脚;出血破入脑室进入中脑导水管使其扩张积血;丘脑出血直接延及中脑。

4. 继发性脑室出血 出血部位及出血量不同破入脑室的部位也不同,如丘脑出血可直接破入第三脑室或侧脑室三角部;也可通过尾核头和丘脑之间的白质间接破入侧脑室前角。大量出血破入脑室后血液经第三脑室进入下丘脑,致下丘脑损伤,可危及生命。

第三节 脑出血的病理生理及预防

一、局部脑血流的变化

研究人员通过动物实验对大鼠实验性脑尾状核出血模型用放射自显影法观察其脑部血流的情况,结果表明血肿大小和血流的下降程度表现为正相关。随着疾病的进一步发展患者的脑部血流多会出现逐渐下降的临床表现。患者在发生脑出血后虽然会有缺血的表现,但其发生梗死的情况主要由患者发生的缺血时间和程度来决定的。研究人员通过猴子的脑出血模型进行脑血流观察的研究,实验证明其在缺血时间比较长的情况下也不会出现梗死的表现,这表明患者在脑出血发生后局部组织的缺血时间、程度因素不足以致使患者出现梗死的损害表现。

二、脑水肿

既往认为,脑出血后血肿压迫微循环可引起周围组织缺血,在脑出血后水肿的产生中起主要作用。近年来的研究更多地集中在脑出血后局部血肿在脑水肿形成中的作用,血肿释放的某些活性物质或血液本身的成分可能是脑水肿产生的物质基础。研究发现,大鼠脑内分别注入全血和血性脑脊液后,前者产生的水肿更为显著,表明脑出血后脑水肿与血肿本身的关系更为密切。

1. 凝血酶 近年来,在脑出血后脑水肿形成的机制研究中,凝血酶成为人们最为关注的一个焦点。凝血酶可诱发脑水肿形成,凝血酶抑制剂则可阻止凝血酶诱发的脑水肿形成,因此,凝血酶被认为是脑出血后脑水肿形成中较为重要的物质。凝血酶本身和凝血过程中产生的一系列物质是引起脑出血早期脑水肿的重要因素。临床资料表明,脑出血后凝血块释放凝血酶的时间持续 2 周左右,与脑出血后脑水肿持续的时间相符,也表明凝血酶是引起脑出血后脑水肿形成的主要原因。水蛭素是凝血酶的特异性抑制剂,理论上可用于临床治疗。

2. 血红蛋白 研究发现,脑内注入浓缩全血、压积红细胞并不能产生显著水肿,但注入溶解的红细胞和血红蛋白后,释放的血红蛋白及其降解物对脑组织具有毒性损伤作用。血红蛋白加入脑组织培养基中培养 24 小时,随着培养基中血红蛋白浓度的不断升高,脑细胞的存活率以及胆碱乙酰转移酶的活性逐渐下降,可以确认血红蛋白对脑组织具有毒性损伤。

3. 血浆蛋白　研究发现,在正常情况下,脑组织细胞间隙中的血浆蛋白含量非常低,脑出血后出血灶周围组织中有血浆蛋白沉积带,导致间隙渗透压升高,水分进入脑组织而产生水肿。实验证实,脑出血后水肿组织的细胞间隙中血浆蛋白的沉积量与水含量呈正相关,表明脑出血后血浆蛋白的积聚可能是脑水肿的原因之一。

4. 白细胞和炎性细胞因子　许多研究表明,脑出血后存在明显的炎症反应,炎症反应参与了脑出血后继发性脑水肿和脑损害的病理生理过程。①白细胞:实验研究结果显示,在脑出血 12 小时内血肿周边毛细血管周围即有中性粒细胞和单核细胞渗出,2~3 天达到高峰,并持续 1 周左右。②小胶质细胞:神经系统内的小胶质细胞与血液中的单核巨噬细胞极为相似。活化的小胶质细胞能分泌补体蛋白、白细胞介素 IL-1,IL-6 和肿瘤坏死因子 -α(tumor necrosis factor-α,TNF-α)等促炎细胞因子,这些炎性细胞因子参与了小胶质细胞介导的神经损伤,因此活化的小胶质细胞是脑内炎症反应的关键细胞。正常情况下,小胶质细胞处于休眠状态,当脑缺血或脑出血后,小胶质细胞迅速被激活,一方面通过吞噬作用对神经细胞造成损伤;另一方面通过分泌或释放炎性因子和其他细胞毒性物质对神经细胞造成损伤。③细胞因子:近年来研究发现,在脑出血的急性期,血液和脑脊液中的 IL-1,IL-6,IL-8 和 TNF-α 水平明显增高。其中,IL-1 和 IL-6 于出血后 2~3 天达到高峰,且高于血清水平;而且出血后 3~4 天,血肿周围的水肿程度与血浆炎性因子、TNF-α 的含量显著相关。表明 IL-1,IL-6 和 TNF-α 均参与了脑出血后的病理生理过程。④补体系统:由 30 多种可溶性蛋白质和膜结合蛋白组成,参与机体抗微生物防御反应和免疫调节。神经元、胶质细胞、内皮细胞可合成少量补体。正常情况下脑组织内的补体系统处于平衡状态,当血 - 脑屏障受损时,补体被激活,进而改变其平衡状态,促进脑出血后的脑水肿形成。

目前认为脑出血后脑水肿是多因素形成的:①既有血肿直接压迫使血肿周围脑组织灌注量下降,导致局部脑组织缺血、缺氧;②凝血块中凝血酶、血红蛋白等生化物质的释放也发挥重要作用;③血浆中白蛋白、细胞膜性成分裂解及细胞内释放的大分子物质经组织间隙向脑组织渗透,也参与脑水肿的形成。脑出血后血肿周围区的水肿早期为血管源性脑水肿,后期则可能存在着细胞毒性脑水肿。

三、脑出血对血 - 脑屏障的影响

血 - 脑屏障是由血管内皮细胞及星形胶质细胞构成的位于脑细胞和血液之间的屏障,血 - 脑屏障在物质转运中发挥重要作用,具有选择性通透的特点。血肿形成 24 小时后,同侧大脑半球血 - 脑屏障的渗透性明显增高。血 - 脑屏障渗透性明显增高,可使脑水肿液明显增多,加重脑水肿。凝血酶破坏血 - 脑屏障的确切机制尚不清楚,最近的研究显示脑血管内皮细胞缺乏密集的凝血酶受体,因此可能与受体介导的途径无明显关系。脑出血后血 - 脑屏障破坏将导致脑脊液中蛋白增加,使脑脊液渗透压发生变化,会导致血管源性脑水肿。

四、脑出血对脑脊液循环的影响因素

1. 凝血块　脑出血后如果血液在脑室系统及蛛网膜下腔扩散,凝结成块,干扰脑脊液正常吸收与循环,最终可能导致脑积水。脑室内凝血块会堵塞第三脑室、中脑导水管及第四脑室脑脊液流出通道,引发急性非交通性脑积水,需急诊行开颅血肿清除术、脑室外引流等外科治疗。早期发生急性非交通性脑积水是并发慢性脑积水的危险因素。继发慢性脑积水是由于脑脊液吸收障碍,引起脑脊液流动力学改变,造成脑室扩张。对于脑室出血合并脑脊液循环通路梗阻的患者早期行溶栓治疗会减少慢性脑积水发生,应用最广的溶栓制剂有尿激酶型纤溶酶原激活物(urokinase-type plasminogen activator,uPA)和组织型纤溶酶原激活物(tissue plasminogen activator,tPA)。有学者比较 tPA 和 uPA 在 IVH 模型中的安全性和有效性,这两种溶栓药物在血栓溶解方面表现出类似的效果,但 tPA 较 uPA 对脑出血患者神经元损伤及毒性作用大。

2. 红细胞　在亚急性期,破入脑室内的红细胞开始裂解并释放大量血红蛋白。红细胞裂解是通过激活补体触发膜攻击复合物的形成而引起的,红细胞裂解是脑出血后引起损伤的途径,早期抑制补体及增强小胶质细胞和巨噬细胞的吞噬作用,可抑制脑积水的发生。有研究发现在大鼠脑室内注射血红蛋白的模

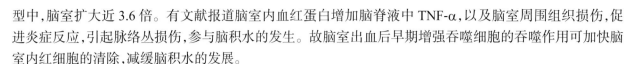

型中,脑室扩大近 3.6 倍。有文献报道脑室内血红蛋白增加脑脊液中 TNF-α,以及脑室周围组织损伤,促进炎症反应,引起脉络丛损伤,参与脑积水的发生。故脑室出血后早期增强吞噬细胞的吞噬作用可加快脑室内红细胞的清除,减缓脑积水的发展。

3. 凝血酶 在一项大鼠模型的研究中,将凝血酶注入脑室内,引起大鼠脑室显著扩张和脑室壁室管膜纤毛严重损伤,形成脑积水,并且注射蛋白酶活化的受体拮抗剂可有效抑制凝血酶诱导的脑积水。也有文献报道将乙酰唑胺用于凝血酶诱导的脑积水,发现其具有脑积水抑制作用,为其治疗脑出血后继发脑积水提供证据。因此,控制凝血酶可能成为脑出血并发慢性脑积水潜在的治疗方法。

4. 铁离子 铁离子源于红细胞裂解,其将会沉积到脑室壁,并会随着脑脊液的循环通路扩散入蛛网膜下腔。血红蛋白和铁离子在脑室出血后脑积水的发展中起着关键作用。文献报道将铁离子注射入大鼠的脑室内,发现大鼠脑室室管膜纤毛出现缺失,脑室发生扩张,表明室管膜纤毛损伤会造成脑脊液循环动力学改变,更易发生脑积水。基于铁离子诱发脑积水的研究,发现去铁胺(deferoxamine,DFO)可减少脑室出血诱导的脑积水,这一发现首次揭示铁在脑积水发展及形成中的潜在作用。在成年大鼠的脑室内注射溶解的红细胞,会导致脑室扩张,单独输注铁也证明会导致脑室扩张,此外,联合注射 DFO 可显著减轻裂解红细胞诱导的脑室增大。除 DFO 外,有学者在脑出血大鼠模型中使用具有铁螯合活性的替代药物米诺环素,其降低脑脊液内铁超载,减轻脑积水,从而为预防脑室出血后脑积水提供一种有发展前途的替代疗法。最近一项研究表明:在脑室内注射血红蛋白会导致脂质运载蛋白 -2(lipocalin 2,LCN2)上调,而 LCN2 是一种参与铁处理的蛋白质,上调后引起脑室扩张。此外,LCN2 基因敲除后小鼠脑室扩张减少,表明 LCN2 参与血红蛋白介导的脑积水,可能是 PHH 的治疗靶点。以上研究均证实铁离子在脑室出血并发脑积水中扮演着十分重要的角色。

5. 转化生长因子 -β1(transforming growth factor-β1,TGF-β1)和蛛网膜下腔纤维化 TGF-β1 主要由血液中血小板释放,通过增加细胞外基质蛋白的合成,促使蛛网膜下腔发生纤维化,最终导致脑积水的形成,由此表明 TGF-β1 在脑室出血后脑积水发展中发挥重要作用,通过使用 TGF-β1 抑制剂核心蛋白聚糖(decorin),可明显抑制 TGF-β1 引起的侧脑室扩张,降低脑室出血后脑积水的发病率。但脑室出血晚期蛛网膜下腔的纤维化是不可逆的。有学者首次使用高岭土诱导的大鼠模型评价 uPA 预防脑积水的作用,显示早期脑室内注入 uPA 可明显抑制蛛网膜下腔细胞外基质沉积,限制蛛网膜下腔的纤维化,减轻脑室扩大。这些数据表明:uPA 可能是一种新的治疗脑出血后继发脑积水的临床治疗方法。但上述实验研究也存在一定局限性:首先,高岭土诱导的脑积水与人脑室出血后脑积水的病理过程存在差异。其次,脑出血后脑积水晚期 uPA 给药是否能降解纤维化并逆转脑积水尚不明确,仍需要更多的实验及临床研究来验证。

6. 水通道蛋白 脑积水与脑室扩大常引起大脑总含水量的净增加,因此水调节改变可能是一个因素。水分子通过水通道蛋白(aquaporins,AQP)在神经细胞膜上流动,在脑脊液的产生和循环中起重要作用,并与脑积水形成有关。其中 AQP-4 是大脑内最丰富的水通道蛋白,其主要存在于室管膜细胞、星形神经胶质细胞的足突以及基底细胞的表面。有学者观察大鼠脑室出血模型的 AQP-4 mRNA 的表达,发现脉络膜丛立方上皮顶端 AQP-4 的表达明显增高。另有研究首次描述 AQP-5 在脉络膜丛中的表达水平及 AQP-1 和 AQP-5 的定位,发现脑室出血发生后,AQP-5 水平上调,AQP-1 水平下调,但并未在脉络膜丛中检测到任何 AQP-4 的表达或存在。仍需进一步了解脑室出血后脑积水的分子基础为将来的治疗提供干预措施。

7. 室管膜和室管膜下损伤 成熟室管膜细胞的形态特征为立方形或柱状,细胞核较圆,染色质呈点状,核仁不明显。细胞表面被微绒毛覆盖,大部分细胞的中央有一簇稍长的纤毛。室管膜表面损伤常继发于脑室出血,室管膜损伤会导致脑室壁表面层不连续、脑室扩大、神经胶质细胞异常增生和室管膜下花结样细胞簇形成。室管膜表面的完整性受损会导致脑血管壁塌陷,进一步形成非交通性脑积水。此外,室管膜细胞是终末分化的,不能再生,因此,室管膜任何损伤都有可能产生长期影响。室管膜损伤会导致运动纤毛破坏,并可能影响脑脊液流动及脑室下区新生神经细胞的产生和迁移。但对于成年人室管膜损伤与继发脑积水的临床研究尚少。

五、神经细胞凋亡机制

1. 炎症与细胞凋亡 脑出血后出现的炎症反应,最早为中性粒细胞浸润,随后是巨噬细胞聚积,这两种细胞可表达多种促炎性因子,并通过复杂的级联反应而破坏脑组织。近来的研究发现,脑出血后炎症细胞浸润与细胞凋亡存在时间上的相关性,中性粒细胞浸润48小时达高峰,巨噬细胞反应持续时间与TUNEL阳性细胞存在的时间一致4小时开始出现,持续4周以上。免疫组织化学研究也表明,脑出血后中性粒细胞、巨噬细胞和小胶质细胞的 TNF-α 表达增强,而使用 TNF-α 拮抗剂后,用 TUNEL 标记的凋亡细胞数量减少。

2. 凝血酶与细胞凋亡 脑出血后血液在凝固过程中可释放大量凝血酶(261~300U/ml 血浆)。凝血酶对神经细胞具有双重作用,小剂量凝血酶对神经细胞具有保护作用,可激活神经胶质细胞上的凝血酶受体,阻止细胞凋亡;大剂量凝血酶则对神经细胞具有损害作用。

3. 血肿成分与细胞凋亡 多项研究表明血肿成分及其降解产物,如血红蛋白、胆红素、铁离子和一氧化氮等的毒性作用也可引起细胞凋亡。研究认为,血肿中的血红蛋白释放大量高铁血红素,对神经元有毒性作用,其毒性与高价铁离子有关。大鼠纹状体内注入大剂量纤溶酶可引起神经细胞损害,向大鼠皮质内注入全血、异体血浆、红细胞、白细胞、活化白细胞和血清等可使 TUNEL 阳性细胞明显增加。

综上所述,脑出血疾病的病理学改变非常复杂,至今对其的研究仍处于初级阶段,需要病理学研究人员不断对其进行关注和研究,以期早日了解其病理学改变的细节,促进疾病治疗的不断发展。

(关 峰 胡志强)

参考文献

[1] MUSTANOJA S, SATOPAA J, MERETOJA A, et al. Extent of secondary intraventricular hemorrhage is an independent predictor of outcomes in intracerebral hemorrhage: data from the Helsinki ICH Study [J]. Int J Stroke, 2015, 10 (4): 576-581.

[2] GARTON T, KEEP R F, WILKINSON D A, et al. Intraventricular hemorrhage: the role of blood components in secondary injury and hydrocephalus [J]. Transl Stroke Res, 2016, 7 (6): 447-451.

[3] GABEREL T, MONTAGNE A, LESEPT F, et al. Urokinase versus Alteplase for intraventricular hemorrhage fibrino-lysis [J]. Neuropharmacology, 2014, 85: 158-165.

[4] CHEN Q, TANG J, LIANG T, et al. Intracerebral hematoma contributes to hydrocephalus after intraventricular hemorrhage via aggravating iron accumulation [J]. Stroke, 2015, 46 (10): 2902-2908.

[5] XI G, REISER U, KEEP R F. The role of thrombin and thrombin receptors in ischemic, hemorrhagic and traumatic brain injury deleterious or protective？ [J]. J Neurochem, 2003, 84 (1): 3-9.

[6] CHEN Q, FENG Z, TAN Q, et al. Post-hemorrhagic hydrocephalus: recent advances and new therapeutic insights [J]. J Neurol Sci, 2017, 375: 220-230.

[7] STRAHLE J M, GARTON T, BAZZI A A, et al. Role of hemoglobin and iron in hydrocephalus after neonatal intraventricular hemorrhage [J]. Neurosurgery, 2014, 75 (6): 696-705.

[8] GRAM M, SVEINSDOTTIR S, CINTHIO M, et al. Extra-cellular hemoglobin-mediator of inflammation and cell death in the choroid plexus following preterm intraventricular hemorrhage [J]. J Neuroinflammation, 2014, 11: 200.

[9] GAO F, LIU F, CHEN Z, et al. Hydrocephalus after intraventricular hemorrhage: the role of thrombin [J]. J Cereb Blood Flow Metab, 2014, 34 (3): 489-494.

[10] GAO F, ZHENG M, HUA Y, et al. Acetazolamide attenuates thrombin-induced hydrocephalus. Acta Neurochir Suppl, 2016, 121: 373-377.

[11] GAO C, DU H, HUA Y, et al. Role of red blood cell lysis and iron in hydrocephalus after intraventricular hemorrhage [J]. J Cereb Blood Flow Metab, 2014, 34 (6): 1070-1075.

［12］ SHISHIDO H, TOYOTA Y, HUA Y, et al. Role of lipocalin 2 in intraventricular haemoglobin-induced brain injury [J]. Stroke Vasc Neurol, 2016, 1 (2): 37-43.

［13］ MENG H, AL E. Deferoxamine alleviates chronic hydrocephalus after intraventricular hemorrhage through iron chelation and Wntl/Wnt3a inhibition [J]. Brain Res, 2015, 1602: 44-52.

［14］ GUO J, CHEN Q, TANG J, et al. Minocycline-induced attenuation of iron overload and brain injury after experimental germinal matrix hemorrhage [J]. Brain Res, 2015, 1594: 115-124.

［15］ YAN H, CHEN Y, LI L, et al. Decorin alleviated chronic hydrrocephalus via inhibiting TGF-1/Smad/CTGF pathway after subarachnoid hemorrhage in rats [J]. Brain Res, 2016, 1630: 241-253.

［16］ FENG Z, TAN Q, TANG J, et al. Intraventricular administration of urokinase as a novel therapeutic approach for communicating hydrocephalus [J]. Transl Res, 2017, 180: 77-90.

［17］ Xi U, Reiser U, Keep RF. The role of thrombin and thrombin receptors in ischemic, hemorrhagic and traumatic brain injury deleterious or protective ? J Neurochem, 2003, 84: 3-9.

［18］ SVEINSDOTTIR S, GRAM M, CINTHIO M, et al. Altered expression of aquaporin 1 and 5 in the choroid plexus following preterm intraventricular hemorrhage [J]. Dev Neurosci, 2014, 36 (6): 542-551.

［19］ FOERSTER P, DACLIN M, ASM S, et al. mTORC 1 signaling and primary cilia are required for brain ventricle morphogenesis [J]. Development, 2017, 144 (2): 201-210.

［20］ Liu L I Z, Ander B P, Xu H, et al. Blood-brain barrier breakdown and repair by Src after thrombirrinduced injury [J]. Ann Neurol, 2010, 67: X26-X33.

［21］ Lee K R, Kawai N, Kim S, et al. Mechanisms of edema formation after intracerebral hemorrhage; effects of thrombin on cerebral blood Ilow, blood-brain barrier permeability, and cell survival in a rat model [J]. J Neurosurg, 1997, 86: 272-278.

［22］ Donovan F M, Pike C J, Cotman C W, et al. Thrombin induces apoptosis in cultured neurons and astrocytes via a pathway requiring tyrosine kinase and RhoA activities [J]. J Neurosci, 1997: 5316-5326.

［23］ Ardizzone T D, ZHAN X, ANDER B P, et al. SRC kinase inhibition improves acute outcomes after experimental intracerebral hemorrhage [J]. Stroke, 2007, 38: 1621-162.

第五章 高血压性脑出血的诊断及鉴别诊断

第一节 概　　述

高血压性脑出血(hypertensive intracerebral hemorrhage,HICH)属脑出血(intracerebral hemorrhage,ICH)的一种亚型,该术语在中文文献中使用较多,欧美国家很少使用。HICH 缺乏明确的定义,因此诊断是排他性的。根据中国最新高血压性脑出血多学科诊治指南,HICH 诊断需要满足如下 2 条要求:

1. 有明确的高血压病史,突发头痛、呕吐、肢体运动障碍、失语甚至昏迷等症状。

2. 影像学检查提示典型的出血部位,如脑叶、丘脑、脑室、小脑、脑干等。但同时需排除继发性出血的原因。

Meretoja 等于 2012 年提出了一种脑出血病因学分型方法,即 SMASH-U。此类分型方法有助于我们鉴别及排除非 HICH。SMASH-U 每个字母代表一种病因,S 代表血管结构病变(structural lesion)导致的出血,如影像学或病理学检查证实出血部位存在动脉瘤、动静脉畸形、海绵状血管畸形、动静脉瘘等病变;M 即药物性(medication)相关出血,如抗凝药、抗血小板药、拟交感神经药物的使用引起的出血;A 指脑淀粉样血管变性(cerebral amyloid angiopathy,CAA)相关的出血;第二个 S 指系统性或其他疾病(systematic/other disease)造成的脑出血,不包括抗凝、高血压或淀粉样血管变性;常见疾病如原发性或转移性肿瘤卒中出血,静脉窦血栓继发的脑出血等;H 代表高血压(hypertension)引起的脑出血,也是这本书讨论的HICH;U 指不明原因(undetermined)脑出血。此类分型虽尚未广泛应用于临床,但由于其纳入病因较全,容易记忆,有利于行 HICH 的排除诊断。下面就常见的非 HICH 分别进行阐述,明确与 HICH 的鉴别要点。

第二节 结构型出血

一、脑动脉瘤破裂出血

颅内动脉瘤破裂出血后绝大多数患者影像学上表现为蛛网膜下腔出血,约34%的患者合并脑实质内血肿,17% 合并脑室出血,35% 合并硬膜下血肿。单纯以脑实质内出血无蛛网膜下腔出血的动脉瘤患者需要与高血压性脑出血相鉴别,以免误诊而导致灾难性后果。其中,大脑中动脉瘤、前交通动脉瘤、大脑前远端动脉瘤及后交通动脉瘤最容易出现脑内出血。据报道,1.6% 的动脉瘤破裂以脑内血肿为唯一影像表现,而不出现典型的蛛网膜下腔出血。如果这类患者同时合并高血压病史,血肿位于基底核区,则鉴别诊断极为困难(图 5-2-1)。Thai 等详细报道 13 例以脑内血肿为表现的破裂动脉瘤,11 例为前循环动脉瘤,血肿主要位于同侧的颞叶,3 例血肿向邻近的额叶或顶叶延伸,3 例破入脑室。2 例为后循环动脉瘤,可表现为单纯的背侧丘脑出血。此类动脉瘤瘤顶往往与脑池内的脑组织软脑膜粘连紧密,破裂后高压血流冲开软脑膜直接进入脑实质内形成脑内血肿;但不排除早期合并的蛛网膜下腔出血量少,或者患者贫血,血红蛋白含量低,或是发病至 CT 扫描时间间隔较长,蛛网膜下腔出血已吸收等导致 CT 扫描阴性。

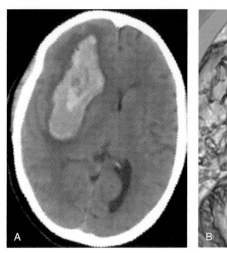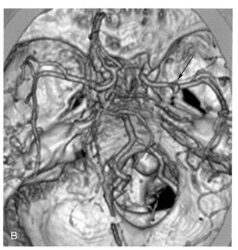

图 5-2-1 破裂脑动脉瘤与 HICH 鉴别

女性,72 岁,突发意识不清伴呕吐 12 小时入院。

A. CT 提示右侧基底核区出血;B. CTA 显示右侧大脑中动脉瘤。

高血压性脑出血也可伴蛛网膜下腔出血。位于基底核区的血肿可向外侧突破软脑膜进入蛛网膜下腔形成侧裂区蛛网膜下腔出血,此时需要与大脑中动脉瘤破裂出血相鉴别(图 5-2-2)。

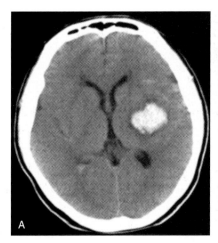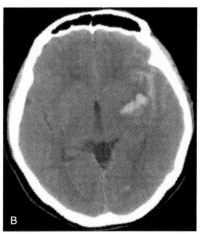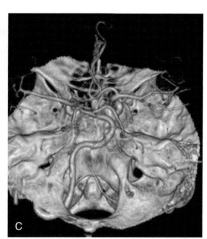

图 5-2-2 破裂脑动脉瘤与 HICH 鉴别

女性,68 岁,突发右侧肢体无力 4 小时入院。A. CT 提示左侧基底核区出血;B. 侧裂池积血;C. CTA 结果阴性。

鉴别要点如下:

1. 脑动脉瘤(大脑中、前交通动脉瘤)往往发生在大血管分叉,出血往往靠近纵裂池或侧裂池的额叶或颞叶表面,与高血压性脑出血中的豆纹动脉破裂导致深部基底核出血有所不同。当然,动脉瘤破裂时血肿量大影像学很难鉴别。

2. 临床上,动脉瘤破裂前,部分患者可出现瘤壁渗血出现突然头痛的前兆临床表现。

3. 动脉瘤患者较高血压性脑出血患者年龄较轻。对于年轻患者应该想到动脉瘤破裂可能。

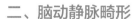

二、脑动静脉畸形

脑动静脉畸形是常见的脑血管疾病,65% 的患者首发症状表现为脑出血,需要同高血压性脑出血相鉴别。脑动静脉畸形可发生各型脑出血。依发生频率高低,依次为脑实质出血、蛛网膜下腔出血、脑室出血或这些部位联合出血。出血危险因素中既包括血管构筑相关因素如畸形供血来源、数量,引流静脉数量、路径及是否伴发动脉瘤等,也与基础疾病如高血压、糖尿病等有关。脑动静脉畸形引起的脑实质出血与高血压性脑出血鉴别意义重大,如误将脑动静脉畸形出血以为高血压性脑出血行手术治疗,术中可能发生不可控的大出血;若将血肿量不大的脑动静脉畸形出血当成高血压性脑出血行保守治疗,患者可能会因为没有及时手术干预而反复出血,甚至危及生命。

依据畸形部位不同,脑实质出血部位不一样。浅表畸形出血常常发生在脑叶,深部畸形出血则可累及基底核区,对于累及基底核区的动静脉畸形需要特别注意与高血压性脑出血相鉴别。

鉴别要点如下:

1. 脑动静脉畸形发病年龄常常为青壮年,甚至儿童,与高血压性脑出血发病年龄高峰为 50~60 岁差异较大。

2. 影像学上由于畸形血管团混杂在血肿内,血肿呈不均质密度;另外,脑动静脉畸形出血常常是由于血管团内并发动脉瘤破裂引起,扩张的引流静脉不规则包绕血肿,使血肿呈现犬牙交错的不规则形态(图 5-2-3)。基于影像学组的机器学习模型显示非强化 CT 的影像学特征可以很好鉴别脑动静脉畸形与非脑动静脉畸形相关出血,这些影像特征可与高血压性脑出血均质高密度梭形相鉴别。但是高血压性脑出血也可出现混杂密度,表现为"混杂征";血肿形态不规则,出现"岛征"等,因此,单凭普通头颅 CT 很难准确判断。后续进一步的血管辅助检查如 CTA、DSA 等发现明显的畸形血管团及静脉早显可帮助鉴别。

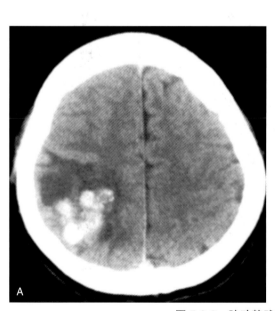
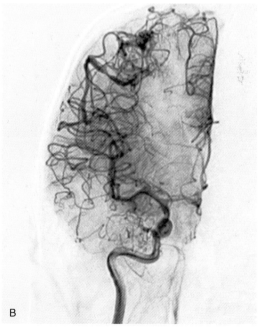

图 5-2-3 脑动静脉畸形与 HICH 鉴别

男,22 岁,头痛伴左侧肢体无力 1 天入院。A. CT 提示右侧中央区出血;B. DSA 证实 AVM。

值得一提的是,单根豆纹动脉供应的小型基底核区动静脉畸形出血表现为典型的基底核区出血,哪怕在 CTA 上也很难发现畸形血管团,需要仔细阅片,必要时行 DSA 造影加以明确(图 5-2-4)。

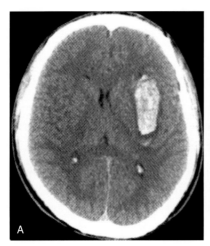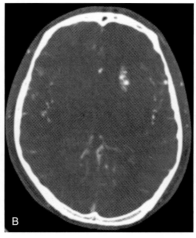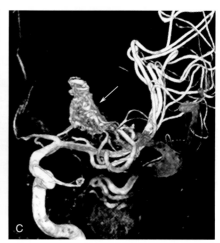

图 5-2-4 脑动静脉畸形与 HICH 鉴别

男性,21 岁,头痛伴右侧肢体无力 2 天余入院。A. CT 显示左侧基底核区出血;B. CTA 提示尾状核头 AVM;C. DSA 证实 AVM。

三、脑内海绵状血管畸形

颅内海绵状血管畸形发生在脑实质内可形成脑内血肿,也需要与高血压性脑出血相鉴别。首先症状上来说,海绵状血管畸形出血是在畸形内出血,对脑组织形成压迫而非直接破坏作用,因此患者症状往往不明显,这对高血压性脑干出血的诊断尤为明显。脑干内海绵状血管畸形出血患者意识障碍往往较轻,仅表现为部分脑神经功能障碍,与高血压性脑干出血少许出血即可导致明显意识障碍相鉴别。从 MRI 上来看,两者容易鉴别,海绵状血管畸形在 T2 像由于反复出血,不同时期的血肿信号不一,呈现典型的"爆米花"形态,T1 周围可见含铁血黄素沉着形成的低信号环(图 5-2-5)。

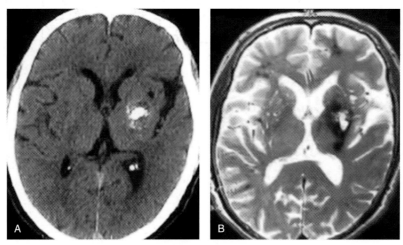

图 5-2-5 脑海绵状血管畸形与 HICH 鉴别

男性,45 岁,右侧肢体乏力 1 天入院。A. 头部 CT 提示左侧基底核区出血;
B. MRI T2 像显示基底核区血肿周围含铁血黄素沉着;手术证实海绵状血管畸形。

第三节 药物相关性出血

药物相关性脑出血中以口服抗凝药治疗(oral anti-coagulant treatment,OAT)相关性脑出血最为常见。

华法林作为一类维生素 K 拮抗的抗凝剂,广泛用来治疗或预防血栓性疾病,如治疗深静脉血栓、肺栓塞,预防缺血性卒中及房颤或心脏机械瓣膜置入术后引起的全身性血栓栓塞事件的发生。随着中国高龄化的到来,OAT 使用越来越多,OAT 相关性脑出血发病率也相应增加。据报道,服用口服抗凝药的患者每年脑出血绝对发生风险为 0.25%~1.1%,是正常人群的 7~10 倍。OAT 相关脑出血发生风险因素包括高龄,合并高血压,高抗凝强度(国际标准化值>4.0),既往缺血或出血卒中病史,合并脑小血管疾病(如脑内多发微出血,脑白质疾病),同时行抗血小板治疗,及载脂蛋白 e2、e4 等位基因型等。OAT 既可以合并高血压性脑出血,也可以单独引起 OAT 相关性脑出血。与高血压性脑出血相比,OAT 引起的脑出血位置有所不同,往往发生在脑叶及小脑,特别是在国际标准化值(INR)>3 时。另外,OAT 引起的脑出血在基线非增强 CT 上有特征表现,更容易表现为极端不规则形状及不同密度(图 5-3-1),可以看见液平面。这与 OAT 出血后血液不易凝固有关。据报道,CT 显示的液平面现象,也称血细胞比容效应,在 OAT 相关性脑出血患者中的发生率为 46.1%,而在非 OAT 脑出血中的发生率仅为 3.7%。一般来说,液平面现象较多发生于大血肿里面,但 OAT 相关脑出血在中少量血肿中也可发现。

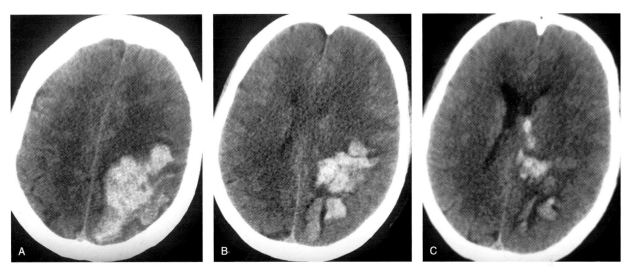

图 5-3-1　出凝血障碍相关性脑出血与 HICH 鉴别
男性,60 岁,突发头痛右侧肢体无力 1 天入院;患者长期服用华法林治疗。
CT 提示左侧额顶叶不规则散在血肿,边界极不规则。

因此,高血压性脑出血与 OAT 相关脑出血鉴别要点如下:

1. OAT 相关脑出血患者有明确的抗凝药服用病史;凝血功能检查 PT,APTT 及 INR 延长。

2. OAT 相关脑出血常位于脑叶和小脑,血肿形态极端不规则,密度不一,可见液平现象。

3. OAT 相关脑出血较高血压性脑出血更容易发生血肿扩大。当然,高血压性脑出血合并 OAT 患者临床也不少见,此时鉴别较为困难。

第四节　淀粉样血管疾病

脑淀粉样血管变性(cerebral amyloid angiopathy,CAA)占所有脑出血病因 20% 左右,是由淀粉样蛋白沉积在脑皮质、皮质下及软脑膜动脉的一种常见于老年人的脑小血管病,主要累及中小动脉,很少累及静脉,临床上以反复性多发性脑叶出血、认知功能减退等为主要表现。CAA 相关脑出血好发于脑叶,往往不会发生在基底核、丘脑及脑干区域,需要与高血压性脑出血中的 15%~25% 脑叶出血类型相鉴别(图 5-4-1)。

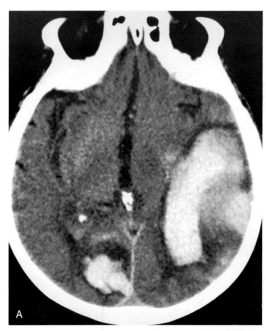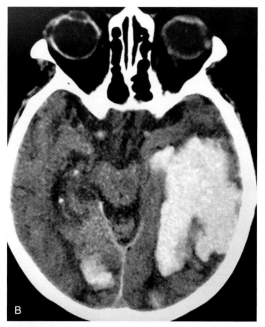

图 5-4-1 脑淀粉样血管变性相关脑出血与 HICH 鉴别

女性,100 岁;突发意识障碍 5 小时入院。CT 提示右侧枕叶和左侧颞枕叶多发脑出血。

一、CAA 相关脑出血诊断要点

1. 年龄 55 岁以上。

2. 血肿位于脑叶、脑皮质或皮质、皮质下等浅表脑组织,单发或多发(包括小脑)。

3. 局灶性或弥漫性脑表面铁质沉着。

4. 复发性脑叶出血。

5. 血肿区域组织或皮质活检标本刚果红染色阳性,提示不同程度的血管淀粉样沉积。

一项专门针对 CAA 相关脑出血 CT 影像表现的荟萃分析显示合并蛛网膜下腔出血和血肿周围不规则是 CAA 相关脑出血最典型的表现。由于 CAA 偏向于发生在皮层及软膜血管,因此出血后很容易破入蛛网膜下腔。受 CAA 影响的血管内皮及内皮下的功能受到破坏,出血后止血困难,容易出现沿脑沟分布的不规则血肿。另外,MRI 显示浅表含铁血黄素沉着也是其特点之一。

二、CAA 相关脑出血与高血压性脑出血鉴别要点

1. CAA 往往发生在高龄,特别是 80 岁以上者。

2. CAA 不会出现在深部位置,如基底核、丘脑、脑干等部位,与典型基底核区的高血压性脑出血明显不同。

3. CAA 出血更容易破入蛛网膜下腔,形态不规则。

4. CAA 患者既往可能有多次脑叶出血病史,容易出现一次多发血肿。

5. CAA 相关出血术中常常伴随止血困难,出现术后再出血。

第五节 系统性或其他疾病

系统性或其他疾病中临床以肿瘤卒中出血和出血性梗死多见,下面重点介绍高血压性脑出血与这两类疾病的鉴别。

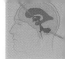

一、肿瘤出血

肿瘤出血约占所有 ICH 的 10%。当患者存在脑萎缩时,肿瘤占位效应不明显,在发生肿瘤出血前患者可能无症状,发生出血后表现的急性临床症状需要与高血压性脑出血相鉴别,特别是患者合并高血压疾病时。据报道,0.6% 的脑肿瘤在没有先前任何症状表现为突然出血。肿瘤卒中往往因为肿瘤生长迅速,侵蚀供瘤血管或新生血管破裂引起瘤内或瘤周出血。少量出血可仅见瘤内出血;大量出血时,血肿可突破肿瘤边界进入瘤周,甚至完全包绕肿瘤。CT 平扫上表现为血肿边缘团块状影或结节状,形态规则或不规则,发生在肿瘤囊变或坏死区中可见血液平面,周围水肿带常不规则,占位效应明显,增强后可强化(图 5-5-1)。临床上以恶性肿瘤发生瘤卒中多见,如高级别胶质瘤、黑色素瘤及转移瘤出血;良性肿瘤如垂体瘤、脑膜瘤也并不少见。依据肿瘤位置不同,出血部位各异。位于基底核区的肿瘤可表现为基底核区出血,容易与典型的高血压性脑出血相混淆。

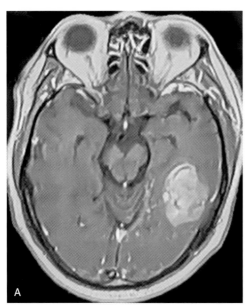
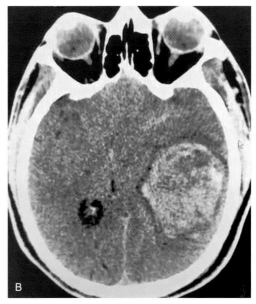

图 5-5-1　脑肿瘤卒中与 HICH 鉴别
男性,45 岁,发现左侧颞枕叶占位 1 个月,突发意识障碍 3 小时入院。
A. 1 个月前 MRI 提示左侧颞枕叶占位,强化明显;B. 发病后 CT 提示左侧颞枕叶巨大血肿。

肿瘤出血与高血压性脑出血鉴别要点如下:

1. 追问病史,如肿瘤位于功能区,肿瘤出血前患者可有相应的神经功能障碍,出血后明显加重;转移瘤出血患者可在发病前,在其他部位已诊断原发肿瘤。

2. 肿瘤出血部位往往是非典型高血压性脑出血部位,脑叶多见。

3. CT 平扫上出现与血肿量不对称的占位效应;肿瘤卒中患者脑水肿往往较重,与高血压性脑出血周围水肿高峰在 1 周以后不一致。

4. CT 平扫血肿边缘可见肿瘤组织团块影,合并瘤内囊变坏死可见液平。

5. CT 或 MRI 增强扫描可见血肿周围肿瘤强化。

二、出血性梗死(hemorrhagic infarction)

(一)动脉性梗死

血肿在梗死灶内,低密度范围较出血范围大,且与病变血管供应区一致;CT 平扫显示在三角形或扇形低密度梗死区内出现不规则的斑片状高密度影,代表梗死区内出血。高血压性脑出血急性期水肿不明显,后期可见水肿围绕血肿呈向心性分布,分布不遵从动脉血供的范围。

（二）脑静脉窦血栓梗死

脑静脉窦血栓形成（cerebral venous sinus thrombosis，CVST）常常发生在分娩期，脱水等引起血液高凝状态患者，CVST 合并脑出血收入神经外科并不少见。常见的上矢状窦血栓形成导致脑出血特点是双侧大脑半球散在出血，不按动脉血管性分布，周围可见大片静脉梗死区（图 5-5-2）；大脑内静脉和直窦血栓形成导致双侧丘脑散在出血。

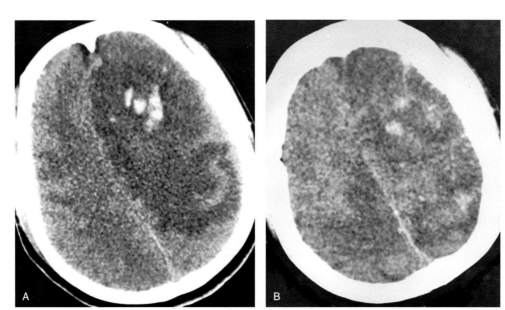

图 5-5-2　脑静脉窦血栓梗死出血与 HICH 鉴别

女性，30 岁；产后突发头痛 6 小时入院。A. CT 提示幕上多发梗死灶伴散在出血；

B. MRV 提示上矢状窦血栓。

第六节　不明原因脑出血

还有部分脑出血不在上述病因范围内，如有些基底核或丘脑出血，患者无高血压病史，影像学检查无阳性发现，这时不能诊断为高血压性脑出血，可归为原因不明脑出血。

（陶传元）

参考文献

［1］ MERETOJA A, STRBIAN D, PUTAALA J, et al. Smash-u: A proposal for etiologic classification of intracerebral hemorrhage [J]. Stroke, 2012, 43 (10): 2592-2597.

［2］ THAI QA, RAZA SM, PRADILLA G, et al. Aneurysmal rupture without subarachnoid hemorrhage: Case series and literature review [J]. Neurosurgery, 2005, 57 (2): 225-229; discussion 225-229.

［3］ CHEN G, XU M, MA L, et al. Therapeutic evaluation of a patient with ruptured intracranial aneurysm without subarachnoid hemorrhage by ct imaging: A case report [J]. BMC Neurol, 2018, 18 (1): 197.

［4］ ZHANG Y, ZHANG B, LIANG F, et al. Radiomics features on non-contrast-enhanced ct scan can precisely classify avm-related hematomas from other spontaneous intraparenchymal hematoma types [J]. Eur Radiol, 2019, 29 (4): 2157-2165.

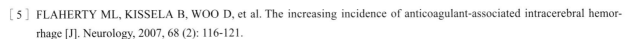

［5］FLAHERTY ML, KISSELA B, WOO D, et al. The increasing incidence of anticoagulant-associated intracerebral hemorrhage [J]. Neurology, 2007, 68 (2): 116-121.

［6］IKRAM MA, WIEBERDINK RG, KOUDSTAAL PJ. International epidemiology of intracerebral hemorrhage [J]. Curr Atheroscler Rep, 2012, 14 (4): 300-306.

［7］MOROTI A, GOLDSTEIN JN. Anticoagulant-associated intracerebral hemorrhage [J]. Brain Hemorrhages, 2020, 1 (2020): 89-94.

［8］FLAHERTY ML, HAVERBUSCH M, SEKAR P, et al. Location and outcome of anticoagulant-associated intracerebral hemorrhage [J]. Neurocrit Care, 2006, 5 (3): 197-201.

［9］BLACQUIERE D, DEMCHUK AM, AL-HAZZAA M, et al. Intracerebral hematoma morphologic appearance on noncontrast computed tomography predicts significant hematoma expansion [J]. Stroke, 2015, 46 (11): 3111-3116.

［10］GÖKÇE E, BEYHAN M, ACU B. Evaluation of Oral Anticoagulant-Associated Intracranial Parenchymal Hematomas Using CT Findings [J]. Clin Neuroradiol. 2015 Jun; 25 (2): 151-159.

第六章 高血压性脑出血的影像学诊断

第一节 概 述

脑出血(intracerebral hemorrhage,ICH)是神经内外科最常见的难治性疾病之一,亚洲国家 ICH 占脑卒中患者的 25%~55%,而欧美国家 ICH 仅占脑卒中患者的 10%~15%。ICH 1 个月死亡率高达 35%~52%,6 个月末仍有 80% 左右的存活患者遗留残疾,是中国居民死亡和残疾的主要原因之一。脑出血的危险因素及病因以高血压、脑淀粉样血管变性(cerebral amyloid angiopathy,CAA)、脑动静脉畸形、脑动脉瘤、肿瘤卒中、凝血功能障碍等多见。原发性脑出血指无明确病因的脑出血,多数合并有高血压,合并高血压患者在原发性脑出血中占比可高达 70%~80%。继发性脑出血一般指有明确病因的脑出血,多由脑动静脉畸形、脑动脉瘤、使用抗凝药物、溶栓治疗、抗血小板治疗、凝血功能障碍、脑肿瘤、脑血管炎、硬脑膜动静脉瘘、烟雾病、静脉窦血栓形成等引起,占 ICH 的 15%~20%。

高血压性脑出血(hypertensive intracerebral hemorrhage,HICH)是一种由高血压病伴发的、在血压骤升时导致脑内动脉、静脉或毛细血管破裂引起的脑实质内非外伤性脑血管病。HICH 是神经外科常见的急症之一,有很高的致死率和致残率,是高血压病最严重的并发症之一,常发生于 50~70 岁。依据《中国脑出血诊疗指导规范》,根据突然发病、剧烈头痛、呕吐、出现神经功能障碍等临床症状体征,结合 CT 等影像学检查,ICH 一般不难诊断。但原发性脑出血,特别是高血压脑出血的诊断并无金标准,一定要排除各种继发性脑出血疾病,避免误诊,做出最后诊断需达到以下全部标准:①有确切的高血压病史;②典型的出血部位(包括基底核区、脑室、丘脑、脑干、小脑半球);③DSA/CTA/MRA 排除继发性脑血管病;④早期(72 小时内)或晚期(血肿消失 3 周后)增强 MRI 检查排除脑肿瘤或海绵状血管畸形(cavernous malformation,CM)等疾病;⑤排除各种凝血功能障碍性疾病。

影像学检查是诊断 ICH 的重要方法,神经影像学在颅内出血的诊断和寻找致病病因方面具有重要的价值,因此广泛应用于临床。常用的影像学诊断方法有 CT 平扫(non-contrast CT,NCCT)、CT 血管成像(CT angiography,CTA)、数字减影血管造影(digital subtraction angiography,DSA)和磁共振成像(magnetic resonance imaging,MRI),其中,CT 及 MRI 能够反映出血的部位、出血量、波及范围及血肿周围脑组织情况。

第二节 CT 平扫

CT 平扫是脑出血的一线诊断方法,影像学上表现为脑实质内的高密度病变。与其他检查方法相比,头颅 CT 平扫具有价格低、成像迅速的优点,NCCT 还可作为脑出血住院患者的理想复查工具。

急性期血肿的典型 CT 表现为均匀一致的高密度影(图 6-2-1～图 6-2-6),边界清楚,平扫时 CT 值为 30~80HU,这与出血后局部血红蛋白浓度和血细胞计数的变化有关,血肿周围常有一环形低密度水肿带环绕,占位效应明显,可造成颅内压异常升高,邻近脑室、脑池受压变窄,中线结构移向对侧形成脑疝(图 6-2-1A)。NCCT 可以显示高血压脑出血的部位和范围,并且可以对下一步的治疗方式选择提供依据。任何凝血异常,例如"漩涡征",则提示血肿有增大的风险(>33%),并且提示预后不良。吸收期表现为血肿每天的 CT 值下降约 2HU,边缘模糊,占位效应逐渐减轻,呈"融冰征"改变,亚急性期维持高密度,慢性期则进一步下降至等于或低于周围脑实质密度(图 6-2-1～图 6-2-5)。若为等密度血肿,增强扫描可见环形强化。囊变期在 1~2 个月后,较小的血肿可完全吸收不留痕迹,大的则残留脑组织坏死、软化后形成的囊腔(图 6-2-1C、图 6-2-6B),CT 表现为轮廓清楚的低密度区,一般无占位效应。

脑出血后脑水肿的发生多在出血后第 2~7 天达高峰,以后逐渐减退,急性脑水肿引起的颅内压异常升高以及脑疝均是导致患者死亡的重要原因。如 2 周后 CT 检查未见原发灶加重或出现新的出血灶,而原病灶周围水肿范围较前扩大者(图 6-2-2B),临床上称其为迟发性脑水肿。脑出血后早期脑水肿的形成主要与血浆蛋白积聚,血-脑屏障渗透性增高,凝血酶的作用及红细胞溶解和血红蛋白的毒性作用等有关。而脑出血后迟发性脑水肿形成的机制目前尚不清楚,有报道与缺血再灌注损伤、血肿内毒性物质的持续释放、炎症反应等有关。

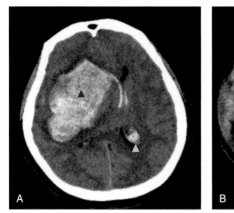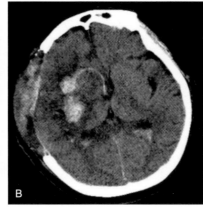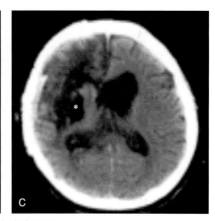

图 6-2-1　右侧基底核区大量脑出血破入脑室伴大脑镰下疝
A.右侧基底核区血肿(红三角),脑室积血(黄三角);B.开颅去骨瓣减压+血肿清除术后。
C.囊变期并颅骨修补术后,可见低密度软化灶形成(白星)。

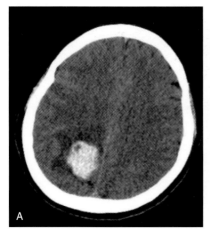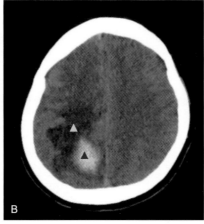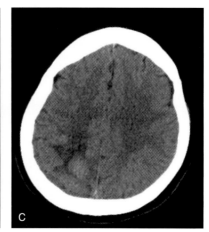

图 6-2-2　右侧顶叶出血及吸收期
A.血肿呈高密度改变;B.血肿吸收期密度减低(红三角),呈"融冰征"改变,周围水肿范围扩大(黄三角);
C.第二次复查血肿密度进一步减低。

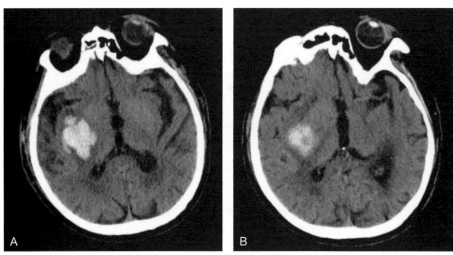

图 6-2-3　右侧基底核区脑出血及吸收期
A.血肿呈高密度改变;B.血肿吸收期密度减低呈"融冰征"改变。

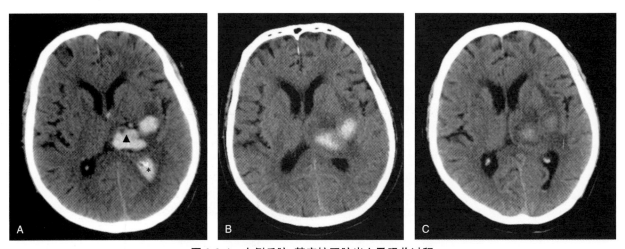

图 6-2-4　左侧丘脑、基底核区脑出血及吸收过程
A.左侧丘脑(红三角)、左侧基底核区(黄三角)血肿破入脑室(黑星);B.血肿吸收期密度减低、体积缩小;
C.第二次复查血肿密度进一步减低。

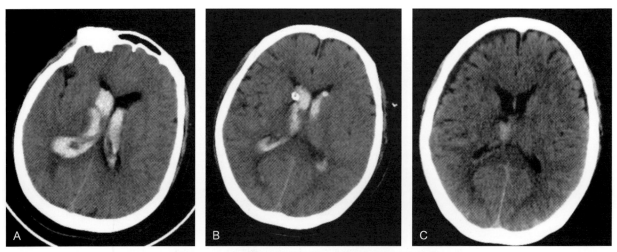

图 6-2-5　右侧尾状核头脑出血破入脑室及吸收过程
A.右侧尾状核头脑出血破入脑室;B.双侧脑室前角插管引流术后;
C.吸收期右侧尾状核头出血基本吸收,残留右侧脑室体部及后角少量积血。

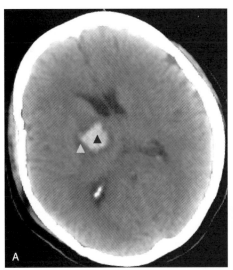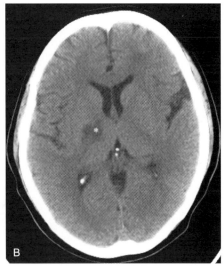

图 6-2-6　右侧基底核区内囊后肢血肿及囊变期

A. 血肿(红三角)周围见环形低密度水肿带(黄三角),右侧脑室受压改变;

B. 囊变期可见低密度软化灶形成(白星)。

NCCT 可以准确定位出血的位置,这对于患者病因的确定和预后的初步评价具有重要价值。HICH 主要发生在基底核(图 6-2-7),占 35%,其次,是脑叶(图 6-2-8)占 25%,丘脑(图 6-2-9)占 20%,小脑(图 6-2-10)占 8%,脑桥(图 6-2-11)占 7%,出血破入蛛网膜下腔即可出现沿脑沟的高密度蛛网膜下腔出血(图 6-2-12),破入脑室可出现脑室积血(图 6-2-13)。脑干出血第 3 天的死亡率最高(60%),其次则是脑实质深部(44%)和脑叶(40%),死亡率最低的为小脑出血(34%)。通常情况下,初诊 NCCT 检出的脑出血部位是制定治疗措施的依据,同样也是预测患者预后的重要指标之一。有研究表明,NCCT 诊断 ICH 的时间点是患者从手术中获益的重要因素。

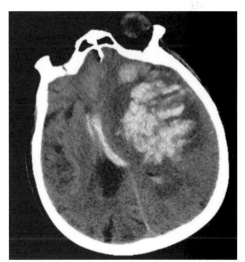

图 6-2-7　左侧额颞叶、基底核区大面积脑出血破入脑室伴大脑镰下疝

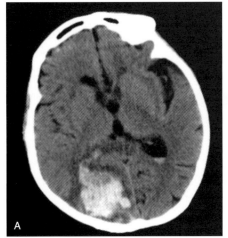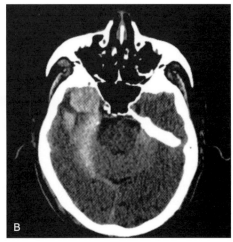

图 6-2-8　脑叶出血

A. 右侧顶枕叶脑出血;B. 右侧颞叶脑出血破入脑室并蛛网膜下腔出血。

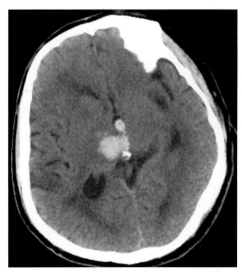

图 6-2-9　右侧丘脑出血破入脑室

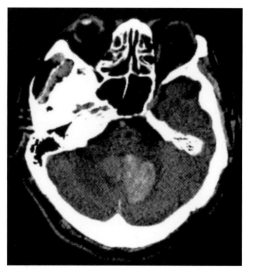

图 6-2-10　左侧小脑半球出血

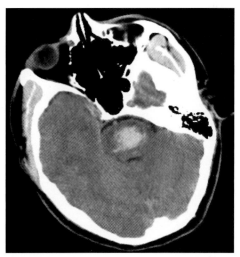

图 6-2-11　脑桥出血

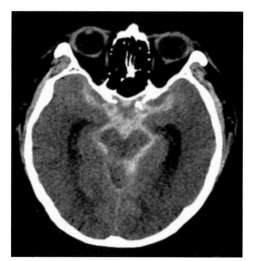

图 6-2-12　蛛网膜下腔出血

　　高血压脑出血患者 CT 特征是患者预后评估的重要依据,出血破入脑室的状况、出血量状况和患者的预后关系密切。CT 影像检查对高血压脑出血患者诊断结果相对明确,脑出血量、出血破入脑室属于患者预后相对较差的独立危险因素,CT 影像特征是评估预后情况的关键。脑出血 3 小时内血肿扩大风险为 39%,3~6 小时血肿扩大风险降至 11%,6 小时后血肿扩大的风险逐渐降低。有研究表明"黑洞征""岛征""混杂征"对预测血肿扩大有重要意义。

　　1."黑洞征"定义　①包裹于血肿内的相对低密度区域;②黑洞可为圆形、椭圆形或条状,但与周围脑组织完全分离;③低密度区域边界清晰;④与周围区域相差至少 28HU。

　　2."岛征"定义　①超过 3 个分散的、独立于主血肿的小血肿,可为圆形或椭圆形;②超过或等于 4 个部分或全部与主血肿相连的小血肿,可以为泡沫状、发芽状,但不是分叶状的。

　　3."混杂征"的定义　①血肿是由相邻的低密度区和高密度区组成;②两种密度有清楚的分界,可以用肉眼分辨;③两种密度 CT 测量值至少相差 18HU;④低密度区没有被高密度区完全包裹(图 6-2-14)。

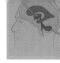

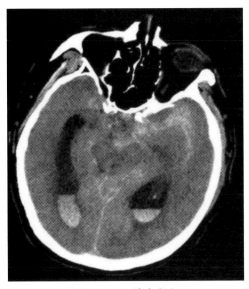

图 6-2-13　脑室积血

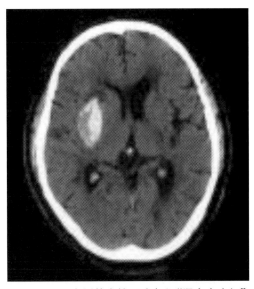

图 6-2-14　右侧基底核区脑出血"混合密度征"

血肿在 CT 上表现为高密度主要是血液凝固所致,新鲜的出血表现为相对低密度,血块回缩后血清排出血肿外,血肿内血红蛋白浓度提高,出血就表现为高密度。故"混杂征"中的低密度区可能处于脑出血的早期。"黑洞征"也代表了血肿的一种中间状态。早期血肿不稳定,血液凝固不彻底,不稳定的血肿可牵拉邻近脑组织导致周围多个小血管破裂。另外,脑出血早期破裂损伤的血管未彻底恢复,反应性血管收缩能力消失或减退,血管内压力仍较高,更易发生血肿扩大。"岛征"是 NCCT 的一种特殊不规则血肿形态,特点是主血肿区周边有多个小出血灶。从解剖学上分析,不规则血肿往往是在高血压动脉硬化的基础上,由细小的血管网交叉组成的血管团及血管畸形出血所致,张力小,对破裂血管压迫止血力弱,故易发生血肿扩大。

NCCT 上脑出血的体积与患者预后显著相关。血肿体积大于 30ml 的患者死亡率明显提高。NCCT 上对于脑出血容量的估测通常是依据椭圆形体积的计算公式而来。

$$血肿体积（ml）=1/2 \times 最大层面面积 \times 高度 \qquad 公式（1）$$
$$血肿体积（ml）=1/6 \times \pi \times 最大层面面积 \times 高度 \qquad 公式（2）$$

有研究表明,上述为较为准确的计算公式,其中公式(1)更为准确。随着技术的发展,CT 扫描仪或后处理工作站自带的软件可以进行自动或半自动脑出血体积的分析测量,这种方法更加方便、准确。

第三节　CT 血管成像

CT 血管成像(CT angiography, CTA)可以通过高分辨率的图像显示颅内动脉,提示出血原因、部位、范围,并对脑出血的发生、发展和预后做出推测。脑出血发病凶险、病情变化迅猛,具高致死及致残率,约有36% 的脑出血患者在发病 6 小时内出现血肿扩大。在 CTA 上,脑出血最常见的典型征象是"点征",通常表现为未强化的血肿内出现高密度的点状对比剂(CT 值>120HU),如果在完成 CTA 检查后,"点征"范围增大,那么活动性出血就高度可疑。CTA "点征"是临床预测脑出血早期血肿扩大的重要影像学指标,反映 CTA 造影剂渗透情况,造影剂从脑血管外溢的速度与血肿扩大风险正相关。

当 NCCT 诊断 ICH 后,CTA 是常见的诊断选择方法,如果有必要的话,在 NCCT 之后应立即进行CTA 检查。如果 CTA 是在急性 ICH 后的几小时内进行检查的,那么它对于血肿的增大具有重要价值,而这可以预测临床进展和死亡。研究表明,"点征"是血肿增大的独立风险因素,平均血肿增大体积约

8.6~14.3ml,阳性预测值约61%~77%。高密度"点征"或超过3个"点征"同样可以预测血肿扩大(图6-3-1)。此外,"点征"的出现通常与住院时间延长,死亡率增高以及预后不良相关。

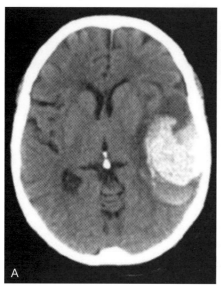
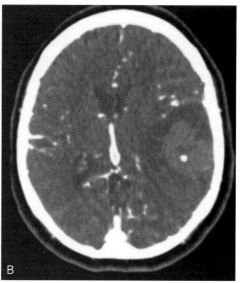

图 6-3-1　左侧颞叶脑出血
A. CT 平扫显示"混合密度征"。B. CTA 提示"点征"。

　　高血压性脑出血的病因有很大一部分是脑动脉瘤破裂。颅内动脉瘤是颅内动脉壁的异常膨出,多位于动脉侧壁、动脉分叉处或动脉顶端。颅内动脉瘤总的发病率为1%。发病高峰年龄为40~60岁,通常位于脑底动脉环或大脑中动脉分叉部。其病理改变为:组织学显示动脉瘤壁仅一层内膜,缺乏中层平滑肌组织,弹性纤维断裂或消失,瘤壁内炎性细胞浸润和动脉粥样硬化等。电镜下可见瘤壁弹力板消失。动脉瘤顶壁最薄弱,98% 的动脉瘤出现瘤顶破裂,引起蛛网膜下腔出血,继发交通性脑积水。临床表现:头痛最常见,占85%~95%;第二常见的临床表现为脑神经病变,以单纯动眼神经麻痹常见。

　　影像学表现为:CT 平扫可显示蛛网膜下腔出血、脑室积血及脑血肿;有时可见动脉瘤呈高密度,瘤壁可有钙化。判断蛛网膜下腔出血的位置和程度有助于预测动脉瘤的位置。CTA 表现:囊状动脉瘤表现为病变血管或分叉部管壁呈囊状扩张(图6-3-2A、图6-3-2B);梭形动脉瘤表现为血管均匀扩张,两端逐渐均匀缩小;圆柱状动脉瘤表现为血管突然呈滚筒样扩张,突然过渡为正常管径;舟状动脉瘤表现为血管壁呈一侧性扩张,而对侧血管壁则无变化,常见于动脉夹层;蜿蜒状动脉瘤表现为相近血管段相继不对称扩张。

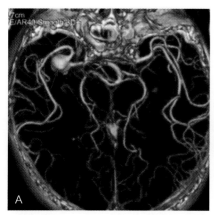
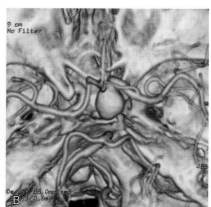
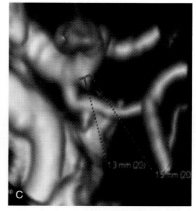

图 6-3-2　脑动脉瘤 CTA 图像示例(红箭)
A. 右侧大脑中动脉囊状动脉瘤。B. 前交通动脉动脉瘤。C. 动脉瘤参数测量示例。

使用 CTA 可以进行术前评估,包括:动脉瘤的位置、大小、形态、载瘤动脉、瘤颈、指向、瘤腔内部情况(钙化、血栓),以及与周围组织及颅骨的关系等(图 6-3-2C),也可行术后评估:瘤体闭塞程度、有无瘤颈残留、载瘤动脉及大血管的通畅程度、有无动脉痉挛等。CTA 成像的缺点是辐射相关的风险,对比剂相关肾病以及过敏反应。

第四节　数字减影血管造影

数字减影血管造影(digital subtraction angiography,DSA)是一种使用计算机把成像中除血管之外的骨与软组织的图像清除,以便于突出显示血管的一种影像技术,该技术使得含有造影剂的血管影像单独显示,更加便于临床医生进行血管病变的判断。DSA 是诊断颅内小血管病变的金标准,对于 ICH 具有重要诊断和治疗意义,它可以直接确诊颅内血管结构性病变(如动脉瘤、动静脉畸形),与 CTA 相比,DSA 具有更高的时间分辨率,可以准确地评价血流方向和速度。因此,DSA 可以检测到硬膜内动静脉瘘内的动静脉分流,而这在 CTA 中无法检测。此外,DSA 下可以同步进行治疗。DSA 能清晰显示脑血管各级分支,可以明确有无动脉瘤、动静脉畸形(arteriovenous malformation,AVM)及其他脑血管病变,并可清楚显示病变位置、大小、形态及分布,目前仍是血管病变检查的重要方法和金标准。

对于没有高血压病史的青年人群(<45 岁),NCCT 未检出小血管病变,且小脑或脑叶内出血的患者,DSA 的图像诊断质量最高。然而,对于伴有小血管病变和高血压的老年患者或深部脑出血的患者,DSA 的诊断率只有 1%~2%。众所周知,CTA 在很多情况下都可以取代 DSA,作为一种筛查手段,这是因为与 DSA 相比,CTA 辐射剂量小,对小血管病变的检出率高于 DSA,对于大血管病变导致的 ICH,灵敏度和特异性分别高达 95% 和 99%。然而,近来研究表明,即便是低风险人群,如患者小于 45 岁,无基础疾病的青年人群,CTA 的诊断敏感性和特异性只有 74% 和 91%。当 CTA 结果是阴性时,DSA 仍然是有效手段,病变检出率约为 22.1%。这些研究数据表明,对于高风险大血管病变的患者而言,即使 CTA 结果为阴性或可疑,且患者无其他导致 ICH 的阳性疾病,DSA 仍然是需要进行的一项检查。此外,如果任何其他异常的征象出现,如明显的钙化斑,蛛网膜下腔出血,或特殊的出血部位,那么 DSA 也是一项必要的检查。

DSA 的缺点在于与手术相关的出血和卒中(<1%),以及相关医师需要进行专业培训才能进行。近年来新的技术和方法不断出现,包括 CTA,磁共振的快速成像技术,近红外线成像,以及颅内出血自动检测技术的应用和普及,将对 ICH 患者的诊疗流程做出有利推动。

第五节　磁共振成像

磁共振成像(magnetic resonance imaging,MRI)是利用人体内的氢原子核在磁场中受到射频(radio frequency,RF)脉冲的激励产生共振,其信号经过计算机处理形成重建图像。原子核接受脉冲激励后,纵向恢复到原始状态所需时间为纵向弛豫时间(T1),主要反映组织间 T1 值差别的为 T1 加权像(T1-weighted imaging,T1WI);横向弛豫时间为 T2,主要反映组织间 T2 值差别的为 T2 加权像(T2-weighted imaging,T2WI);主要反映组织间质子密度差别的为质子密度加权像(proton density weighted imaging,PDWI)。为了获得不同的 MR 图像效果,采用了不同的序列技术,包括自旋回波(spin echo,SE)、梯度回波(gradient echo,GRE),反转恢复(inversion recovery,IR),IR 有短时间反转恢复(short TI inversion recoverySTIR)和液体衰减反转恢复(fluid attented inversion recovery,FLAIR),平面回波成像(echo planar imaging,EPI)。人体组织在 T1WI、T2WI 上有不同的信号显示,比如水在 T1WI 上为低信号,在 T2WI 上为高信号;而骨组织由于缺乏氢,均为低信号。由于血液的流动,采集不到信号呈无信号黑影,称为流空效应。顺磁性物质的造影剂通过改变弛豫时间,可以达到对比增强效果。MRI 的优势是可以多形式成像(T1WI、T2WI 等)、多方位成像(横断面、冠状面、矢状面等);利用血管的流空效应不使用造影剂的血管成像(MRA)等。

高血压脑出血的磁共振成像表现为一个动态演变的过程(如表 6-5-1 所示),血肿内的血红蛋白与出血后的时间或临床分期密切相关,主要分为超急性期(≤6 小时)、急性期(7 小时~3 天)、亚急性早期(4~7 天)、亚急性晚期(7 天~4 周)和慢性期(>4 周)四期。MRI 可精确反映出不同期内血肿内血红蛋白成分从细胞内血红蛋白、氧合血红蛋白、脱氧血红蛋白、正铁血红蛋白(高铁血红蛋白)、含铁血黄素的演变过程。

表 6-5-1 不同时期颅内血肿的 MRI 特征

颅内血肿时期	血红蛋白状态	T1	T2
超急性期(4~6 小时)	氧合血红蛋白	等信号	高信号
急性期(7~72 小时)	脱氧血红蛋白	等信号	中心低信号,环形高信号
亚急性早期(4~7 天)	细胞内高铁血红蛋白	中心等信号,边缘环形高信号	中心等或低信号,环形低信号
亚急性晚期(1~4 周)	细胞外高铁血红蛋白	高信号	高信号
慢性期(1~2 个月)	高铁血红蛋白(及铁血黄素)	中心高信号,环形等或低信号	中心高信号,环形低信号
后遗症期(≥2 个月)	含铁血黄素	低信号	中心小片高信号,环形低信号

超急性期血肿的完整红细胞内含氧合血红蛋白类似血液的蛋白溶液而呈 T1 等或高和 T2 高信号(图 6-5-1),急性期血肿的完整红细胞内的氧合血红蛋白变为脱氧血红蛋白(顺磁性)引起局部磁场不均匀、质子失相位以及显著缩短 T2 值而呈现 T1 等或略低和 T2 低信号(图 6-5-2),亚急性期的早期完整红细胞内的脱氧血红蛋白渐变为正铁血红蛋白(顺磁性)而呈现周边环形 T1/T2 高信号和病灶中心 T1/T2 低信号(图 6-5-3),亚急性期的晚期随着红细胞溶解出现游离正铁血红蛋白而表现为 T1 和 T2 高信号(图 6-5-4),慢性期因正铁血红蛋白演变为含铁血黄素(顺磁性)产生 T1 和 T2 缩短效应导致血肿由游离稀释的正铁血红蛋白和周边的含铁血黄素构成,表现为 3 种类型:血肿周围呈 T1 和 T2 高信号包绕一圈低信号环、血肿充分吸收呈 T1 和 T2 斑点样不均匀略低或低信号、软化灶形成呈 T1 低信号和 T2 高信号及周边低信号环等特征(图 6-5-5)。

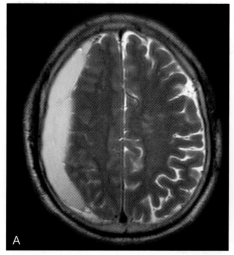
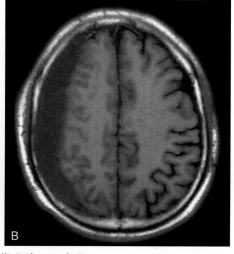

图 6-5-1 超急性期血肿 MRI 表现
A. T2WI;B. T1WI。

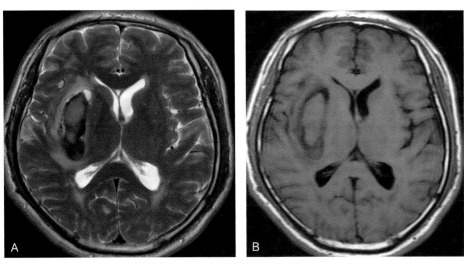

图 6-5-2　急性期血肿 MRI 表现
A. T2WI；B. T1WI。

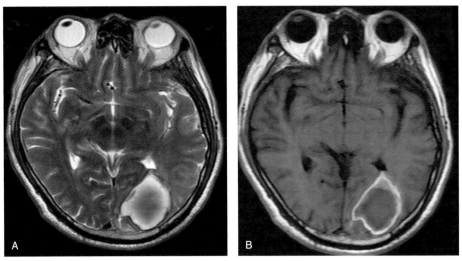

图 6-5-3　亚急性早期血肿 MRI 表现
A. T2WI；B. T1WI。

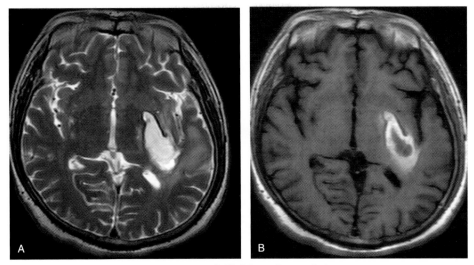

图 6-5-4　亚急性晚期血肿 MRI 表现
A. T2WI；B. T1WI。

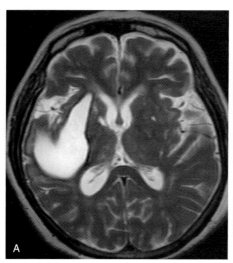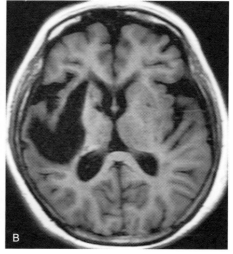

图 6-5-5　慢性期血肿 MRI 表现
A. T2WI；B. T1WI。

　　高血压微出血在常规的磁共振成像检查时常常不易检出，磁敏感加权成像（susceptibility-weighted imaging，SWI）对脑出血具有较高的敏感性。这是由于脑微出血灶继发于微血管的破裂，血细胞的分解产物导致局部磁场不均匀从而产生相位差异，SWI 通过梯度回波的三维成像技术，可以实现高分辨率的薄层重建图像，得到准确诊断。

　　高血压性脑出血的微出血灶主要分布在皮层和皮层下区、基底核区（壳核、苍白球、尾状核头）、丘脑区、脑桥区，其供血动脉为细小终末支、豆纹支、前脉络膜支、基底动脉旁正中支。高血压脑微出血的病理基础是病变血管出现明显的血管壁脂肪沉积、玻璃样变性，形成粟粒样动脉瘤。

　　典型的高血压微出血在 SWI 上表现为均匀一致直径 2~5mm 的卵圆形低信号区，周围无水肿（图 6-5-6）。当排除了血管周围间隙、软脑膜的含铁血黄素沉积或者不伴有出血的皮质下的钙化灶，即可确认为脑微出血病灶。研究证实，当发生脑出血后，最早约 2 小时即可通过 SWI 检出。与 T1WI 和 T2WI 的传统图像相比，SWI 可充分反映不同组织的磁敏感差异，在诊断高血压性脑出血、创伤、脑血管病等方面已得到广泛应用。

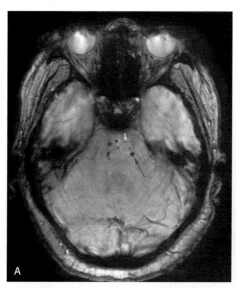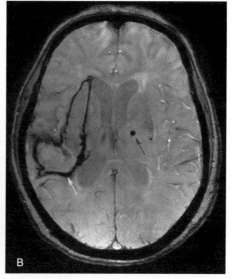

图 6-5-6　脑出血 SWI 表现
A. 脑桥微出血灶（红箭）；B. 左侧丘脑微出血灶（红箭），右侧基底核区
陈旧性出血灶可见环形磁敏感低信号含铁血黄素沉积（黄箭）。

目前已有多项研究指出,脑微出血是脑出血疾病的预测因子,当患者存在脑微出血时,发生脑出血的概率明显增加。多项研究证实高血压的水平与患者小血管损伤情况存在一定的相关性,可以通过对脑微出血情况进行观察的方式,对高血压患者脑内微血管损伤情况进行评估,脑微出血病灶越多,则证明脑内微血管损伤情况越严重。微出血灶的存在提示脑血管病变比较明显,且有出血倾向。曾有学者在研究中指出,脑微出血与脑出血之间具有密切联系,脑微出血是脑出血转化过程中的独立危险因素,可以通过脑微出血检测的方式预测患者脑出血风险。

此外,伴发微出血灶的梗死患者在采用溶栓治疗或抗凝治疗时发生脑出血的概率明显高于没有微出血灶的患者,因此微出血灶对脑梗死患者的治疗具有指导价值。在脑缺血早期准确判断有无出血,特别是发现微出血,对于临床选择治疗方案、评估预后具有重要意义。因此急性脑梗死患者尽可能做 SWI 检查,以判断有无脑微出血存在,微出血患者慎用抗凝或溶栓治疗,有可能降低出血性脑梗死的发生。

第六节　高血压性脑出血的鉴别诊断

脑实质内血肿鉴别诊断包括:①出血性梗死,血肿在梗死灶内,低密度范围较出血范围大,且与病变血管供应区一致。②肿瘤出血,发生在肿瘤囊变或坏死区中可见液-液平面,周围水肿带常不规则,占位效应明显,增强后肿瘤可强化,以此予以鉴别。

高血压性脑出血伴动脉瘤形成需鉴别于:①正常血管结构,较小的颅内动脉瘤需要与一些正常结构,如血管襻、动脉圆锥等鉴别;②颅内占位病变,鞍区及其附近的肿瘤因瘤内出血类似血栓性动脉瘤表现,应注意鉴别;③脑动脉痉挛,颅内动脉瘤破裂致蛛网膜下腔出血可引起动脉痉挛,酷似动脉闭塞,应提示临床;④椎-基底动脉严重粥样硬化,椎-基底动脉硬化表现为严重的迂曲扩张时,酷似梭形动脉瘤,但椎-基底动脉硬化血管增粗为全程自然的扩张,不是局限性扩张;⑤少见部位动脉瘤,如小脑后下动脉瘤、颅内动脉远端动脉瘤易漏诊,应特别注意鉴别。

幕镰区蛛网膜下腔出血的 CT 辨别要点包括:①正常幕镰区,正常幕镰厚度≤5mm,正常幕镰 CT 值常在 50HU 以下,钙化时 CT 值>100HU,正常幕镰区厚度与密度的个体差异大;②蛛网膜下腔出血时厚度>5mm,出血时 CT 值约 50~80HU;③纵裂池出血,前纵裂池高密度线样影延长;侧裂池上方 10mm 层面上纵裂池线影前后连贯;纵裂池高密度"之"字征;纵裂池边缘毛刷状,出血多时呈羽毛状;④小脑幕出血,轴位颅后窝呈"八""U""V"形沿小脑幕分布的高密度影,累及大脑镰时呈镰刀形或"Y"形;⑤幕镰区出血需与正常幕镰鉴别,出血多较宽,边缘多较模糊;难以判定时,短期复查,出血短期内形态、密度有改变。

基底核少量出血与生理性钙化鉴别如表 6-6-1 所示。硬膜外血肿、硬膜下血肿与蛛网膜下腔出血的鉴别如表 6-6-2 所示。

表 6-6-1　基底核少量出血与生理性钙化的鉴别

	基底核少量出血	基底核钙化
好发年龄	中老年男性	中老年女性
相关病史	多有高血压、糖尿病病史	多有代谢性病变史
病理	多为豆纹动脉和穿通支破裂	终末血管壁钙盐沉积
临床表现	肢体活动受限、口角歪斜等	无症状或智能障碍,锥体系、锥体外系损害及癫痫发作等
常见部位	多为单侧,内囊区多见	多为对称性,主要分布在苍白球

续表

	基底核少量出血	基底核钙化
水肿	灶周可见水肿	无灶周水肿
CT 表现	高密度,CT 值 50~70HU	高密度,CT 值 80~115HU
动态观察	密度逐渐减低	无明显变化
MRI 表现	信号随血红蛋白演变而变化	T1WI 多为低或高信号,T2WI 低信号,不随时间变化

表 6-6-2　硬膜外血肿、硬膜下血肿及蛛网膜下腔出血的鉴别

	硬膜外血肿	硬膜下血肿	蛛网膜下腔出血
发生机制	青少年多见,多为冲击伤,多为脑膜中动脉破裂所致	中老年多见,多为对冲伤,着力点在血肿对侧,暴力冲击引起皮层动静脉、桥静脉等撕裂出血,形成血肿范围较大	成人多见,有外伤性和自发性两类。自发性多是颅内动脉瘤破裂,血管破裂血液进入蛛网膜下腔
与骨折、其他脑外伤的关系	大多并发颅骨骨折,骨折多位于血肿的同侧,且位置邻近。多无脑挫裂伤和脑血肿	约三分之一的患者可伴有颅骨骨折,骨折常位于血肿对侧。严重者常合并脑挫裂伤和脑内血肿	外伤性常伴硬膜下血肿及脑损伤;自发性常在责任病灶部位血液较多。可引起血管痉挛,致大脑皮质和髓质水肿
血肿范围	可跨越硬脑膜返折(如大脑镰和天幕),不跨越颅缝。占位效应轻,范围小	可跨越颅缝,但不跨越硬脑膜返折(如大脑镰和天幕)。占位效应明显,范围大	多见于基底池、侧裂池和脑沟内,取决于出血原因。大动脉瘤出血量大而广,一般外伤出血量少而局限
血肿形态	梭形或双凸透镜形,边缘锐利,边界清楚	急性期呈新月形,亚急性期逐渐转变为过渡形(血肿内缘凹陷、平直或突出),慢性期可呈双凸形	呈线形,填充脑沟、脑裂和脑池。大动脉瘤出血呈铸形,密度较高。凸面出血呈条索状,密度稍高
出血位置	出血积聚于颅骨和硬膜之间或两层硬脑膜之间	出血积聚于硬膜和蛛网膜之间,常合并蛛网膜下腔出血	出血积聚于硬膜和蛛网膜之间。动脉瘤出血以颅底为主,外伤性出血以颅凸面为主
临床症状	典型病例呈原发性昏迷—中间清醒期—继发性昏迷	多有昏迷、单侧瞳孔散大和其他脑压迫及脑疝等症状,常缺乏定位征	多有昏迷、单侧瞳孔散大和其他脑压迫及脑疝等症状,常缺乏定位征

(涂　宁　李云涛　施玲玲　林波淼　王仁贵　董　健　朱广通)

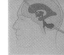

参考文献

［1］ 2015 中国脑出血诊疗指导规范 [S]. 国家卫生计生委脑卒中防治工程委员会. 北京, 2015.

［2］ HEIT J J, IV M, WINTERMARK M. Imaging of Intracranial Hemorrhage [J]. Journal of Stroke, 2017, 19 (1): 11-27.

［3］ MANNING L S, ROBINSON T G. New Insights into Blood Pressure Control for Intracerebral Haemorrhage [J]. Frontiers of Neurology and Neuroscience, 2015, 37: 35-50.

［4］ 梁大朋. 高血压性脑出血患者 CT 影像学检查与临床预后的相关性研究 [J]. 中西医结合心血管病电子杂志, 2015, 3 (32): 22-23.

［5］ MARCOLINI E, STRETZ C, DEWITT K M. Intracranial Hemorrhage and Intracranial Hypertension [J]. Emergency Medicine Clinics of North America, 2019, 37 (3): 529-544.

［6］ 陈现红, 邹立, 黄小让, 等. 高血压脑出血 CT 特征及预后回顾性分析 [J]. 中华神经医学杂志, 2009, 11: 1135-1138.

［7］ 彭晓晖. 脑出血后并发迟发性脑水肿的危险因素分析 [J]. 实用医院临床杂志, 2017, 14 (5): 59-61.

［8］ BARNAURE I, LIBERATO A C, GONZALEZ R G, et al. Isolated intraventricular haemorrhage in adults [J]. British Journal of Radiology, 2017, 90 (1069): 20160779.

［9］ 陈荣灿. 老年急性脑出血患者 66 例 CT 特征及临床诊断 [J]. 中国老年学杂志, 2012, 32 (10): 2173-2174.

［10］ HEMPHILL J C, GREENBERG S M, ANDERSON C S, et al. Guidelines for the Management of Spontaneous Intracerebral Hemorrhage: A Guideline for Healthcare Professionals From the American Heart Association/American Stroke Association [J]. Stroke, 2015, 46 (7): 2032-2060.

［11］ 郭富强, 杨友松, 宋文忠, 等. 不同血压控制对高血压脑出血患者局部脑血流量及预后的影响 [J]. 中华急诊医学杂志, 2002, 6: 398-400.

［12］ FRANCOEUR C L, MAYER S A. Management of delayed cerebral ischemia after subarachnoid hemorrhage [J]. CRITICAL CARE, 2016, 20 (1): 277.

［13］ BROUWERS H B, FALCONE G J, MCNAMARA K A, et al. CTA spot sign predicts hematoma expansion in patients with delayed presentation after intracerebral hemorrhage [J]. Neurocritical Care, 2012, 17 (3): 421-428.

［14］ 王玉才, 王会, 张梅. 黑洞征和岛征对急性自发性脑出血血肿扩大的预测价值 [J]. 临床神经病学杂志, 2019, 32 (4): 273-277.

［15］ 张梦知, 王瑞芳, 杨本强, 等. CT 混杂征对脑出血血肿扩大的预测价值 [J]. 中国临床医学影像杂志, 2019, 30 (2): 77-79.

［16］ LI Q, LIU Q J, YANG W S, et al. Island Sign: An Imaging Predictor for Early Hematoma Expansion and Poor Outcome in Patients With Intracerebral Hemorrhage [J]. Stroke, 2017, 48 (11): 3019-3025.

［17］ LI Q, ZHANG G, HUANG Y J, et al. Blend Sign on Computed Tomography: Novel and Reliable Predictor for Early Hematoma Growth in Patients With Intracerebral Hemorrhage [J]. Stroke, 2015, 46 (8): 2119-2123.

［18］ 赵继宗, 周定标, 周良辅, 等. 2464 例高血压脑出血外科治疗多中心单盲研究 [J]. 中华医学杂志, 2005, 32: 2238-2242.

［19］ FOMCHENKO E I, GILMORE E J, MATOUK C C, et al. Management of Subdural Hematomas: Part I. Medical Management of Subdural Hematomas [J]. Current Treatment Options in Neurology, 2018, 20 (8): 28.

［20］ PEIXOTO A J. Acute Severe Hypertension. New England Journal of Medicine, 2019, 381 (19): 1843-1852.

［21］ ZHAO B, JIA W B, ZHANG L Y, et al. 1/2SH: A Simple, Accurate, and Reliable Method of Calculating the Hematoma Volume of Spontaneous Intracerebral Hemorrhage [J]. Stroke, 2020, 51 (1): 193-201.

［22］ HAKIMI R, GARG A. Imaging of Hemorrhagic Stroke [J]. Continuum (Minneap Minn), 2016, 22 (5): 1424-1450.

［23］ ZHANG D, CHEN J, GUO J, et al. Hematoma Heterogeneity on Noncontrast Computed Tomography Predicts Intracerebral Hematoma Expansion: A Meta-Analysis [J]. World Neurosurgery, 2018, 114: e663-e676.

［24］ 顾雪文. 高血压脑出血 CT 影像与临床预后的相关性 [J]. 影像研究与医学应用, 2018, 2 (5): 87-89.

［25］ 秦雪. 老年急性脑出血患者 66 例 CT 特征及临床诊断分析 [J]. 中国医疗器械信息, 2017, 23 (10): 19-20.

［26］ 王淑英. CTA 点征对急性高血压脑出血患者血肿扩大的预测价值分析 [J]. 中国医疗设备, 2015, 30 (7): 66-68.

［27］ 陈华辉, 黄海能. CTA 与 DSA 在出血性脑血管病病因诊断中的应用进展 [J]. 右江医学, 2019, 47 (3): 235-238.

［28］ CHALELA J A, GOMES J. Magnetic resonance imaging in the evaluation of intracranial hemorrhage [J]. Expert Review of

Neurotherapeutics, 2004, 4 (2): 267-273.

［29］杨志, 林盛. SWI 在高血压合并脑微出血的临床研究 [J]. 中国医学创新, 2019, 16 (24): 112-115.

［30］严小兰, 刘红翠. 不同序列磁共振加权成像对高血压脑出血患者的早期诊断价值比较 [J]. 影像科学与光化学, 2020, 38 (6): 1014-1017.

［31］任慧玲, 步玮, 李晓娜, 等. 老年颅内微出血磁敏感加权成像与认知功能障碍的相关性 [J]. 中国老年学杂志, 2018, 38 (1): 66-69.

［32］张龙江, 卢光明. CT 血管成像诊断手册 [M]. 北京: 人民军医出版社, 2015: 7-8.

［33］龚洪翰. 全国县级医院系列实用手册. 影像科医生手册 [M]. 北京: 人民卫生出版社, 2016: 7-12.

［34］丁建平, 王霄英. 医学影像学读片诊断图谱. 头颈分册 [M]. 北京: 人民卫生出版社, 2013: 63-67.

第七章 神经内镜手术治疗脑出血术前定位

第一节 概　　述

　　神经外科医生采用解剖标志定位颅内血肿,首先要先从影像学资料中获取充足和精确的信息,再结合解剖学知识(图 7-1-1),通过综合分析,对颅内血肿进行定位,设计手术切口以及入路。即使是经验丰富的神经外科医生,采用解剖标志定位的方法也存在偏差的概率,尤其是脑深部血肿。因而,在临床工作中神经外科医生为了尽量避免偏差,往往通过术前在患者头部粘贴标记物后行 CT 扫描,再与解剖标志校正比对,从而尽量降低术中血肿定位和规划手术路径的偏差。具体方法包括将电极片或金属标记物贴于脑出血患者头皮靶点上,通过术前 CT 确定头皮穿刺点,对比确定最佳穿刺部位与路径。此种定位方法简便、易行,尤其适用于无神经导航等设备的基层医院,但其无法精确定位颅内血肿,有穿刺方向偏离靶点的可能。

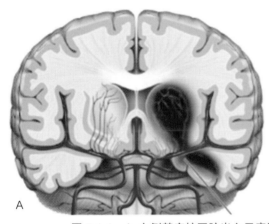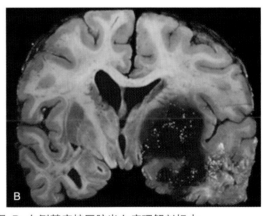

图 7-1-1　A. 左侧基底核区脑出血示意图;B. 左侧基底核区脑出血病理解剖标本

第二节　血肿定位过程中的解剖标志

一、颅骨解剖标志

1. 鼻根　位于中线上鼻骨和额骨的交界。
2. 眉弓　是位于眶上缘上方的弓形隆起,此处皮肤表面长有眉毛。眉弓适对大脑额叶的下缘。

3. 眉间　位于两眉弓之间的中点。

4. 额结节　为额骨外面最突出部位,深面适对大脑额中回。

5. 颧弓　由颧骨的颞突和颞骨的颧突共同构成,平颧弓上缘,相当于大脑半球颞叶前端的下缘。颧弓下缘与下颌切迹之间的半月形中点,为咬肌神经封闭及上、下颌神经阻滞麻醉的进针点。

6. 翼点　位于颧弓中点上方约 3.8cm 处,为额、顶、蝶、颞四骨相汇合处,多数呈"H"形,少数呈"N"形。翼点内面有脑膜中动脉前支经过。

7. 星点　位于颅后部两侧,是枕、顶、颞三骨在乳突根后上方的交汇点。相当于外耳门上缘与枕外隆凸连线上方 1.5cm,外耳道中心点后约 3.5cm 处。星点适对横窦转折为乙状窦处。

8. 乳突　位于耳垂后方。乳突后部的内面为乙状窦沟,容纳乙状窦。

9. 枕外隆凸　位于枕骨外面中部的隆起,其内面为窦汇。枕外隆凸的下方有枕骨导血管,颅内压增高时此导血管常扩张。

10. 上项线　是由枕外隆凸向两侧延伸的弓形骨峰,其深面为横窦。

11. 前囟点　又称额顶点,自眉间向后 13cm 处,为冠状缝与矢状缝汇合处,又称冠矢点。新生儿前囟位于此点,前囟膨出是颅内压增高的体征。

12. 人字点　又称顶枕点,位于枕外隆凸上方约 6cm 处,为矢状缝和人字缝的交点处。新生儿后囟位于此点。

13. 冠状缝　成人鼻根点至枕外隆凸连线上向后 13cm。剃头后可隐约可见为圆弧形浅凹或者为可能触摸到稍隆起的骨嵴。冠状缝附近的骨膜较为粘连,可以用手指轻柔地从发迹处向后捋,有阻力处即为冠状缝。MR 定位最为准确,为颅骨板障脂肪组织中断。

14. 矢状缝　冠状缝和人字缝之间的位于中线的骨缝,上矢状窦常常位于矢状缝的右侧。

二、主要标志线(Kronlein 颅脑定位法)(图 7-2-1)

1. 下横线　自眶下缘至外耳门上缘的连线。

2. 上横线　自眶上缘向后画一与下横线相平行的线。

3. 前垂直线　经颧弓中点做与上、下横线相垂直的线。

4. 中垂直线　经下颌骨髁突中点向上作一与前垂直线平行的线。

5. 后垂直线　经乳突根部后缘作一与前、中垂直线平行的线。

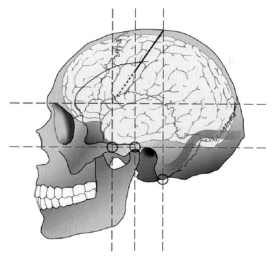

图 7-2-1　Kronlein 颅脑定位法

三、颅内重要结构(脑叶 - 沟 - 裂 - 脑回 - 血管)的体表投影

1. 额叶　位于中央沟的前方和大脑外侧裂的上方;额叶下面贴于眶顶,与眶缘平面相当;额中回体表投影为额结节。

2. 颞叶　位于外侧沟下方和由顶枕沟下端至外耳道后方所作假想连线的前方;颞叶前部平颧弓上缘,几乎达眶下缘与外耳道上缘之间的连线水平。

3. 枕叶　顶枕沟下端至外耳道后方所作假想连线的后方。

4. 顶叶　位于枕叶前方及中央沟后方。

5. 脑干　中脑和脑桥的分界线可平外耳道上方 2.5cm 处;脑桥和延髓的分界可平外耳道上缘处,约与鼻咽部的顶在同一平面;枕骨大孔及延髓与脊髓的交界处相当于硬腭平面。

6. 侧脑室　中央部最高处约在外耳道上缘上方 7.5cm；前角可抵达冠状缝；后角延伸范围较大，通常位于外耳道后 2.5cm，上方 5.0cm 处。

7. 中央沟　在前垂直线和上横线的交点与后垂直线和矢状线交点的连线上，相当于后垂直线与中垂直线之间的一段，此段的下端在颞下颌关节的上方 5~5.5cm 处。

8. 外侧沟　相当于中央沟投影线与上横线交角的等分线。临床手术中，确定大脑外侧沟和中央沟的体表投影线最为简单实用的方法：眉间至枕外隆凸为矢状线，在颧弓中点上方 4cm 处（约二横指）即为翼点，从翼点至矢状线中点（50%）后 2cm 处的连线即为大脑中央沟投影线，从翼点至矢状线前 3/4 处（75%）的连线即为大脑外侧沟投影线。

9. 顶枕沟　从人字点上方约 1.25cm 处向外侧引一条长 1.25~2.25cm 的线，此线即为顶枕沟的体表投影。

10. 距状沟　距状沟视觉中枢位于枕外隆凸平面上方。

11. 大脑纵裂　相当于矢状线位置。

12. 大脑下缘　自鼻根上方约 1.25cm 处开始向外，沿眶上缘向后，经颧弓上缘、外耳门上缘至枕外隆凸的连线上。

13. 小脑幕附着线　相当于眶下缘与外耳道上缘所作平面上方 2.5cm 处。

14. 中央前回　位于中央沟投影线的前 1.5cm 的范围内。在中央前回的前下方为运动性语言中枢，其投影位于前垂直线与上横线相交点的稍上方。

15. 中央后回　位于中央沟投影线后 1.5cm 的范围内。

16. 颞横回　颞横回的听觉中枢位于中央沟后方的大脑外侧沟下方区域。

17. 缘上回　相当于顶结节附近的深面。

18. 角回　位于顶结节后方 3~4cm 处的深面。

19. 脑膜中动脉　脑膜中动脉主干的投影，从下横线与前垂直线的相交处至颧弓中点上方约 2cm 处，分为前、后两支。前支向上前行至上横线与前垂直线的交点即翼点，然后再向上后走向颅顶；后支经过上横线与中垂直线的交点，斜向上后走向人字点。脑膜中动脉的分支有时有变异。

20. 上矢状窦　相当于矢状线位置。

21. 横窦　相当于上项线深面。

22. 窦汇　位于枕外隆凸深面。

第三节　3D Slicer 辅助定位技术

一、概述

对于神经内镜治疗高血压脑出血手术来说，按照设计好的手术路径将工作通道准确置入到血肿中心，可以保障手术的顺利进行，定位不准可能会影响到手术的效果。对于具有丰富手术经验的医生而言，无须复杂的测算，仅凭经验即可完成定位。临床经验的积累需要时间，对于缺少经验的医生而言，有导航、立体定向等设备的助力，也能准确制定手术路径。

随着现代医学和计算机技术的发展，数字化的手术辅助定位系统越来越多地被应用于手术，术前在计算机上利用软件进行定位设计并模拟手术路径，计算穿刺路径的方向、角度及深度，辅助医生在术中进行定位。3D Slicer 软件（www.slicer.org）是由美国哈佛大学开发的一个图像分析处理平台，免费开源，操作简单。3D Slicer 软件应用于辅助高血压脑出血神经内镜手术，可使患者平均血肿清除率达到 90% 以上，为手术治疗提供快速、简便、准确、可靠的术前定位。将扫描的头部 CT 原始 DICOM 轴位数据导入软件，自动重建出矢状位和冠状位，并可对皮肤、颅骨、脑室和颅内血肿等进行三维建模，支持自动分割，可以从任何角度观察解剖结构,实现由二维切片到三维可视化的突破,准确测量脑内血肿在内的各项参数,个体化制定手术路径,避开功能区及重要血管,最大限度地减少纤维束的损伤。

需要说明的是 3D Slicer 软件没有经过美国 FDA 批准应用于临床,目前不推荐作为脑出血定位的唯一方法,用于科研时建议同时应用其他定位方法进行验证。

二、3D Slicer 基础操作

(一) 图像中线调正

1. 方法一 ACPC Transform 模块调正法。

(1)鼠标模式:Mouse interaction 工具栏中选中基准点 Fiducial,勾选 persistent 将变为持续模式,持续模式下,鼠标左键不能选择其他工具进行操作,取消勾选则退出持续模式。

(2)利用 Markups 模块创建和编辑基准点列表 Fiducial list,使用鼠标模式工具栏中的 Fiducial 工具,在切片视图或 3D 视图中放置基准点。一旦进入基准位置模式,可以通过按下鼠标左键或 p 键将新的基准点放置在当前鼠标位置下。在 Markups 模块中定义基准点列表 "C" 和 "M"(图 7-3-1)。

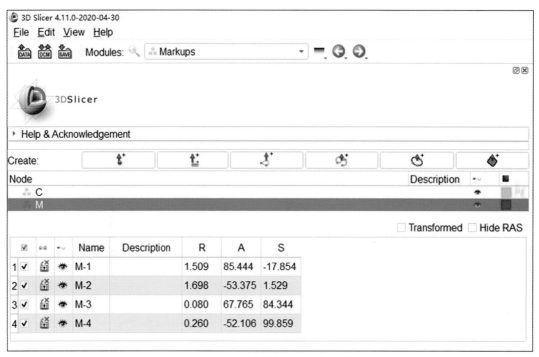

图 7-3-1 Markups 模块中建基准点列表 C 和 M

(3)ACPC Transform 模块

1)ACPC Line:两个基准点的列表,一个位于前联合处,一个位于后联合处。选择基准点列表 "C",在切片上分别在前联合和后联合处放置 C1 和 C2。

2)Midline:中线是一系列点,定义了大脑半球之间的分界。选择基准点列表 "M",在切片的中线位置上至少放置 4 个基准点且分别位于基准点 "C" 的上下层面(图 7-3-2)。

(4)Output Transform:根据两个列表的基准点进行计算并输出转换,默认为 Output Transform。

(5)Resample Scalar/Vector/DWI Volume:将输出的转换 Output Transform 应用于容积数据 "Head",在 Resample Scalar/Vector/DWI Volume 模块中输出新的容积数据 Volume。此容积数据即为调正中线后的数据。

2. 方法二 十字线调整法。

4.11 版本 3D Slicer 中增加了十字线旋转切片的功能,可以方便地用于切片的调整(图 7-3-3)。

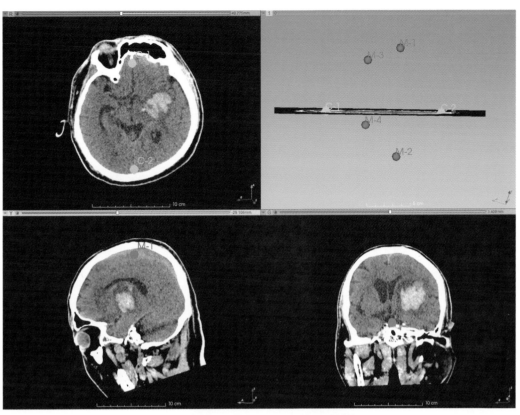

图 7-3-2 前后联合放置 C1、C2，中线位置放置 M1~M4

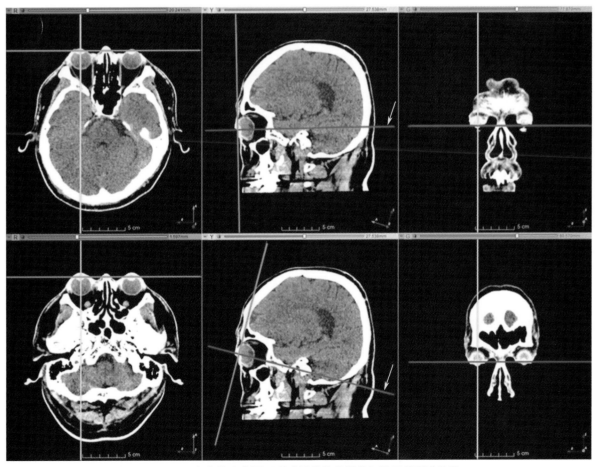

图 7-3-3 十字线交点置于眼球晶状体并调节红线至外耳道位置

（1）点击工具栏十字线图标的右侧下箭头，勾选 Sliceintersections 切片相交选项。

（2）在轴位切片视窗中，Ctrl+Alt+ 鼠标左键调整黄色线与中线重合。

（3）在冠状位切片视窗中，Ctrl+Alt+ 鼠标左键调整黄色线与中线重合。

（4）在矢状位切片视窗中，Ctrl+Alt+ 鼠标左键调整红色线，使之与听眦线平行。小技巧是在轴位上将十字线中点放置在一侧眼球的晶状体处，在矢状位上调红线的角度，观察轴位切片，使眼球晶状体与外耳孔最大层面同时出现时，则 OM 线调整成功（图 7-3-4）。

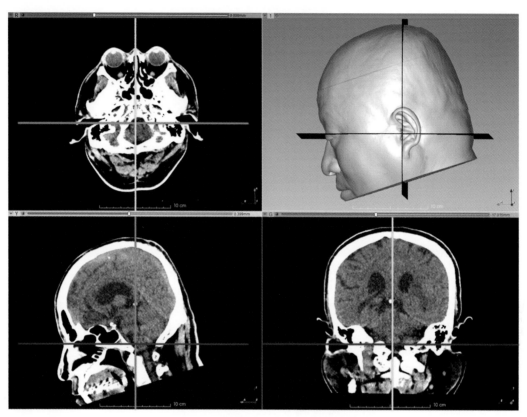

图 7-3-4　听眦线（OM 基线）调整成功

（二）OM 线校正

1. 在模块收藏栏找到 Transforms 图标，点击后进入到 Transforms 模块。

2. Active Transform 菜单选中 Create new transform，也可以选择 Create new transform as 而对当前转换命名。

3. 选中 Transformable 栏中要进行校正的容积数据 Head，点击绿色的右箭头将其移动到 Transformed 栏中。

4. 点击工具栏十字线工具图标的右侧下箭头，勾选 Slice intersections，显示在切片视图中的黄、红、绿三种颜色线两两互相垂直。

5. 通过 Rotation 对二维切片进行旋转调整，分别调整 IS 和 PA 使十字线的黄色线与中线重合。

6. 通过调整 LR 改变轴位片显示，使得眼球晶状体与外耳道位于一个层面，可以在 Volume Rendering（容积重建模块）进行验证。

7. 选中 Transformed 栏中的容积数据 Head，点击 Hardentransform（固定转换）后保存转换结果，Head 数据被移动到 Transformable 中，此 Head 即为调整好中线的容积数据。

（三）血肿分割

1. 阈值法血肿分割（Threshold）　利用阈值工具对血肿进行分割操作的方法，可以在阈值限定下利用笔刷、画笔等工具对血肿进行涂画,也可以直接进行分割(图7-3-5)。

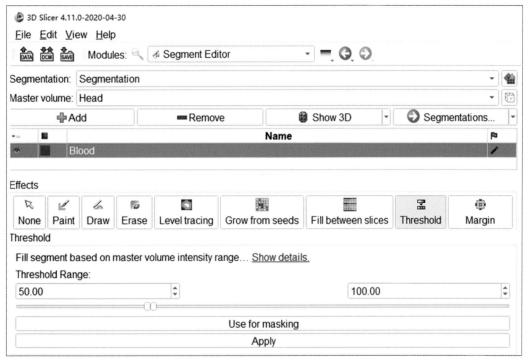

图7-3-5　选择 Threshold 并设定阈值范围 50~100

(1)在 Segment Editor 模块中,默认分割项为 Segmention,Master Volume 选中导入的容积数据 Head。

(2)点击 Add 增加一个蒙板,双击 Name 重命名为 Blood。

(3)选中 Threshold 工具,设定 Threshold Range 为 50~100,点击 Apply。

(4)选中 Island 工具中的 Keep selected island,鼠标点击二维切片中的血肿染色部分,周边与血肿不相连的部分被去除。

(5)点击 Show3D 在三维视窗中显示血肿分割结果,如分割不理想可以应用 Scissors、Erase 等工具进行修复。

(6)在第3步设定阈值范围后也可以点击 Use for masking,利用 Paint 或 Draw 对血肿部分进行涂画来进行分割。

2. 洪水填充法血肿分割(flood filling)　用相似的强度填充连接的体素,在图像中单击以添加强度与单击的体素相似的体素,遮罩设置可用于将增长限制在特定区域(图7-3-6)。

(1)在 Segment Editor 模块中,默认分割项为 Segmention,Master volume 选中导入的容积数据 Head。

(2)点击 Add 增加一个蒙板,双击 Name 重命名为 Blood。

(3)选择 Flood filling 工具,Intensitytolerance 设置为30,Neighborhoodsize 设置为默认值1.50。

(4)鼠标点击血肿的中心部分,血肿部分即可出现染色,如果血肿染色不全,可以多点击几次直至血肿染色完全,如果染色泄漏到血肿的外面,点击 Undo 进行撤销,尝试减少 Intensitytolerance 数值或增大 Neighborhoodsize 数值,再重复之前步骤。血肿密度差别不大时,点击1~2次即可成功完成分割。

(5)血肿染色不全,内部有小孔洞时,需要在 smoothing 工具中,选择 Closing(fillholes)进行填充处理,Kemelsize 参数选择3.0mm。

3. 种子点法血肿分割(Growfromseeds)　应用笔刷或画笔在血肿区域涂画要分割的部分作为种子,换一种颜色涂画要分割组织的周围区域,点击预览观察分割结果是否正确,在错误的分割区域增加更多的种子,结果自动更新,点击应用得到分割结果。

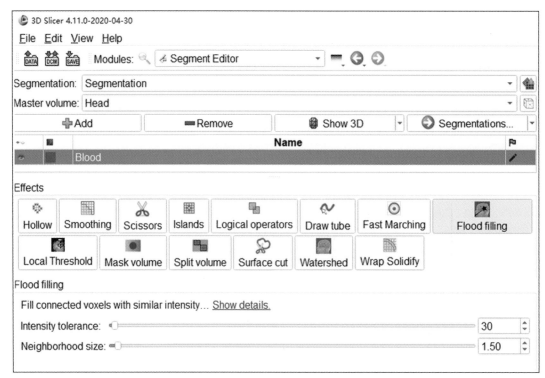

图 7-3-6　选择 Flood filling 并设置参数分别为 30 和 1.50

(1)在 Segment Editor 模块中,默认分割项为 Segmention,Master Volume 选中导入的容积数据 Head。
(2)点击 Add 增加 2 个蒙板,双击 Name 分别重命名为 Blood 和 Brain(图 7-3-7)。

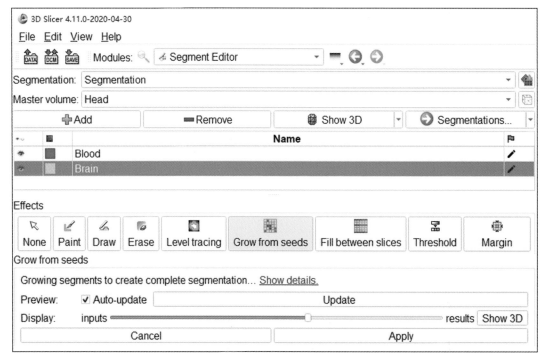

图 7-3-7　增加 2 个蒙板并选择 Growfromseeds 工具

（3）选择 Blood 蒙板用 Paint 工具在血肿范围内涂画"种子"，选择 Brain 用 Paint 工具在血肿周围区域进行涂画（图 7-3-8A）。

（4）单击 Initialize 初始化以进行分割预览（图 7-3-8B）。

（5）浏览二维切片观察分割结果，如果分割不正确，切换到 Paint 工具，在分割错误的区域中添加更多种子，分割会在几秒钟内自动更新，直到完全正确为止。单击 Apply 完成分割，点击 Show3D 可在 3D 视窗中查看分割结果（图 7-3-8C）。

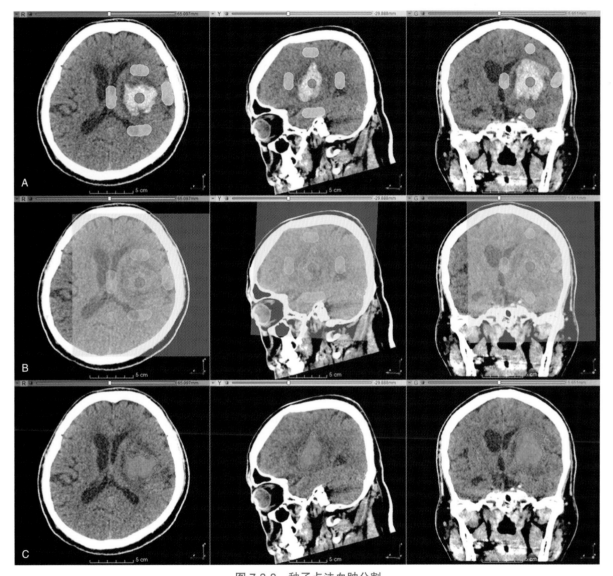

图 7-3-8　种子点法血肿分割

A. 分别用 Blood 和 Brain 涂画血肿及周围区域；B. 点击 Initialize 后效果；C. 点击 Apply 后完成分割

4. 分水岭法血肿分割（Watershed）　与种子点分割方法类似，区别是可以定义结构的平滑度，从而可以防止泄漏（图 7-3-9）。

（1）在 Segment Editor 模块中，默认分割项为 Segmention，Master Volume 选中导入的容积数据 Head。

（2）点击 Add 增加二个蒙板，双击 Name 分别重命名为 Blood 和 Brain。

（3）选择 Blood 用 Paint 工具在血肿范围内涂画"种子"，选择 Brain 用 Paint 工具在血肿周围区域进行涂画。

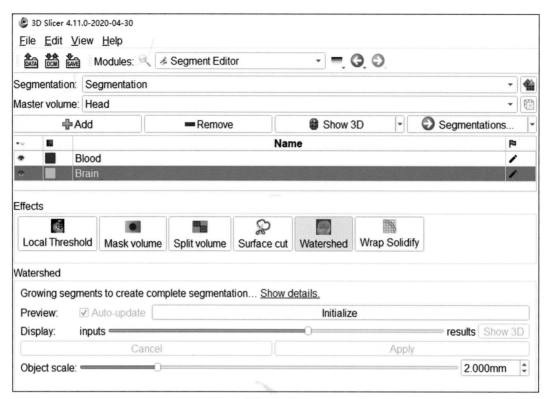

图 7-3-9 增加 2 个蒙板并选择 Watershed 工具

（4）单击 Initialize 初始化以进行分割预览。

（5）浏览二维切片观察分割结果，如果分割不正确，切换到 Paint 工具，在分割错误的区域中添加更多种子，分割会在几秒钟内自动更新，直到完全正确为止。

（6）Objectscale 参数默认为 2.0，如果分割后的血肿过度平滑可以减小此数值。

（7）单击 Apply 完成分割，点击 Show 3D 可在 3D 视窗中查看分割结果。

5. 快速推进法血肿分割（Fast Marching） 将选定的分割扩展到具有相似强度的区域。

（1）在 Segment Editor 模块中，默认分割项为 Segmention，MasterVolume 选中导入的容积数据 Head。

（2）点击 Add 增加一个蒙板，双击 Name 重命名为 Blood。

（3）应用 Paint 或 Draw 工具在血肿中涂画，注意不要涂画到血肿的外面。

（4）MaximumVolume：设定血肿占颅脑体积的百分比，默认为 10%，可以更改为 3%（图 7-3-10）。

（5）点击 Initialize 进行初始化预览。

（6）调节 Segment Volume 的滑块使血肿刚好分割满意，周边无染色（图 7-3-11）。

（7）单击 Apply 完成分割，点击 Show 3D 可在 3D 视窗中查看分割结果。

（四）血肿建模

1. 血肿分割 在 Segment Editor 模块中对血肿进行分割操作（略）。

2. 血肿建模 可以在 DATA 模块或 Segmentiongs 模块中将分割体 Segment 转换成模型 model。

（1）在 DATA 模块中，鼠标右键单击血肿分割体 Blood，选择 Export visible segments to models，生成 Blood 模型（图 7-3-12）。

（2）在 Segmentions 模块 Export/import models and labelmaps 类别中，选择 Export 和 Models，点击 Export 即生成 Blood 模型（图 7-3-13）。

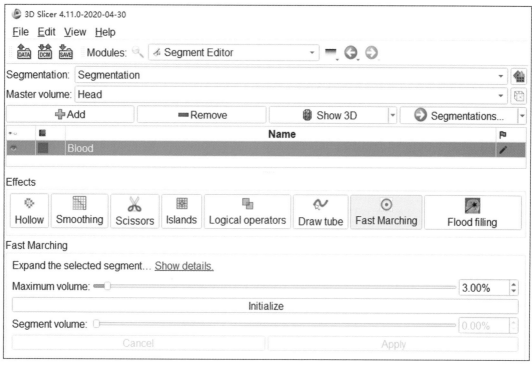

图 7-3-10　选择 FastMarching 工具设置 Maximumvolume 为 3.00%

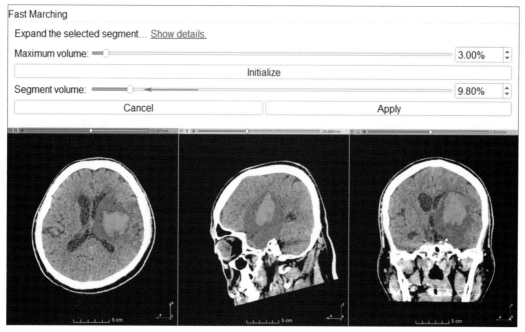

图 7-3-11　向左侧调节 Segment Volume 的滑块使血肿刚好分割满意

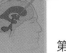

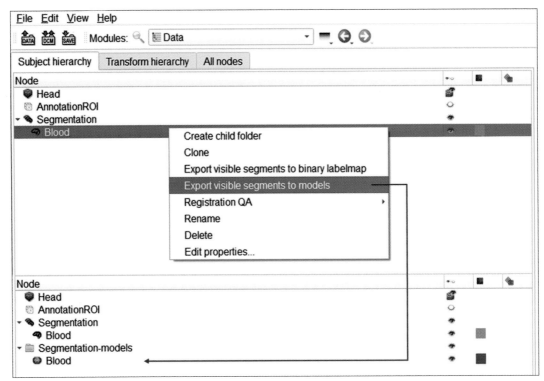

图 7-3-12　选择 Export visible Segments to models 生成模型

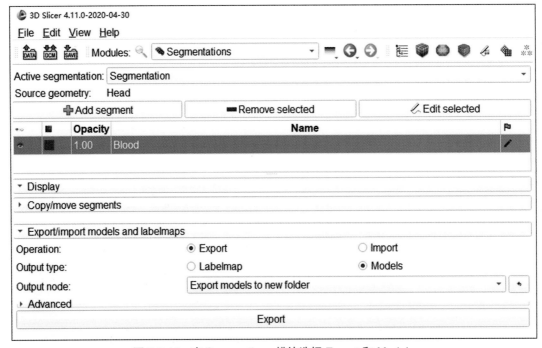

图 7-3-13　在 Segmentions 模块选择 Export 和 Models

（五）血肿体积计算

1. Segment Statistics 模块计算

（1）在 Segment Statistics 模块 Inputs 项中 Segmentation 和 Scalar Volume 分别选择血肿分割步骤中的分割项 Segmention 和容积数据 Head。

（2）Advanced 选项下 Enabled Segmentstatisticsplugins：选择 Scalar Volume Statistics，Options 默认。

（3）点击 Apply 后，界面中 blood 所在行的 Volume［cm³］显示的数值即为血肿的体积（图 7-3-14）。

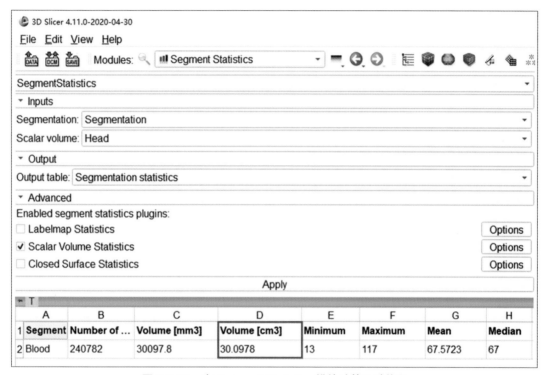

图 7-3-14　在 Segment Statistics 模块计算血肿体积

2. Models 模块查看

（1）血肿分割方法同前。

（2）血肿建模方法同前。

（3）在 Models 模块中，选中 Blood 模型，在 Information 面板中，Volume 即为血肿的体积（图 7-3-15）。

（六）数值测量

1. 直线测量

（1）在 Markups 模块中新增 Line，重命名为 AT，放置基准点（图 7-3-16），调整基准点与十字线相交于头皮表面。

（2）在 Markups 列表中显示直线长度，线段可更改颜色和粗细等显示属性（图 7-3-17）。

2. 曲线测量　以测量头皮表面两点之间的最短距离为例，如图测量 AT 之间的曲线距离，方法如下。

（1）在 Segment Editor 模块中，默认分割项为 Segmention，Master Volume 选中导入的容积数据 Head。

（2）点击 Add 增加一个蒙板，重命名为 P1。

（3）按住 Shift 键同时移动鼠标跳转到血肿最大层面，可通过鼠标滚轮微调层面，使十字线的交叉点位于血肿正中心 B。

（4）阈值设定为 –200～ 最大值，选择 use for masking。

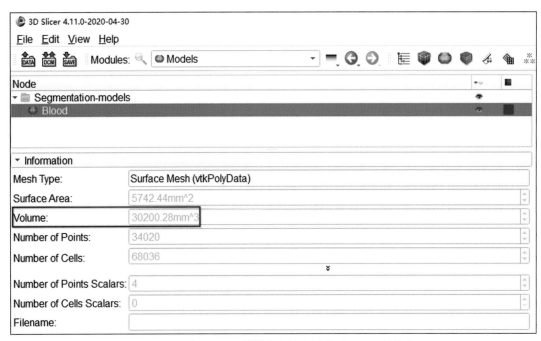

图 7-3-15 在 Models 模块中直接查看模型 Blood 的体积

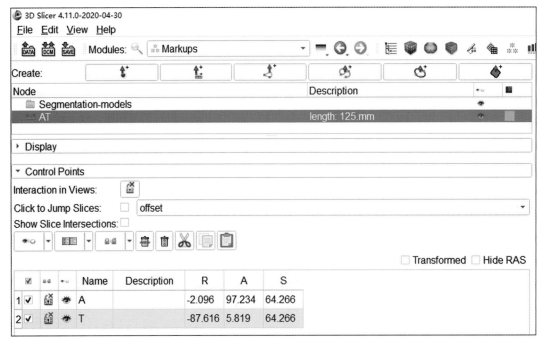

图 7-3-16 在 Markups 模块中新增 Line 重命名为 AT

（5）选择 Paint 工具，取消 Sphere brush，对当前层面颅脑组织进行分割。

（6）在 Data 模块中将 P1 转换成 model。

（7）在 Markups 模块中新增 Open Curve 并重命名为 AT（图 7-3-18）。

（8）Curve Type 选择 Shortest distance on surface，Surface 项 Model Node 选择 P1，Cost function 选择 Distance。

（9）在 AT 之间放置基准点自动形成最短曲线，曲线长度实时显示在列表中（图 7-3-19）。

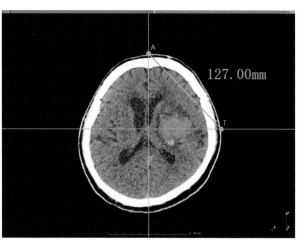

图 7-3-17　如图放置基准点 A、T 后自动测出数值

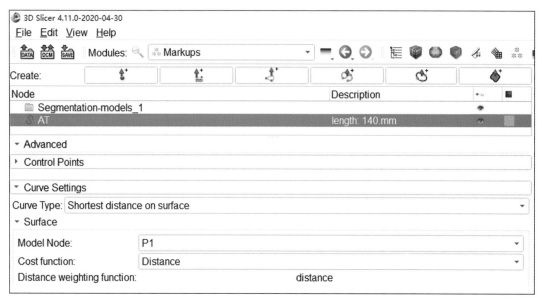

图 7-3-18　在 Markups 模块中新增 Opencurve 重命名为 AT

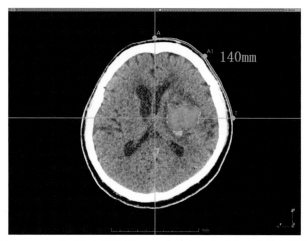

图 7-3-19　在 AT 之间放置 2~3 个基准点自动生成曲线和数值

3. 角度测量 在 4.11 版本的 3D Slicer 中很方便进行角度的测量,通过十字线工具将切片调整到需要测量角度所在的平面,应用 Angle 工具进行测量。

(1)在 Markups 模块中新增 Angle,重命名为 ABF,放置基准点(图 7-3-20)。

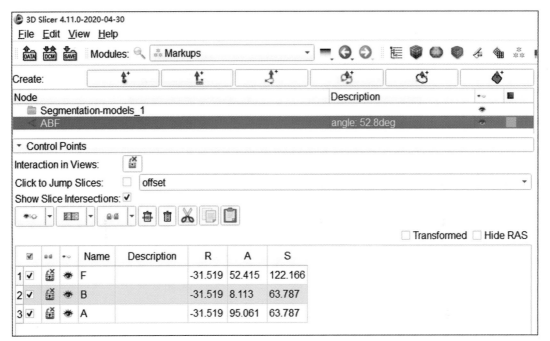

图 7-3-20 在 Markups 模块中新增 angle 并重命名为 ABF

(2)在 Markups 列表中自动显示角度数值(图 7-3-21)。

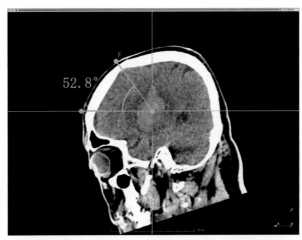

图 7-3-21 如图放置基准点 ABF 角度自动生成

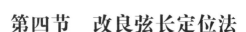

第四节　改良弦长定位法

一、概述

在基层医院大多数医生还是利用黑白胶片进行定位,这种方法采用 CT 影像结合头颅体表画线,具有简便、快捷、准确、经济、容易掌握的特点,如遇到扫描时头位不正,图像左右不对称,在进行测量的时候会出现误差。如果定位前先通过软件调正中线并校正 OM 基线,利用软件完成数值测算并应用于定位,且路径选择不局限于血肿最大平面内,本文称之为改良弦长定位法。

二、定位方法

1. 扫描的原始图像和校正标准 OM 基线后的图像(图 7-4-1)

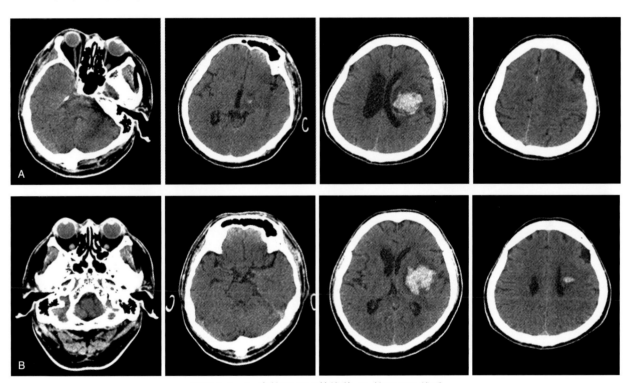

图 7-4-1　A. 未校正 OM 基线前;B. 校正 OM 线后

2. 相关说明(图 7-4-2~ 图 7-4-4)

(1)眼球及外耳道所在层面定义为基线层面 P0,血肿最大层面定义为 P1。

(2)血肿最大层面的轴位切片上画出中线 AP,AP 与额部头皮相交点为 A,与枕部头皮相交点为 P。

(3)血肿中心点 B:根据轴位、冠状位和矢状位切片两两相交确定中心点。

(4)经血肿中心点 B 做中线的垂直线 MT,与中线的交点为 M,与颞部头皮的交点为 T,MT $\perp$ AP。

(5)血肿中心点 B 在颞部的体表投影点 T。

(6)经血肿中心点 B 做平行于中线 AP 的直线,与头皮的交点分别为 A′ 和 P′,A′P′ // AP。

3. 软件测量数据

(1)测量血肿最大层面 P1 与基线层面 P0 的垂直距离,也就是 P0 到 P1 的距离 H,通过轴位切片的坐标数据计算取得。

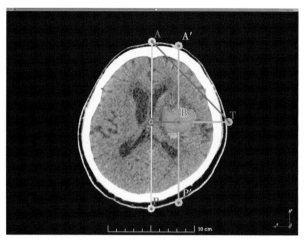

图 7-4-2 测量 AT 和 MB 数值

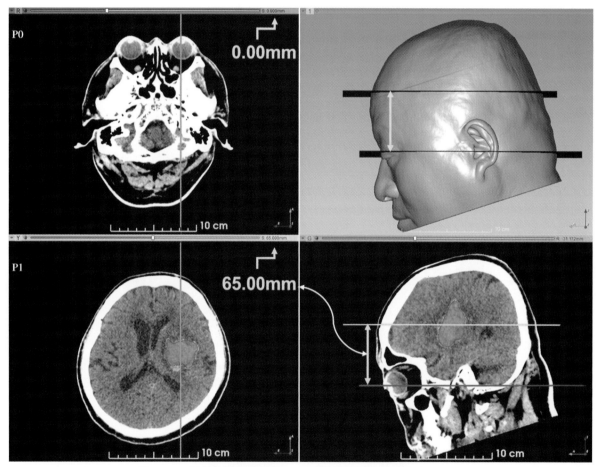

图 7-4-3 计算血肿最大层面 P1 和基线层面 P0 的距离为 65mm

(2)通过软件测得 AT 直线距离(弦距)或 AT 的曲线距离(头皮表面 AT 间最短距离)。

4. 头皮定位线(图 7-4-5)

(1)在头皮上画出基线平面在头皮上投影线 OM 线。

(2)在头皮上画出正中矢状线 AP,平行于 AP 画出 A'P',与矢状面的垂直距离为 MB。

(3)画出平行于基线平面 P0,距离 P0 为 65mm 的血肿最大层面体表投影线 AT,A 为与正中矢状线的交点。

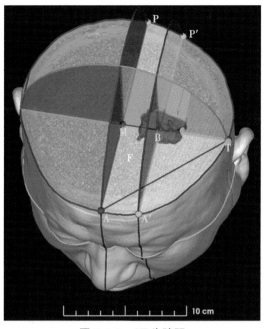

图 7-4-4 AT 为弦距

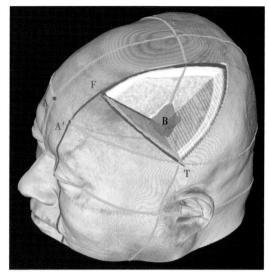

图 7-4-5 模拟头皮画线

（4）用游标卡尺在头皮上测量 AT 弦距标记出 T 点，或者测量 AT 曲线，根据测算的曲线距离标记出 T 点。

（5）在 A'P' 上标记入颅点 F，需要避开额窦、重要皮质引流静脉及功能区，以基底核血肿为例，F 点位于发际内冠状缝前方范围内，F 点与中线垂直距离等于 BM。

（6）在头皮上画出 FT，FT 为最短曲线距离（FTB 平面垂直于矢状面）。

（7）手术路径方向为 FA' 与 FT 所在平面的相交线 FB。

第五节　体表投影定位法

一、概述

颅内血肿可以投影到头皮的任何地方，以基底核血肿为例，经额血肿长轴手术入路定位时只需将血肿投影在颞部头皮即可，而皮质下出血往往就近入路，需要将血肿投影在最近的头皮表面，之后根据投影结果确定手术路径，计算机上实现投影后还需要借助立体定位尺、手机 APP 或微软的 HoloLens 眼镜等还原血肿在头皮的投影。

二、3D Slicer 软件实现体表投影方法

（一）颞部投影方法一

1. 在 3D Slicer 中将 DICOM 数据调正中线及 OM 线，完成血肿分割。

2. 标记血肿中心点 B，三个切片两两相交确定血肿中心点，在轴位、冠状位和矢状位上均位于中心（图 7-5-1）。

3. 点击 Show3D 使血肿在 3D 视窗中显示，3D 视图工具栏点击 "L" 使之显示为左侧视图。增加蒙板后，阈值范围设定为 -800~ 最大值，用剪刀工具 Scissors 的 fill inside 功能，沿着血肿周边描记，在 Volume Rendering 中点亮眼睛使 Head 显示在 3D 视窗中，血肿自动 "投影" 颞侧头皮上（图 7-5-2）。

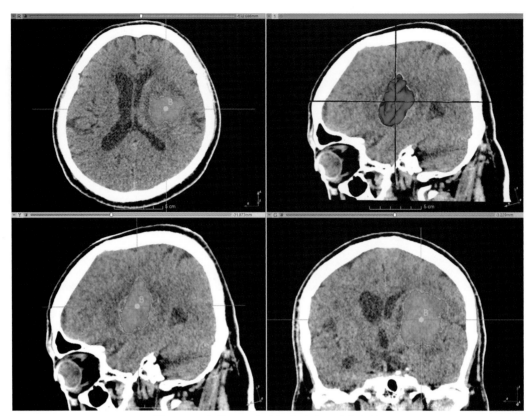

图 7-5-1 切片两两十字相交确定血肿中心点

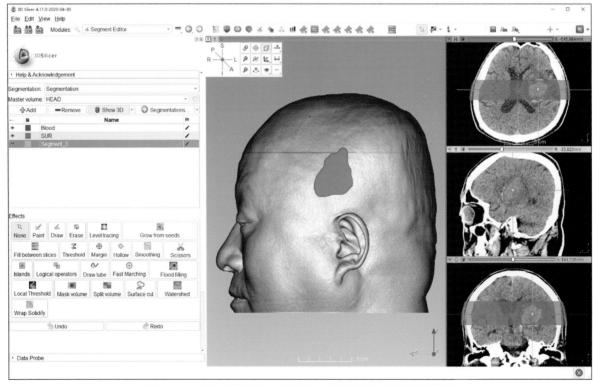

图 7-5-2 沿着血肿周边应用剪刀工具进行填充显示血肿轮廓

（二）头皮投影方法二

1. 血肿进行分割，并点击 Show3D 显示在 3D 视窗中。

2. 进入到 Volume Rendering 模块，Preset 预设选择 CT-Coronary-Arteries-3，调节 Shift 滑块使皮肤软组织显影（图 7-5-3）。

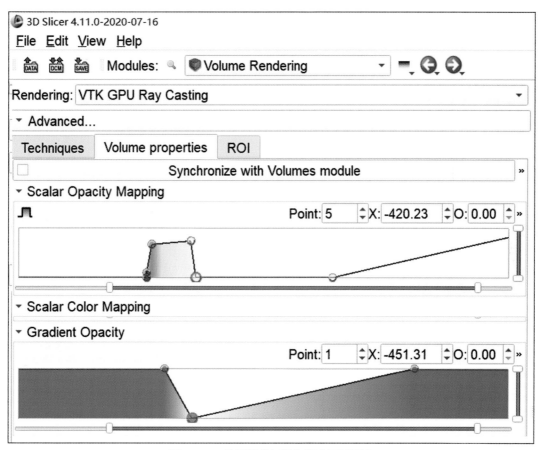

图 7-5-3　分别调节标量和渐变不透明度

3. 分别调节 Scalar Opacity Mapping 和 Gradient Opacity，使头皮轮廓及耳廓显示清晰，同时颅内血肿可见，使血肿显示在头皮上（图 7-5-4）。

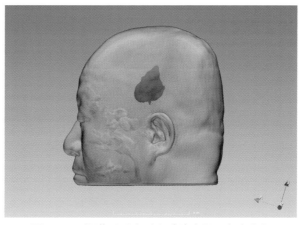

图 7-5-4　调节透明度后血肿清晰显示在头皮上

4. 此方法不局限于颞部，额部及皮质下都可以达到满意的投影效果。

（三）头皮投影方法三

1. 血肿进行分割，并点击 Show3D 显示在 3D 视窗中。

2. 新建一个 Segmention，对头皮软组织进行分割并显示在 3D 视窗中。

3. 调节头皮软组织为半透明，血肿自动显示在头皮表面（图 7-5-5）。

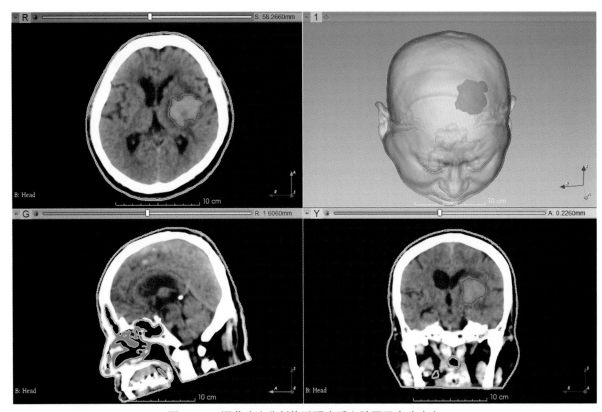

图 7-5-5 调节头皮分割体透明度后血肿显示在头皮上

（四）头皮投影方法四

1. 血肿进行分割，并点击 Show3D 显示在 3D 视窗中。

2. 转到 Transforms 模块，Visualization 选项中勾选 Visble、Visibleinsliceview、Visiblein3Dview，Region 选择 Red。

3. 在 Colors 选项中可以更改 Point 的颜色。

4. 在 Advanced 选项中可以更改 Spacing 的尺寸，如图 7-5-6 为 20mm 的方格，调节切片视窗顶栏的滑动条使方格显示在头皮的左侧。在 3D 视窗中调到侧位视图，在轴位切片视窗中通过缩放和移动切片，使方格的端点正好位于耳屏处。方格的水平线正好与 OM 基线平行。

三、体表投影应用实例

（一）网格投影法

1. 在 3D Slicer 软件中将血肿显示在头皮上，侧位时将血肿与网格的位置做截图（图 7-5-6）。

2. 根据投影的显示借助方体定位尺在头皮上标记出血肿的轮廓。

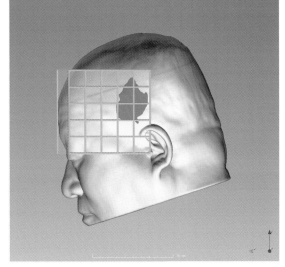

图 7-5-6 血肿轮廓显示在方格中

3. 头皮投影到方格中再转换到头皮过程中,需要注意的是垂直矢状面投照到头皮上(图 7-5-7)。

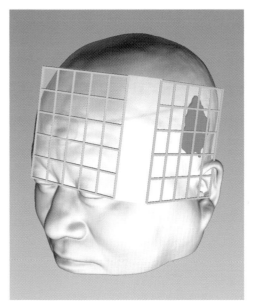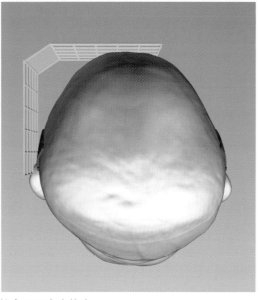

图 7-5-7　血肿轮廓显示在方格中

(二) 定位贴定位法

1. 皮质下出血

(1)术前头部备皮,粘贴定位贴,行薄层 CT 扫描,DICOM 数据导入 3D Slicer 软件,血肿建模并投影在头皮定位贴上(图 7-5-8)。

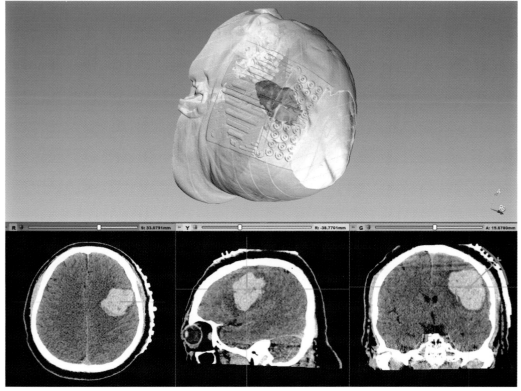

图 7-5-8　血肿建模并投影到定位贴上

（2）根据血肿位置与定位贴的关系，设计手术切口以及手术入路方向（图7-5-9）。

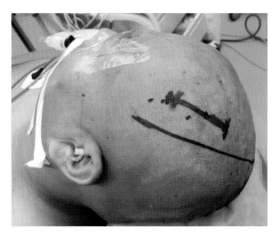

图7-5-9 设计手术切口

2. 小脑出血

（1）术前头部备皮后，分别在小脑出血病灶侧以及手术路径指向侧粘贴定位贴，行薄层CT扫描后获取DICOM数据导入3Dslicer，完成数据重建（图7-5-10）。

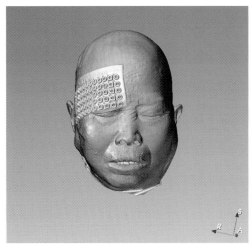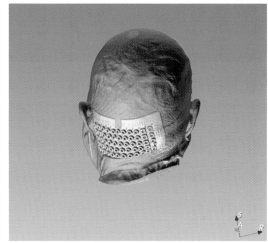

图7-5-10 双侧粘贴定位贴完成数据重建

（2）选择快捷工具栏的 Create and Place 下的 Line 工具，模拟手术路径，手术路径两端分别在定位贴上显影（额部及枕部），可在 Markups 模块下对 Line 的尺寸、透明度等相关参数进行调节，以便更清晰地显示。注意设定的手术路径方向一定要避开横窦（图7-5-11）。

3. 基底核出血

（1）头部备皮后粘贴定位贴，行薄层CT扫描获取DICOM数据后导入3Dslicer完成数据重建，选择 Segment Editor 模块中的 Paint 工具对穿刺平面的轴位及矢状位切片进行单层标记。并点击Show3D，使标记层面在3D视窗显影。明确穿刺平面与定位贴的关系（图7-5-12），之后在患者头皮上进行标记（图7-5-13）。

（2）设计的穿刺路径要避开额窦，距离中线2cm以上，计算穿刺深度（图7-5-14）。

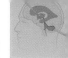

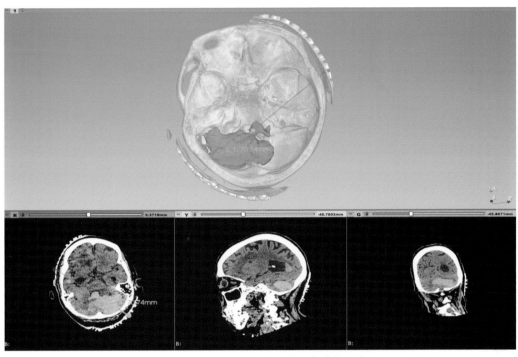

图 7-5-11　模拟手术路径方向及计算深度

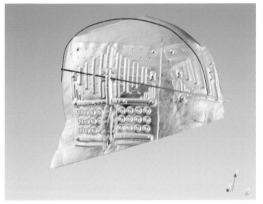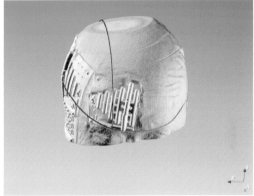

图 7-5-12　标记轴位及矢状位穿刺平面并显示在头皮上

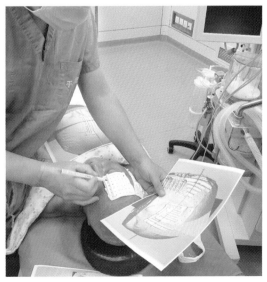

图 7-5-13　头皮上标记出穿刺平面的投影线

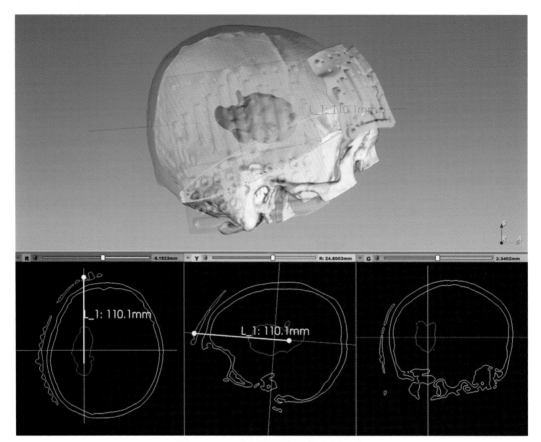

图 7-5-14　穿刺路径及计算穿刺深度

第六节　增强现实定位法

一、概述

将血肿及特征性标志物（耳郭、电极片等）进行建模，借助投影仪、手机软件等将模型投影在头皮上，确定血肿范围并标记的方法。

二、方法

1. 符合手术指征且家属同意手术的高血压基底核出血患者，头部备皮，在出血侧颞部贴 CT 扫描可显影的参照物，可以选择心电监护用的电极片，贴 3~6 枚，电极片位置在颞部即可，不必考虑是否为血肿体表投影范围（图 7-6-1A）。

2. 进行头颅 CT 薄层扫描（螺旋扫描，层厚小于 1mm）（图 7-6-1B），并通过刻录光盘或者影像浏览系统下载取得头颅 CT 扫描 DICOM 格式数据。

3. 在电脑中运行 3D Slicer 软件，导入头颅 CT 扫描获取的 DICOM 数据。首先重建颅骨血肿模型和电极片模型，软件计算血肿体积（45ml），参照血肿中心与中线距离（2.5cm），选择发际内冠状缝前（2cm）为手术进入点（Entery）、设定血肿中心底部为靶点（Target），并测量两者之间的距离（8.76cm），规划穿刺路径，并重建穿刺路径模型（图 7-6-2）。通过 3D Slicer 软件把上述三维模型保存为 VTK 格式文件。

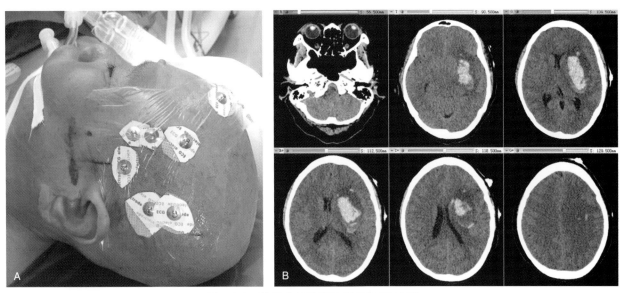

图 7-6-1　粘贴电极片定位后头部 CT 扫描
A. 头皮贴定位帖；B. 头部 CT 扫描。

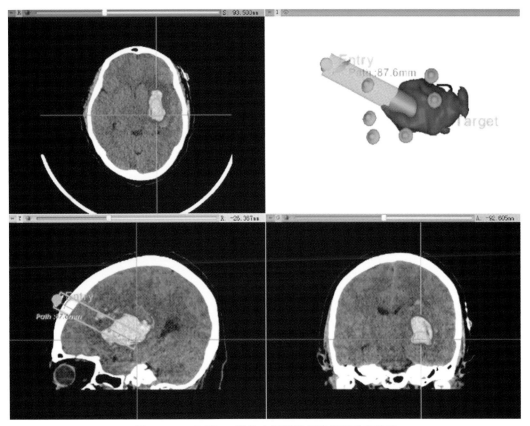

图 7-6-2　3DSlicer 软件中规划穿刺路径并重建模型

4. 在智能手机或者平板电脑等移动设备上安装三维浏览软件(作者使用 IPad 安装 Kiwiewer 软件)，将上述电极片、血肿及穿刺通道模型 VTK 格式文件从电脑导入移动设备，通过移动设备上的三维模型浏览软件打开上述文件。然后通过智能投影仪自带的局域网络功能连接移动设备(没有互联网也可无线连接)，智能投影仪和移动设备连接成功后，移动设备屏幕将被智能投影仪投影。

5. 在手术室，用三脚架固定智能投影仪放置床旁，调整高度及距离，使得投影设备对患者头部进行投影。通过缩放、旋转移动设备屏幕的三维模型和移动投影仪位置,将电极片模型和患者头部电极片位置吻合(图7-6-3A)。

6. 术者根据患者头皮的血肿和穿刺路径的投影,在头皮上标记血肿范围和穿刺路径(图7-6-3B)。

7. 按照设定的穿刺路径穿刺置入管状牵开器并清除血肿(图7-6-4)。

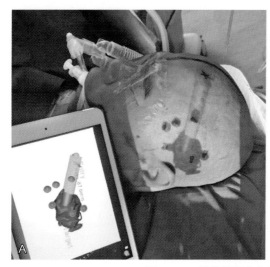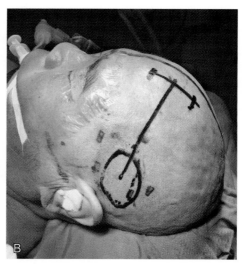

图 7-6-3 调节投影方向角度并标记血肿范围

A. 调节投影方向角度使电极片吻合;B. 根据头皮范围标记血肿

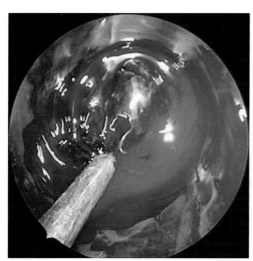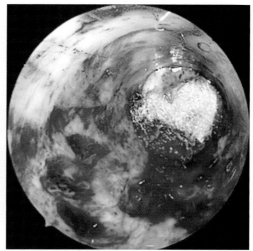

图 7-6-4 按照设定好的穿刺路径置入管状牵开器并清除血肿

第七节 立体定向定位法

一、概述

立体定向框架定位法就是人为地在头颅外安装一个框架,由它来形成一个三维空间坐标体系,使脑结构包括在这个坐标体系内,然后将这个框架和患者一起进行 CT 或 MRI 的扫描,就会得到带有框架坐标参数标记的患者颅脑 CT 或 MRI 的图像数据,患者颅脑内的各个影像解剖结构都会在这个坐标体系内有一个相应的坐标值,之后通过脑立体定向仪定义的机械数据来达到该坐标点,从而实现脑立体定向的方法。

立体定向框架定位虽然步骤较复杂,但在术前定位时可以同时了解颅内血肿的进展情况,可以根据血肿形态选择最优的路径,并且能够保证定位精准度。其计算方法有手算法、Slicer 软件辅助规划及立体定向框架专用软件规划。其中手算法选择血肿后下处为靶点,路径规划相对困难。立体定向框架专用软件,选择血肿后下处为靶点然后确定入点,查看通道路径经过血肿的位置对入点做出调整。Slicer 辅助定位可以将血肿三维重建,然后根据血肿位置及形态等确定靶点及入点,让通道路径与血肿长轴的夹角最小(通道路径与血肿长轴重合是最理想,本人很少采用,原因有两点,一是额窦发达的患者通道路径无法避开,二是头皮切口在前额发际外影响美观)。

二、定位方法

1. 安装立体定向框架(图 7-7-1)。

2. 带着立体定向框架行头颅 CT 连续薄层扫描,也可以注射造影剂后行 CTA 扫描,定位的同时还能除外动脉瘤(图 7-7-2)。

3. 行头皮、血肿三维重建,如果是 CTA,将头颅血管三维重建(图 7-7-3)。

4. 确定通道路径

(1) 利用 CurveMaker 确定通道末端(靶点),我们一般选择血肿的后下部为靶点(图 7-7-4)。

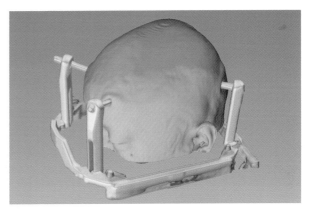

图 7-7-1　安装立体定向框架

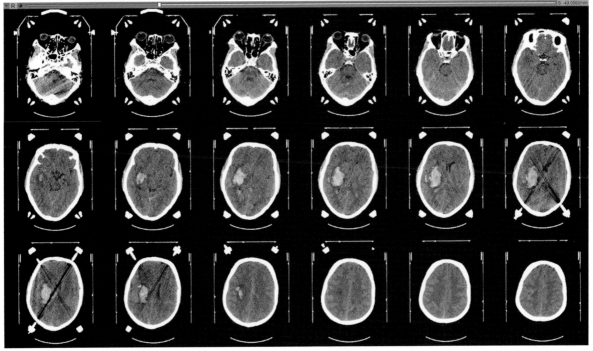

图 7-7-2　安装立体定位框架后扫描的 CT 图像

(2) 确定入点:基底核血肿为例,一般在眉弓上方 7~8cm,这样切口会在发际内。将头皮隐藏,血肿透明度调小,调整靶点及入点,从 3D 的俯视图及侧视图观察,确定最佳通道路径(图 7-7-5)。

5. 计算靶点及入点的坐标值(图 7-7-6),靶点及入点的坐标计算公式如下。

(1) X=100 ± Dx(靶点或入点在 O 点的左侧用 +,在右侧用 –)。

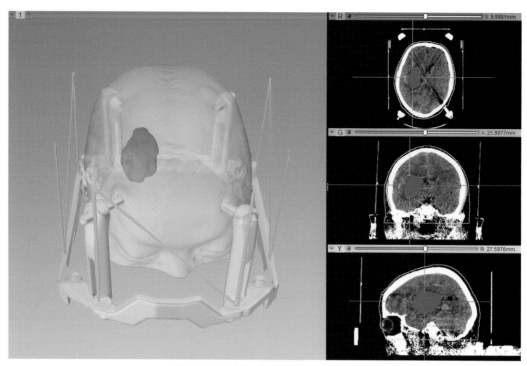

图 7-7-3 头皮、血肿进行三维重建

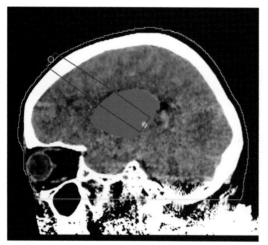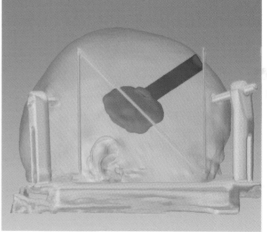

图 7-7-4 选择血肿后下部为靶点

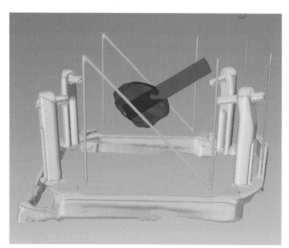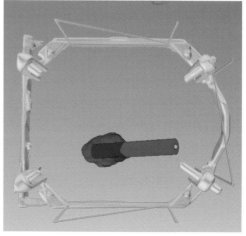

图 7-7-5 调整靶点及入点确定最佳通道路径

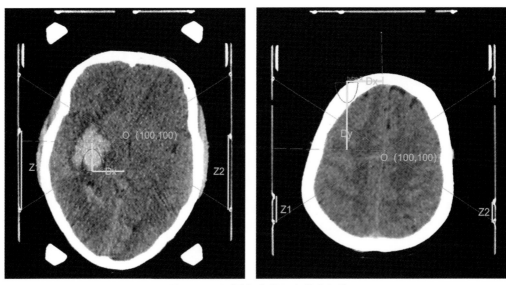

图 7-7-6　测量靶点及入点的坐标值

（2）Y=100±Dy（靶点或入点在 O 点的前方用 +，在后方用 −）。

（3）Z=40+（Z1+Z2）/2。

（4）Dx，Dy，Z1，Z2 直接用 slicer 的直尺工具测量。

6. 手术时先将立体定向框架调整入点 X、Y、Z，确定入点在头皮的位置，钻孔，铣开一直径 2cm 的小骨窗，然后将立体定向框架调整到靶点，通过骨窗中心进入靶点即可，然后一边清除血肿一边缓慢向外退出通道，直到血肿清除完全（图 7-7-7）。

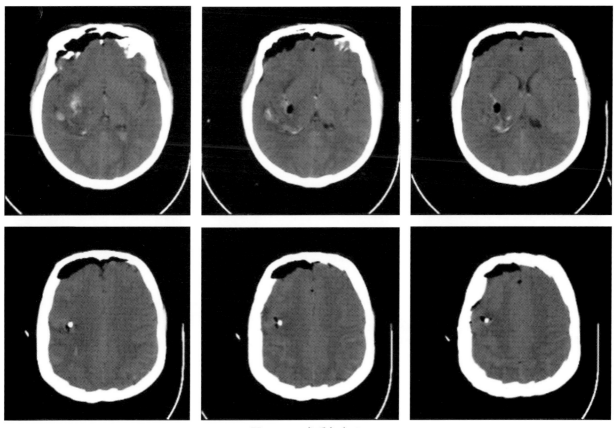

图 7-7-7　术后复查 CT

第八节　3D 打印引导支架辅助定位法

一、概述

三维(3D)打印技术已成为生物医学研究的热门领域。这是一种基于数字模型文件的快速成形技术，其特点是通过分层处理来打印具有复杂几何形状的实体，目前已广泛应用于航空航天，医疗，汽车，电子和其他领域。医学中的 3D 打印技术是将影像数据进行三维重建后，然后通过不同的打印机内置切片软件进行转换成打印机可识别的数据文件后，上机分层打印出实体的技术。目前随着行业的发展，越来越多的打印技术被用于医学临床。

3D 打印技术可以根据成形的原理分为多种技术，但不论何种技术都采用了一种分层加工的思维，但最近也有一些新的技术采用的是一种旋转成形的原理。在医学中应用最为广泛的技术为：激光光固化(stereolithography apparatus，SLA)，熔融沉积成形(fused deposition modeling，FDM)和选择性激光粉末烧结(selected laser sintering，SLS)等。

3D 打印技术是建立在三维空间几何原理基础上，和导航、立体定向技术的原理是一脉相承的，因此在它们间应用过程中具有很多相同点。相比导航设备和立体定向设备，3D 打印技术也有自身的优点。并且在脑出血手术中使用 3D 打印支架定位时具有先天优势。首先，颅脑半球表面缺乏明显的解剖标记，从而使得导航类设备成了一种"刚需"；其次，头面部的良好"鲁棒性"赋予了 3D 打印支架精确的刚性配准条件。使用 3D 打印技术可以辅助内镜下脑出血手术。使用打印后的引导支架既可以术前定位脑血肿的体表投影，也可在术中穿刺导航。但术中使用需要注意一些常见的问题。

首先，引导支架的消毒。手术需要严格无菌，任何颅内感染都会给患者带来灾难性的后果，甚至会造成医疗事故。目前的引导支架的常用消毒方式为低温等离子消毒，这在 3D 打印辅助骨科手术中常用，是被证实的安全有效的消毒方式。但脑出血手术作为急诊手术，而且在引导穿刺时使用一般不超过一分钟，因此笔者临床急症手术中通过无菌薄膜包裹引导支架进行辅助"导航"操作，节省了手术准备时间。当然也有同行使用碘伏浸泡，同样具有安全的效果。

其次，面部刚性配准和导航误差。由于面部良好的"鲁棒性"是目前导航技术常用的配准 ROI，3D 打印技术也是借助此区域进行配准。而面部皮肤的滑动可能会造成远端靶点的偏移，但 3D 打印导板是一种使用了"面与面"广泛接触的配准，因此其误差对于脑血肿定位是可以接受的。

最后，术区的处理。为了术中放置引导支架的底座，这就要求辅料和铺单都与常规手术有区别。需要在面部，尤其是鼻根和双侧眼眶给予充分的暴露，而且不能覆盖厚的无菌单，笔者一般会剪开传统的无菌单覆盖在一次性的无菌单上，一次性无菌敷料薄且防水，具有很好的贴合效果和隔离效果。同时注意，在使用引导支架时，需要临时撤离乳突牵开器等设备。当然也有专家通过桥接的方式可不撤离手术引导。

3D 打印技术被用于脑出血的手术是比较广泛的，覆盖了术前和术中。同时，这项技术仍在不断发展过程中，笔者自 2013 年推广此项技术至今，技术上已有很多质的飞跃。比如，切片软件的算法，由原来的 24 小时缩小到了 1 分钟。再比如，血肿的分割由原来的单一阈值分割方法，到了现在的多种分割方法并存，不但速度提高了上百倍，同时精度也明显提高。近些年在光固化领域取得的速度上的突破，使用下沉式的打印技术可以在几分钟内完成支架的打印，而传统的 FDM 技术往往需要 40 分钟到几个小时不等。总之，3D 打印技术在脑出血中应用虽然取得了一定的成绩，但这项技术还是处于一个"婴儿期"，还在继续发展和不断完善过程中。

二、3D 打印引导支架的制作过程

随着我国数字医学的发展,目前已有多种建模软件可供使用,而且有一些国产软件已经针对脑出血建模过程进行了优化设置,加快了处理速度,简化了处理流程,方便临床医师上手。在非商业软件中我们推荐使用 3D Slicer 软件进行建模。

(一) 建模

最常见的输入文件格式为 DICOM 通用影像格式文件,重建后的三维数据通常以 stl 格式进行保存。采集患者颅脑 CT 影像,扫描参数:矩阵 512×512,FOV 24em,层厚 2mm,推荐双源螺旋 CT 扫描,扫描数据可以 DICOM 格式刻录 DVD 光盘的形式输出。

在 Segment Editor 模块下分别创建头颅、颅骨和血肿的蒙板。并且重命名为:"face""bone"和"blood"(图 7-8-1)。

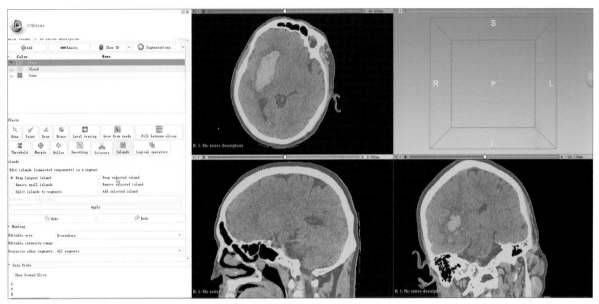

图 7-8-1　Segment Editor 模块创建头颅的分割

通过鼠标点选"face"后,通过阈值分割和岛屿的方法分割出整个头颅。如果存在一些层面精度不够的情况,可事先通过重切片将数据进行预处理。依照此方法分别对颅骨及血肿进行分割(图 7-8-2)。

将分割后的模型通过 Segmentation 模块导出为 model(图 7-8-3)。

(二) 计算机辅助设计

计算机辅助设计(CAD)可利用各种算法对现有的模型中进行修改。3D Slicer 的 CAD 功能并不强大,但随着软件的不断开发,也可以很好地完成一些 CAD 的工作。

1. 构建虚拟工作通道　通过 Markup 模块创建两个点,分别位于血肿中的靶点"F-1"和位于颅面部前方的"F-2"(图 7-8-4)。

打开"Curve Maker"模块,根据点"F"创建一个圆柱体,命名为"cylinder1",并且勾选实时更新功能,设置半径为"3"(图 7-8-5)。

通过鼠标分别在三维视图中的正位和侧位调整好"F-2"的位置,使得圆柱体避开额窦和中线,且尽可能沿血肿长轴方向(图 7-8-6)。

再次利用"Curve Maker"创建"cylinder2"圆柱体,使其半径设置为"5",方向上与"cylinder1"相同即可。

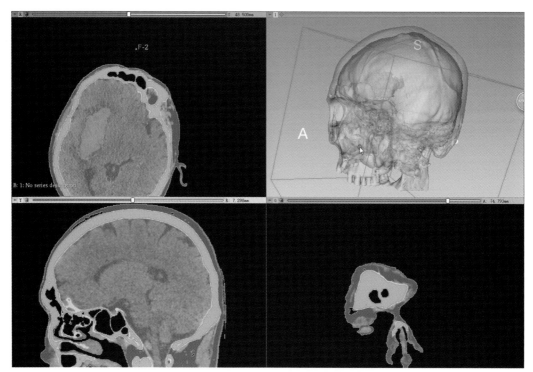

图 7-8-2　创建头颅、颅骨和血肿的三维模型

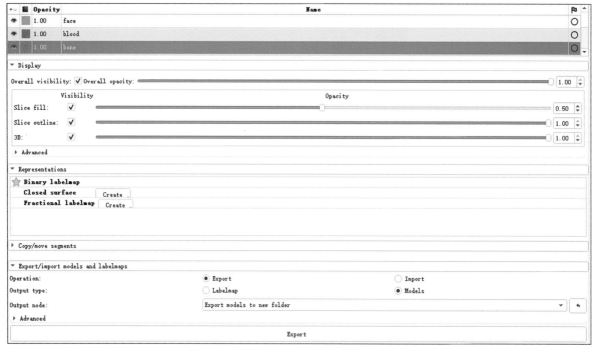

图 7-8-3　Segmentation 模块导出三维模型

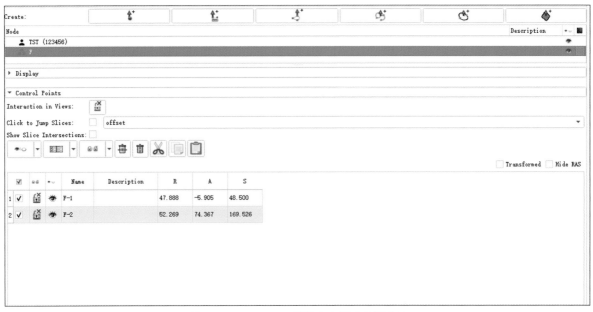

图 7-8-4　Markups 模块中建基准点列表 F

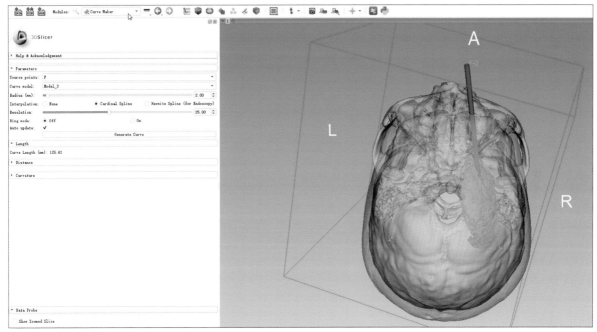

图 7-8-5　Curve Maker 模块通过点列表 F 创建圆柱体

2. 构建面部导板　通过新建一个"face2"的 segment,然后利用"Logical operation"的"copy"复制"face"到"face2"。然后利用"Hollow"抽壳得到面具,最后通过"Scissors"和"Islands"得到支架的基底部(图 7-8-7)。基底部的特点需要贴合额面部。

3. 布尔运算　3D Slicer 的布尔运算核心是将三维的数据文件通过切片为二维的数据,在二维数据中进行相应的布尔运算。将三维模型(cylinder1,cylinder2)通过"Segmentation",导入为"Segment"二维数据(图 7-8-8)。

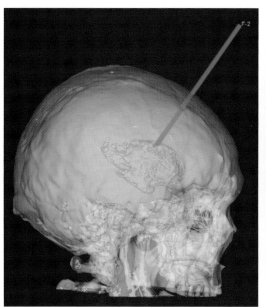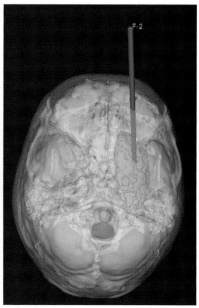

图 7-8-6 通过移动点 F-2 调整圆柱体方向

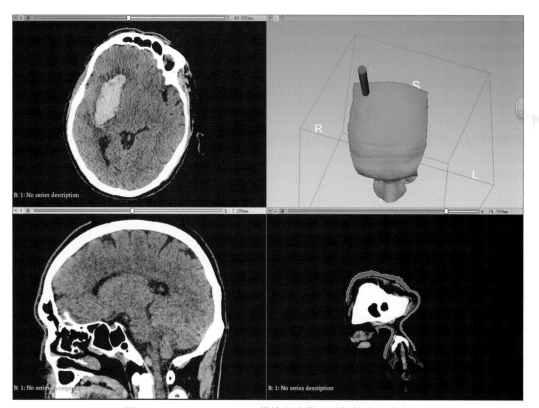

图 7-8-7 Segment Editor 模块创建紧贴面部的支架底座

新建一个名称为"mask"的 segment,然后利用"Logical operation"的"copy"复制"face2",通过"Subtract"减去"cylinder1"对面具进行打孔。

选"cylinder2",通过"Subtract"减去"cylinder1"生成管状结构,然后通过"Subtract"减去"face2"进行切割,通过"Islands"点选颅外段的管壁,最后通过"add"添加"mask"生成引导支架(图 7-8-9)。生成的支架可通过"scissors"进行修剪,使其变小,节省打印时间。

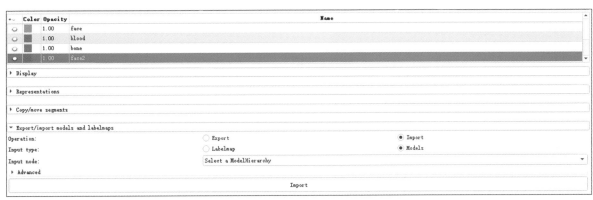

图 7-8-8 Segmentation 模块将三维的圆柱体模型转为二维图像

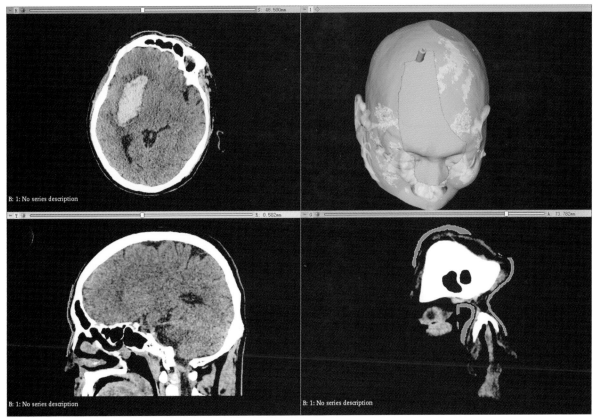

图 7-8-9 Segmentation 模块 "Logical operation" 生成的引导支架

(三) 导出 stl 文件并切片后 3D 打印

1. 导出 stl 文件 通过 Segment editor 控制面板上的 Segmentations 下拉菜单,选择 "export to files",导出为 stl 格式文件。

2. Cura 的切片 (图 7-8-10,图 7-8-11,图 7-8-12) 不同的 3D 打印机会带有不同的切片软件,在基层医院用得最多的是基于 FDM 的打印机。Cura 是一款免费开源的切片软件,支持多种 FDM 原理的 3D 打印机。打开 Cura 15.0 版本后,可以将 stl 文件拖入软件中。可以通过鼠标调整打印的姿势和位置。设置切片的参数,一般设置层高为 0.2mm,温度和速度等根据不同的机器型号进行设置。是否需要使用水溶性支架也可以自己加载相关的插件。切片后通过断层进行预览,估计打印时间。

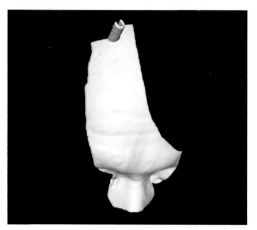

图 7-8-10　导出的 stl 格式支架模型

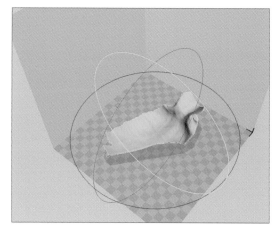

图 7-8-11　在 Cura 中调整打印的姿势

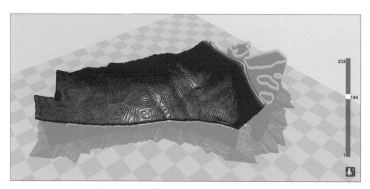

图 7-8-12　在 Cura 中预览打印过程

3. 上机打印及后处理

（1）3D 打印机及耗材：3D 打印机可以是常用桌面型 3D 打印机（图 7-8-13），比较推荐 FDM 类和激光树脂类的桌面型打印机。以山东瑞华公司生产的适合医学办公、教学使用的 3D 打印机为例，该机器对临床使用做了较多优化，全合金设计。3D 打印的材料主要为线材：PLA、ABS 等塑料材料。可以根据科室临床需要选择合适的设备和材料。

（2）将打印后的引导支架拔除支撑，并且利用打磨钻或者手术刀打磨锋利部位，尤其是在引导支架导管的底，打磨后以备下一步使用。

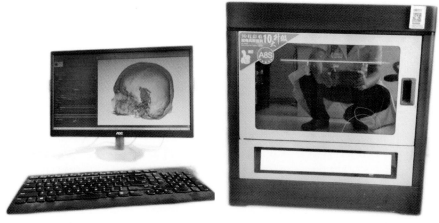

图 7-8-13　3D 打印工作站

三、3D 打印辅助内镜术中定位

为了术中放置引导支架的底座,这就要求敷料和铺单都与常规手术有区别。需要在面部,尤其是鼻根和双侧眼眶给予充分的暴露,而且不能覆盖厚的无菌单,笔者一般通过剪开传统的无菌单覆盖在一次性的无菌单上,一次性无菌敷料薄且防水,具有很好的贴合效果和隔离效果。同时注意,在使用引导支架时,需要临时撤离乳突牵开器等设备,避免不能贴合。当然也可以通过在 CAD 导板制作时通过"桥接"的方式不撤离器械手术引导,这也是一种很好的方式。

(一) 术前定位画线

手术核对患者信息后,注意标注左右,画出正中线,术区要提前备皮,剔除毛发。将打印的引导支架贴合患者面部,利用标记笔通过支架进行标记穿刺点,此为血肿在此部位的投影中心,设置合理长度的切口,笔者一般使用弧形或者直形的切口。在支架贴合后需要在支架上标记好中线,和垂直中线的一条线,以备术中确认用。根据穿刺导管的方向调整好头部的位置,确认术中的最适姿势。

(二) 消毒铺巾

双眼涂抹凝胶眼膏后利用无菌敷贴水密性封闭双眼避免消毒液渗入,常规消毒后,患者面部及鼻根区域仅利用一次性敷料覆盖,其他部位常规铺单。

(三) 悬吊硬膜后穿刺定位

取长约 5cm 直切口后,铣刀成骨窗直径 3cm 骨窗,悬吊硬膜后十字剪开,将引导支架置入无菌袋内,严密贴合患者的面部后,通过十字划线再次确认术中位置,取 12F 的穿刺引流管穿刺血肿,进入到事先测量的深度后拔出穿刺针芯,注射器回抽确认到达血肿。

(四) 更换工作套筒并手术

固定引流管,并利用撑开器撑开切口,注水润滑后,沿穿刺管置入 LGSP(低成本手套注射器套筒)通道,拔出通道内芯及引流管,置入内镜手术。如无 LGSP 通道的情况下,需要在引流管置入针芯,可利用术中标记物和蛇形牵开器标记术中方向,然后拔出穿刺管,最后在此方向引导下将自制的球囊注射器套筒或者商业套筒沿着原来的引流管穿刺方向置入。另外,对于桥接的引导支架,并不需要撤离牵开器后定位,直接可以使用套筒的穿刺芯引导定位,但需要专业的 CAD 软件工具,比如 Mimics 套装等。

第九节　神经导航辅助定位技术

神经导航是最精准和可靠的血肿定位方式。神经导航辅助血肿定位是依据计算机技术将患者术前 CT 或 MRI 影像资料与术中血肿的实际定位建立动态关系,可以在术中准确、动态、实时定位手术部位与颅内病灶的三维空间位置,能充分发挥术中动态导航功能。在神经导航的精确指引下,术中能够精确地将神经内镜或内镜工作通道置入血肿腔内的预定位置,精准手术,最大限度减少手术损伤。

弥散张量成像(diffusion tensor imaging,DTI)是近年来逐渐兴起的一种磁共振功能成像技术,能够定量分析脑白质的微细结构,为临床诊断并评估疾病提供了精确的影像学依据。DTT 能够显示神经纤维束的空间形态及与病灶的关系,有利于临床医师选择合适的治疗计划及判断治疗效果。目前国内外学者均运用 DTI 评价脑出血的治疗效果,认为中等量以上的脑出血应该早期采取微创治疗,且皮质脊髓束损伤程度越轻,手术效果越好。而传统手术入路往往选择距离血肿最近的地方,但从白质纤维束出血的关系来看,颅脑损伤手术既要考虑血肿清除,也应考虑对白质纤维束的保护,以此减少医源性损伤,提高生存率。为减少对白质纤维束的损害,有学者提出了"白质纤维束旁精准神经内镜技术",即术前神经影像融合(DTI 等)+ 术中导航 + 神经内镜 + 白质纤维束旁入路。脑出血会对白质纤维束造成损害,如果选择的手术入路不适合,就有可能会在清除血肿的过程中对白质纤维束造成进一步损害。当选择白质纤维束旁入路,也就是选在与白质纤维束平行的手术入路,在清除血肿的同时尽可能保护白质纤维束,保护神经功能,提升手术疗效。

第十节 术中超声辅助定位技术

术中超声能为手术医师提供实时动态的声像图,从而能监测引导整个手术过程,有效弥补神经导航和影像引导外科术中脑组织"漂移"对血肿定位的影响,并且能够实时定位血肿和明确残存血肿的情况。超声影像中急性脑血肿回声较脑组织强,以均匀或混杂强光点为主,形状不规则,与周围回声较弱的脑组织形成明显界限。术中超声可经硬膜外探查血肿位置及深度,根据超声定位情况判定骨窗大小是否满足手术条件。剪开硬脑膜,暴露脑组织后再次利用超声定位,将充满生理盐水的手套放在脑表面作为超声传导介质,无菌探头再次探查血肿位置,选择合适的脑沟或脑回,超声监测下穿刺血肿腔。血肿清除后血肿腔内充满生理盐水,再次利用超声探查血肿是否清除彻底,如残留过多,可再次清除血肿。

术中实时超声获得高清晰度的图像对术中实时监测手术进程至关重要(图7-10-1)。图像质量与空间分辨率密切相关,而空间分辨率则是由探头频率决定。高频率意味着高分辨率但组织穿透性差。低分辨率则相反。因此,根据病灶位置、深度、大小等合理选择恰当频率对获取高质量图像很重要,否则不但得不到满意图像而且会遗漏病灶,一般对于大部分脑部病灶,5MHz的相控阵探头能给出探头下2.5~6cm的高质量图像。但对于表浅的幕上病灶或颅后窝病灶,10MHz线阵探头能给出0.5~4cm的高质量图像。有些学者用不会产生回波的明胶叠加成1cm厚从而拉长探头与病灶的距离仅用5MHz的相控阵探头就能很好地探测表浅的病灶。频率5MHz的探头为术中常用探头,它体积小,接触面小,既照顾了声像图浅部的分辨率,又兼顾了深部较大的视野。探头的位置对获得高清晰度的图像也非常重要。为了最大限度减少对正常脑组织的损伤同时要能清楚显示实时手术进程与手术器械的操作可采用二种摆放探头的位置:①绝大多数开颅术中,为显露病灶而采用的骨窗足够放置探头并获得清晰图像,置放探头在手术通道旁的硬膜上;②在手术骨窗旁另钻一个小骨孔(直径约3cm)以置放探头。空气存在于探头与硬膜间或手术通道中将会产生声学阴影严重影响图像质量。排出空气可采用如下措施:无菌胶置于探头与硬膜间;滴注生理盐水于探头与脑组织间;排出无菌套与探头间空气;正确摆放患者体位使手术通道垂直,在手术通道充满生理盐水时空气自然排出。

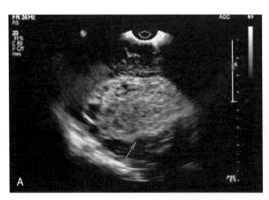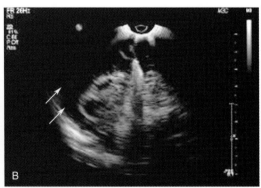

图 7-10-1 术中超声实时监控
A.术前脑血肿声像图(红箭);B.术中神经内镜工作通道置入血肿区(白箭)。

术中超声辅助内镜手术治疗高血压性脑出血有诸多优势:①超声重复利用,实时监测,无辐射,价格低廉。②精确定位与内镜微创完美结合,减少脑组织及血管损伤。③超声技术易学、易懂,可操作性强,直观、动态。④神经内镜基础上结合超声辅助选择血肿的最佳路径并测量深度,实时监测穿刺情况及是否

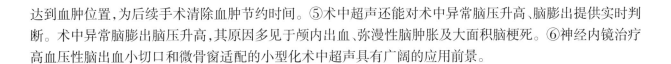

达到血肿位置,为后续手术清除血肿节约时间。⑤术中超声还能对术中异常脑压升高、脑膨出提供实时判断。术中异常脑膨出脑压升高,其原因多见于颅内出血、弥漫性脑肿胀及大面积脑梗死。⑥神经内镜治疗高血压性脑出血小切口和微骨窗适配的小型化术中超声具有广阔的应用前景。

第十一节　术中(移动式床旁)CT辅助定位

术中(移动式床旁)CT可在手术过程中定位颅内血肿,明确血肿残余程度,精准指导手术进程。术中CT实时监控下能够及时调整穿刺深度及角度,在清除血肿过程中可实时了解血肿形态以及体积的变化。在精确有效地清除血肿的同时,能够及时发现术区有无新鲜出血和术区远隔部位的出血,而相应调整手术策略,提高了手术安全性。

第十二节　人工智能(手术机器人)辅助定位

手术机器人借助强大的影像处理功能将患者多种影像资料(如MR,CTA等)进行高质量融合,形成三维图像,能够在冠状面、矢状面以及水平面3个方向取得中心靶点,直观地根据靶点血肿形态、周围血管走行等设计个性化手术入路,手术更为精确且安全。相较于传统神经导航技术,手术机器人无须导航所用的附加器械,术前准备更简单,术中操作更容易,提前设定好手术靶点和手术路径后,机械臂可自行定位和穿刺;相较于传统框架手术,手术机器人术前准备更简化,无须安装弧弓和其他部件及人工计算,可自动按照术前计划进行手术,避免调整坐标的繁冗操作,极大地简化了术前、术中操作时间,同时切口暴露时间减少,感染概率降低。虽然手术机器人操作相对容易,但对于缺乏立体定向手术经验的年轻医者,其原理及操作过程需要进行连续集中的培训及训练。机器人的根本是精密严谨,任何细节上的忽视都有可能造成不可估量的后果。手术机器人真正实现了"半自动启动,全自动治疗"的机器人手术属性,实践了"精准医学"及"精准内镜神经外科"理念。相信随着科学技术的进步,机器人外科手术系统也将不断改进,其应用的广度和深度必将得到不断拓展。

(关　峰　曹玉福　李　闯　霍贵通　杜昌旺　李珍珠)

参考文献

［1］伍学斌, 康强, 曾胜田, 等. 3D-Slicer联合Sina软件在高血压脑出血神经内镜手术的应用 [J]. 中国微侵袭神经外科杂志, 2018, 23 (8): 363-365.

［2］FEDOROV A, BEICHEL R, KALPATHY-CRAMER J, et al. 3D Slicer as an image computing platform for the Quantitative Imaging Network.[J]. Magnetic resonance imaging, 2012, 30 (9): 1323-1341.

［3］谢国强, 师蔚, 陈尚军, 等. 3D-slicer软件在高血压脑出血神经内镜微创手术治疗的应用价值 [J]. 中国微侵袭神经外科杂志, 2017, 22 (3): 109-111.

［4］佘晓春, 蒋晓明, 何建军. 颅内血肿微创穿刺清除术的弦长定位法 [J]. 脑出血, 2017, 2: 65-67.

［5］ZHENZHU L, RUIYU X, WEI C, et al. Novel Cost-Effective Tubular Port Based on Glove and Syringe for Endoscopic Surgery of Intracerebral Hematomas. *World Neurosurg,* 2020, 135: 367-374.

第八章　神经内镜手术器械及使用

第一节　概　　述

神经内镜(neuroendoscope)是神经外科手术中进行观察和操作的工具。最初是应用内镜烧灼脉络丛治疗脑积水,迄今有百余年历史,但神经内镜治疗脑出血的时间并不长。随着多用途、灵活方便的内镜器械及设备不断地改进和问世,神经内镜治疗脑出血的有效性和安全性显著提高,得到广泛认可及应用。具有微创,损伤小、恢复快,住院时间短等优点。神经内镜手术的原理是通过光导纤维传导,将光源聚焦在术野,缩短了操作者眼睛到靶标光点的距离,同时,内镜的物镜具有广角及放大效应,能抵近血肿便于观察,实现较小的手术切口和入路完成精细的手术操作,因此,神经内镜手术已成为现代微侵袭神经外科的主要发展方向之一。

神经内镜治疗高血压性脑出血重要的一环是需要使用内镜器械设备与相关手术耗材,所以,学习内镜手术首先要了解内镜器械设备与相关手术耗材的使用方法及特点,本章重点介绍神经内镜的器械及使用。

第二节　神经内镜手术基本器械

神经内镜按功能分为单功能镜及多功能镜,单功能镜主要是指没有工作通道仅有光学系统的观察镜,多功能镜除了具有观察镜的功能外,在同一镜身还具有至少一个以上的工作通道,具有照明、手术、冲洗及吸引等多种功能;按所达的部位或应用的领域的不同分为脑池内镜、颅底内镜、脊髓脊柱内镜;按结构和形状分为硬性内镜和软性内镜;按观察角度的不同分为:0°、30°、45° 内镜。

神经内镜器械目前有两大类,一是高清神经内镜,二是普通标清神经内镜。整套的神经内镜设备包括摄像系统,光源系统,冲洗系统,(由镜体、光源、成像系统和图像摄录系统组成),各种硬镜和软镜,以及配套器械、常用辅助设备和材料。

神经内镜手术基本器械包括镜内和镜外两部分。辅助设备包括支撑臂、导航系统、术中超声、球囊导管及内镜工作通道等。这些都是脑出血内镜手术所必备的器械与耗材,此外,影像导航系统、术中超声、颅内压监测设备,可增加手术的安全性。

其他辅助器械包括撑开器、组织钳、颅骨钻、铣刀、弯剪、脑膜剪、显微剪、双极和单极电凝,止血钳,纹钳,吸引器,脑压板等。

一、神经内镜主机系统和镜体设备

神经内镜目前有高清神经内镜(图 8-2-1A)、普通标清一体化内镜摄像系统内镜(图 8-2-1B)。

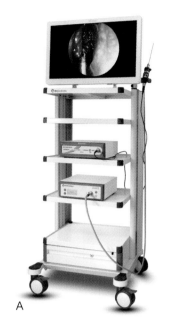
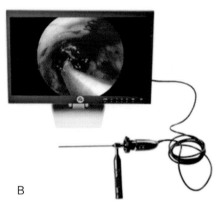

图 8-2-1　神经内镜

A.高清神经内镜主机系统;B.普通标清一体化内镜摄像系统内镜(带显示镜和电池)。

(一) 主机包括光源、成像系统和图像摄录系统

1. 光源系统　内镜照明经历了普通白炽灯、氙气灯,到目前广泛使用 LED 灯冷光源,其输出高亮度冷白光,色温高纯,使用寿命长达 6 万小时。

2. 成像系统　包括摄像头、摄像系统主机和显示器。摄像头与神经内镜的目镜相连,通过主机将图像传至显示器上。

3. 图像摄录系统　录像系统随时记录和保存手术录像,利于后期的回放和剪截,与医院的多媒体连接,可进行视频转播、教学。

(二) 神经内镜镜体设备及分类

神经内镜镜体设备分为硬性内镜和软性内镜,而硬性内镜分颅底内镜和脑室镜。

1. 硬性内镜

(1) 硬性颅底内镜　外直径在 2~8mm 之间,焦距短,视野宽,有良好的照明和图像清晰效果;并可有多个通道,用于照明、冲洗吸引等。物镜有不同的视角,0°、30°、45° 等镜头。但 45° 内镜操作困难,临床上主要用于观察,手术应用少。目前常用 0° 和 30° 内镜,能同时进行观察和手术操作。

1) 0° 内镜(图 8-2-2)提供前向扇形直线视野,观察侧方血肿壁需要尽量向血肿壁翘,摆动大。

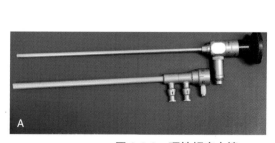
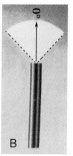

图 8-2-2　硬性颅底内镜

A. 0° 硬性神经内镜;B. 角度示意图。

2) 30° 内镜(图 8-2-3)除前向直线视野外,还提供侧面视野。在镜头摆动小的情况下,进行轴向转动,即可对术野进行 360° 的观察,观察血肿侧方不需要较大摆动就能够完成。

3）各种角度的硬镜（图 8-2-4）

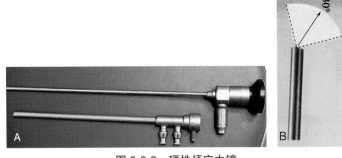

图 8-2-3 硬性颅底内镜
A. 30° 硬性神经内镜。B. 角度示意图。

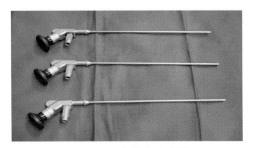

图 8-2-4 各种角度硬镜

（2）脑室镜：脑室镜治疗脑出血主要是针对脑出血脑室铸型或出血阻塞室间孔引起的脑积水等病例。脑室镜术中可持续冲洗置换脑室积血，通过脑室镜工作通道将血肿夹碎，再冲洗出来，以及同时行第三脑室底造瘘等。脑室镜脑出血手术可早期将脑室积血冲洗，缩短脑室铸型引起脑积水或颅内感染等并发症（图 8-2-5）。

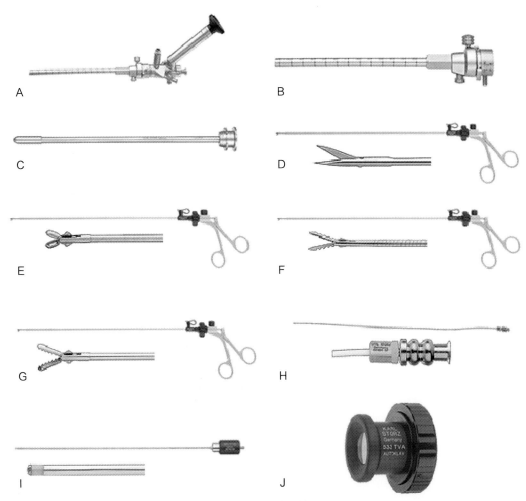

图 8-2-5 脑室镜
A. 脑室镜；B. 操作鞘；C. 鞘芯；D. 剪刀、单开齿、尖头；E. 活检钳、双开齿；F. 脑室造瘘钳；
G. 抓钳；H. 注射针、软性设计；I. 电极电凝、双极；J. 转换器、可高温高压消毒。

(三) 电子软镜

头端直径 2~4mm，长度有 60cm 和 100cm 两种，工作通道一个，可兼做冲洗、引流、操作。由于其柔软性，以及前端方向可调，可通过控制镜头方向顺畅达到硬镜不能达到的位置，可在脑室或脑池内移动，进行观察和操作，较常使用的是 60cm 电子软镜（图 8-2-6）。

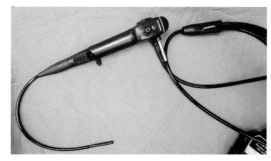

图 8-2-6　电子软镜

二、神经内镜辅助系统

该系统包括支撑臂、导航系统、术中超声等。

1. 支撑臂　主要是由球状轴承关节构成，可以随时调节，既灵活，又稳定可靠，操作方便（图 8-2-7）。

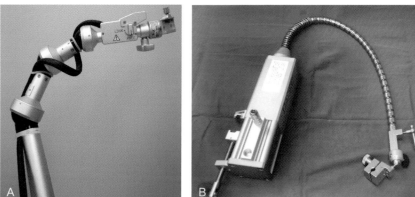

图 8-2-7　气动支撑臂
A. 多功能气动支撑臂；B. 蛇形支撑臂。

2. 导航系统　具有精准定位设备，术中可以将神经内镜和工作通道准确置入到血肿腔内预定位置（见术中定位章节）。

3. 术中超声　可以弥补神经导航和影像引导外科术中脑组织"漂移"对血肿定位的影响，以术中实时定位、了解血肿和明确残存血肿的情况（图 8-2-8）。对术中清除脑内血肿具有重大意义。

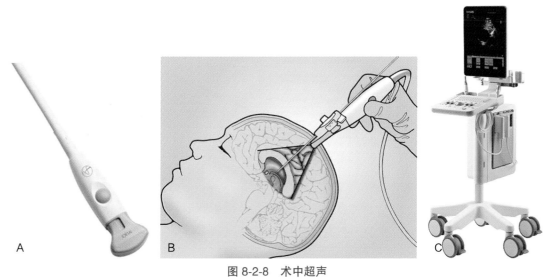

图 8-2-8　术中超声
A. 超声血肿定位探头；B. 术中超声探查血肿及定位；C. 探查主机。

三、神经内镜使用的相关器械

1. 双极电凝 是神经外科重要的止血工具,国产、进口厂家多,尽量选用长柄或细长枪式双极电凝,这样操作起来可防止互相干扰。推荐一种前端呈翘头的双极电凝(图 8-2-9),以及可吸引集成双极电凝(图 8-2-10)。

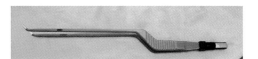

图 8-2-9 前端呈翘头的双极电凝

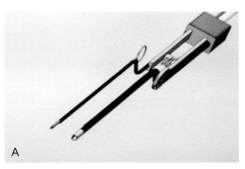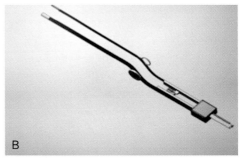

图 8-2-10 可吸引集成双极电凝
A. 可吸引集成双极电凝正面;B. 可吸引集成双极电凝反面。

2. 脑室、脑池内镜配套器械 有造瘘钳、抓钳(图 8-2-11)。

3. 吸引器 清除脑血肿主要是在吸引器下进行,所以吸引器应该准备各种长度、直径、朝向、直头、左右侧向、前端呈翘头的吸引器(图 8-2-12),以及带电凝功能的吸引器。翘头吸引器有利于吸除侧方血肿。长手柄型吸引器,内径 2.0mm、3.0mm、270mm、250mm;工作距离 150mm、130mm;手柄长度 90mm(图 8-2-13)。

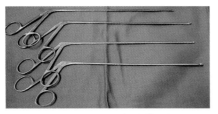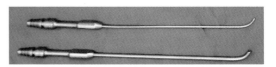

图 8-2-11 不同角度的抓钳 　　图 8-2-12 翘头吸引器

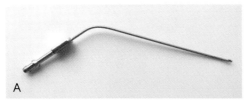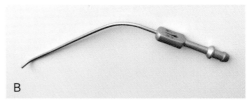

图 8-2-13 长手柄型吸引器
A. 直头;B. 弯头

4. 显微剪刀(图 8-2-10) 显微剪刀有直头、双尖头、单尖头、膝状长臂显微剪刀(图 8-2-14A)和各种形式的枪式剪刀(图 8-2-14B);枪式剪刀具有不同成角方向,前端有直头、翘头,以及尖状和钝状。组织钳有造瘘钳、抓钳、活检钳;前端呈尖头和钝头两种。

5. 各种枪式的活检钳(取瘤钳)(图 8-2-15)及不同大小及不同成角方向的组织钳,可应用于较韧脑内血肿的钳夹取出。

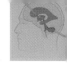

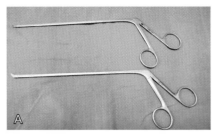

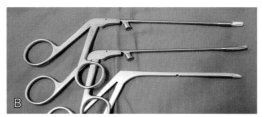

图 8-2-14　显微剪刀
A.膝状长臂显微剪刀;B.各种形式的枪式剪刀。

四、颅底内镜的应用

也可称为镜外技术,操作在镜体外进行。手术时可利用颅内自然腔隙到达手术区域。

1. 脑出血内镜手术,是利用人工形成的工作通道在通道内进行操作。在神经内镜下进行脑内血肿清除术,这是依赖于高效工作通道的改进与应用。

2. 脑室镜应用及相关器械的内镜截面图见图 8-2-16。

3. 脑室镜工作套管　分为单腔和多腔两种。

(1)单腔工作套管:单腔套管适用于本身带工作通道的镜

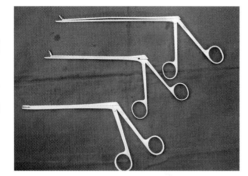

图 8-2-15　枪式的活检钳

体;先引入套管,再通过套管将脑室镜引入脑室内。直径 6.8mm,套管前方呈平面,通过未扩大室间孔时容导水管易被阻挡(图 8-2-17)。

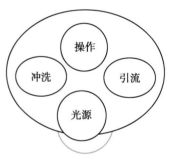

图 8-2-16　显示脑室镜通道:
光源(下)、操作(上)、共冲洗及
引流 4 个通道(左右)

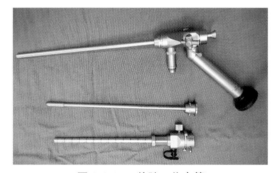

图 8-2-17　单腔工作套管

(2)多腔工作套管:该套管分成上下左右 4 个通道,左右为冲洗、引流通道,上通道是进操作器械,下通道进镜体,直径 4.2cm,前端呈圆锥状,通过室间孔顺利。由于其镜体直径较细,在通道中操作,有一定优势(图 8-2-18)。

4. 脑室镜特殊操作器械　直径要小于工作通道直径,同时比内镜长 5cm 左右。包括不同形态和长短的枪式组织钳、造瘘钳、剪刀、双极和单极电凝等。

(1)特殊双极电凝:分为点式、叉式和剪式三种类型。

1)点式双极电凝:分为点式(图 8-2-19)

2)叉式双极电凝:前端呈两钝针尖状,将出血的血管置于两针尖之间,或搭于血管上,通电即可。由于其呈线状,置入方便清除血肿(图 8-2-20)。

3)剪式双极电凝:呈直形,前端闭合状,从操作通道置入后,张开,可夹住血管出血点、止血灵活又可靠(图 8-2-21)。

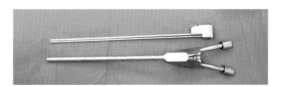

图 8-2-18 多腔工作套管

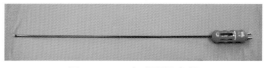

图 8-2-19 点式双极电凝

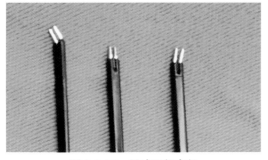

图 8-2-20 叉式双极电凝

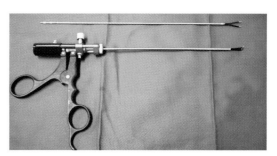

图 8-2-21 剪式双极电凝

（2）脑室镜下使用的各种剪刀、抓钳、造瘘钳等：有弯头、直头，前端又分尖头和钝头两大类。

五、神经内镜技术其他辅助设备

1. 立体定向仪 可根据 CT、MRI 提供的影像学资料作出准确的病灶定位，同时为内镜提供可靠的固定装置。常用的定向仪有 Leksel 定向仪、BRW 定向仪、Ramai 定向仪等。

2. 微型超声吸引器（微型 CUSA） 利用超声将血肿腔内部粉碎为碎屑，并利用其吸引功能将碎屑吸出，包括超精细微头，成角和延长手柄。一般具有多种不同的频率供选择，标准的 35kHz 或 36kHz 手柄适合重要结构周围的软组织切除，而 23kHz 和 24kHz 的手柄适用于较硬的组织。

3. 神经导航仪 与内镜技术结合应用最为广泛，它消除了导向臂的影响，使手术操作更加方便，定位更加准确。

第三节 神经内镜手术工作通道耗材及应用

脑出血内镜手术治疗近年来取得飞速发展，很大程度归功于高效内镜工作通道系统的改进，内镜工作通道的合理建立和应用能够有效减少通道置入过程中对脑组织造成的机械性损伤，增加术野显露，提升手术疗效。

目前国内外神经内镜工作通道（内镜辅助耗材）类型较多，按照性质大体可分为：可调距及可视通道、固定性硬通道、塑性软通道。

一、可调距及可视类型通道

1. 可调距颅内导管（国产一次性使用耗材） 型号有内径 7mm、10mm、13mm、16mm；长度 90mm、100mm（图 8-3-1）。耗材优点：管壁透明，设有深度标志，方便观察通道外情况，判断工作深度。且导管长度可调，便于手术操作。

2. 可视内镜通道套装耗材 可视内镜通道套装耗材是"零物距、接触成像"技术，可视化下穿刺、寻找、确认、测量颅内血肿（"一镜双用"两种功能切换）。重量轻，无需进行白平衡及相关操作，具有 USB 接口可用于多种通用图像显示设备（图 8-3-2），无需专用的冷光源和影像设备。

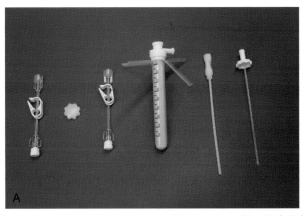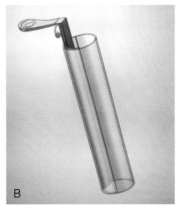

图 8-3-1 可调距颅内导管
A. 可调距颅内导管各部件；B. 可调距颅内导管立体面。

3. 手术准备及使用

（1）将可视内镜套装通道耗材（直径 4mm，视向角 0°）插入可视导引芯中，可视导引管芯后端和内镜旋转固定，内镜和可视导引管芯组合成可视脑穿针（血肿穿刺镜）（图 8-3-3）。内镜 USB 接口插接到具有 USB 接口的图像显示设备，前端光源点亮，可显示实时图像。

（2）将可视脑穿针（穿刺镜）置于一次性扩张导管（图 8-3-4）中组成可视内镜通道套装（可视内窥镜扩张导管）（图 8-3-5）。

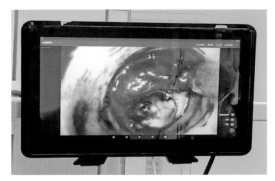

图 8-3-2 具有 USB 接口的内镜显示器

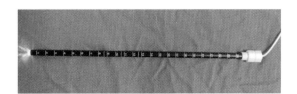

图 8-3-3 可视脑穿针

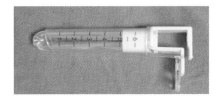

图 8-3-4 一次性扩张导管

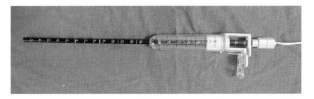

图 8-3-5 可视内镜通道套装耗材（可视内窥镜扩张导管）

二、固定性硬通道

是外形和尺寸固定的管状脑部牵引通道或导引鞘管。多为透明材质，根据手术入路、血肿大小、位置深浅选择不同规格和参数的内镜工作通道。这种工作通道向血肿方向穿刺时，强行推挤，对脑组织挫伤较重。现在有学者将球囊导管先推移脑组织形成隧道后，再置入硬性工作通道，可以减轻硬通道的损伤（图 8-3-6）。

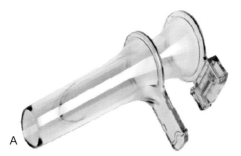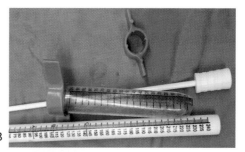

图 8-3-6　国内商品化的透明管鞘

A. 透明管鞘；B. 导引器。

三、塑性软通道

1. 球囊导管　使用球囊导管时，术中先用脑穿针穿刺血肿，确认无误后，球囊导管沿穿刺通道置入，其扩张推移脑组织形成隧道后，再置入内镜工作通道。工作通道直径小于球囊直径，可减轻通道置入时机械损伤。通道在置入过程中，持续用无菌盐水冲洗保持湿滑，尽量减少球囊导管、工作通道与脑组织的摩擦，最大程度减轻机械性副损伤。

2. 各种自制的透明管鞘　自制透明管鞘简单、方便、使用。临床上可选取无菌输血器中间的莫非氏滴管，或者是无菌输液袋，裁剪后形成一个长方形薄层透明胶片，然后再卷曲后形成一个管状透明管鞘；另外，这种透明胶片可以根据血肿深度剪切成为大小不同的透明管鞘。

第四节　神经内镜器械准备

神经内镜手术是在显示器下进行操作，不同于传统显微镜直视下手术，因此，手术前准备好各种器械，摆好显示器位置，有利于手术顺利完成。

显示器、摄像系统、录像系统、光源整合在移动仪器车上，可随时调整显示器位置；显示器摆放在术者正前方，高度与术者平视或略高于视线为佳。

1. 器械台　台面铺 4 层无菌单、四边下垂超过 30cm，内镜及摄录设备连接好后，固定于器械台上；器械台最好在仪器车与术野之间。

2. 内镜调试　内镜使用前，调节好各参数，如白平衡、焦距、图像大小，录像功能等。

3. 内镜手术中的使用注意事项及手术间的布局

(1) 内镜光源为光纤，容易损坏，内镜工作器械细长，使用中要轻柔，轻取轻放。

(2) 固定：将内镜、摄录线、光纤整合在一起，并固定在操作台上，手术端需要留出一定长度，便于术中灵活操作。

（黄　辉　杨进华　王玉峰　蔡　强　段　剑　张红波　吴日乐　刘金阳）

参考文献

[1] 胡志强. 实用内镜技术与临床应用 [M]. 北京：科学技术出版社，2014.

[2] 胡志强. 神经内镜外科技术系列 (一)(二)[M]. 北京：中华医学电子音像出版社，2014.

[3] 朱广通，黄辉，胡志强，等. 经外侧裂-岛叶入路神经内镜手术治疗基底节区脑出血 [J]. 中华医学杂志. 2012,

92 (47): 3361-3363.

［4］黄辉, 胡志强, 朱广通, 等. 神经内镜在微血管减压术中的应用 [J]. 中华神经外科杂志 2014, 30 (5): 510-512.

［5］张红波, 张世忠, 白萌萌, 等. 立体定向辅助下神经内镜手术清除脑内血肿 1 例并文献复习 [J]. 中国临床神经外科杂志, 2019, 24 (7): 431-432.

［6］葛新, 陈晓雷, 孙吉庆, 等. 神经内镜微创手术与开颅血肿清除术治疗高血压脑出血疗效比较 [J]. 中国神经精神疾病杂志, 2016, 42 (10): 605-608.

［7］葛新, 陈晓雷, 孙吉庆, 等. 简易导航下神经内镜经 kocher 点额中回入路微创手术治疗丘脑出血破入脑室 [J]. 中国神经精神疾病杂志, 2017, 43 (3): 176-179.

［8］焦永辉, 肖庆, 王林, 等. 脑室铸型血肿的软性神经内镜治疗 [J]. 神经疾病与精神卫生, 2016, 16 (6): 694-697, 封 3.

［9］郭桥, 蔡强, 李知阳, 等. 经颅神经内镜额部入路在基底节区脑出血中的应用 [J]. 卒中与神经疾病, 2019, 26 (5): 561-564.

［10］CAI Q, LI Z, WANG W, et al. Hemorrhagic stroke treated by transcranial neuroendoscopic approach [J]. 2021, 11 (1): 11890.

［11］QIANG CAI, QIAO GUO, ZHIYANG LI, et al. Minimally invasive evacuation of spontaneous supratentorial intracerebral hemorrhage by transcranial neuroendoscopic approach. Neuropsychiatr Dis Treat. 2019, 11 (15): 919-925.

第二篇 各 论

第九章 神经内镜丘脑血肿清除术

第一节 概 述

高血压性脑出血是高血压常见的靶器官损害相关疾病之一,占全部脑卒中的 30% 左右。丘脑区出血占 10% 左右,且容易破入脑室,引起急性梗阻性脑积水及颅内高压,导致继发性脑损伤加重脑功能障碍。高血压是丘脑出血的最主要原因。丘脑出血多为丘脑穿动脉或丘脑膝状动脉病变,当血压骤升血管破裂发生出血。出血主要累及周围的内囊、中脑及下丘脑,导致相关部位功能损害。

手术是临床治疗丘脑出血的重要手段,可及时清除血肿,解除血肿对周围脑组织的压迫,降低颅内压,改善脑组织缺血、缺氧状态。手术能最大限度保留残存丘脑的功能,恢复脑脊液循环,对提高患者的生存率及生活质量有重要意义。

丘脑出血频率高主要由于其解剖结构的独特特点,供血复杂。丘脑分为前部、后部、外侧部、内侧部(图 9-1-1),同时由椎基底动脉和颈内动脉系统供血。椎基底动脉供应丘脑主要是丘脑穿通动脉和丘脑膝状动脉。颈内动脉供应丘脑主要包括:①后交通动脉的丘脑结节动脉;②脉络丛前动脉的丘脑支及枕支;③脉络丛前动脉的丘脑支;④大脑中动脉的豆状核丘脑动脉;⑤大脑前动脉中的丘脑前动脉。丘脑穿通动脉以及大脑后动脉垂直分支的具有薄弱管壁的终末支丘脑膝状动脉破裂是造成丘脑出血的主要原因。

丘脑出血病理主要表现为局部脑缺血和凝血纤溶系统改变,其诱导因素主要是因为血肿占位效应、脑组织受损而释放的血管活性物质、血肿分解产物等引发的穿支动脉受损、颅内高压、脑水肿。丘脑出血破入脑室可以进一步引起脑积水,周围脑组织因过度压迫后会产生不可逆的结构破坏和持久功能障碍。

目前脑室引流术和血肿穿刺引流术是常见的治疗丘脑出血的方案。不过无论是脑室引流,立体定向穿刺引流,还是体表定位引流丘脑血肿,短时间都无法解决占位效应,以及存在血肿清除不彻底等问题,机体可能受到丘脑出血后中枢性高热,梗阻性脑积水等继发损伤的影响,临床上一直积极探索新的治疗方式。随着神经内镜技术的发展,神经内镜微创颅内血肿清除术已广泛应用于临床,成为丘脑出血外科治疗的重要手段。术中丘脑血肿的定位是清除血肿、减少脑损伤的重要因素,导航技术可以解决这一难题。导航辅助神经内镜微创手术技术(图 9-1-2),可以利用导航准确定位,在直视下迅速、彻底地清除丘脑血肿,对脑组织创伤小,利于患者快速恢复。对于丘脑血肿破入脑室,或者脑室内积血铸型的患者,神经内镜可以同时行脑室内血肿清除术及第三脑室底造瘘术重建脑脊液循环。无导航设备的中心可以利用 3D Slicer 或者 Sina 等简易导航手段辅助治疗。

大量文献报道已经证实微侵袭手术治疗丘脑出血安全有效,能改善患者的预后。目前,丘脑出血的外科治疗已由血肿穿刺引流和脑室外引流,转向导航引导下内镜微侵袭手术。

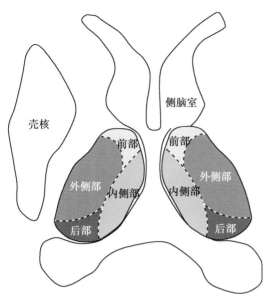

图 9-1-1　丘脑的解剖分为前部、
后部、外侧部、内侧部

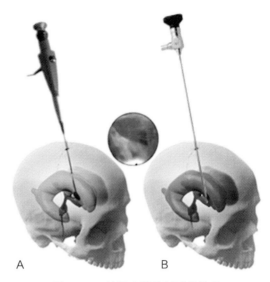

图 9-1-2　神经内镜微创手术技术
A. 电子软镜治疗丘脑出血破入脑室；
B. 硬镜治疗丘脑出血破入脑室

第二节　临床表现及诊断要点

一、临床表现

1. 意识障碍　血液破入脑室,导致脑脊液循环受阻引起急性梗阻性脑积水、颅内压增高压迫脑干形成脑疝。脑干网状结构损坏或功能抑制,产生不同程度的意识障碍。

2. 偏身感觉障碍　当背侧丘脑出血或压迫、损伤内囊后肢后 1/3 或传入纤维受损时,可出现病灶对侧偏身感觉障碍、自发性疼痛、感觉过敏、感觉倒错。常常感觉障碍重于运动障碍、深感觉重于浅感觉。丘脑和内囊后肢解剖关系密切,血肿可直接压迫或继发水肿累及内囊,出现肢体运动障碍,对侧肢体偏瘫。

3. 应激性溃疡　患者发病后出现应激性消化道溃疡出血,出现咖啡色胃液及柏油样便,或者两者合并一同出现。主要由于患者交感神经兴奋,儿茶酚胺分泌增多,收缩胃黏膜血管,出现缺血症状。

4. 瞳孔异常　单侧或双侧瞳孔缩小,对光反射迟钝或消失。早期多为一侧缩小,主要由于血肿压迫下丘脑交感中枢或下行交感纤维。一侧瞳孔散大,由于出血部位靠内、靠后,血肿破入脑室,中线结构移位脑疝压迫动眼神经所致。

5. 眼球运动障碍　丘脑出血会导致多种眼球运动障碍,上视麻痹最常见,上下视均麻痹次之,单纯下视麻痹最少。主要由于血肿累及丘脑内侧部、下丘脑及后联合所致。丘脑出血破入第三脑室,双眼向瘫痪侧凝视。

6. 体温变化　下丘脑的前方有散热中枢,后外侧有产热、保温中枢,当丘脑出血损害其下部体温调节中枢时,患者可出现中枢性高热,也可出现低体温或体温随着环境温度变化而变化。

7. 糖、脂肪和水代谢变化　下丘脑腺垂体与糖代谢有关,室旁核损伤可造成持久性糖代谢紊乱和抗胰岛素性糖尿,下部内侧受损可导致肥胖,结节部病变可致肥胖性生殖不能;下部受损伤及室旁核视上核,

121

影响抗利尿激素和血管升压素的分泌,出现尿崩。

8. 其他症状　压迫下丘脑及中脑,影响下丘脑及脑干自主神经中枢,常出现自主神经功能紊乱、情绪及行为异常、丘脑性失语、心律异常、上消化道出血、潮式呼吸。

二、诊断要点

丘脑出血仅依据患者病史和临床表现,还不能准确做出诊断。现在常使用 CT 检查作为诊断工具,患者发病后立即行 CT 检查可直接显示出血灶的部位、大小、形状及出血是否破入脑室、脑室有无扩张及中线结构移位等情况。

正常成人丘脑体积为 $5357mm^3 \pm 480mm^3$,大小约 $3.8cm \times 1.5cm \times 1.5cm$。为了进一步地指导丘脑出血的手术治疗。综合目前文献报道不同的丘脑出血 CT 分型,我们根据丘脑出血的 CT 上显示血肿的范围、部位、有无破入脑室、是否出现脑积水等,将丘脑出血分为五型及其亚型(图 9-2-1)。

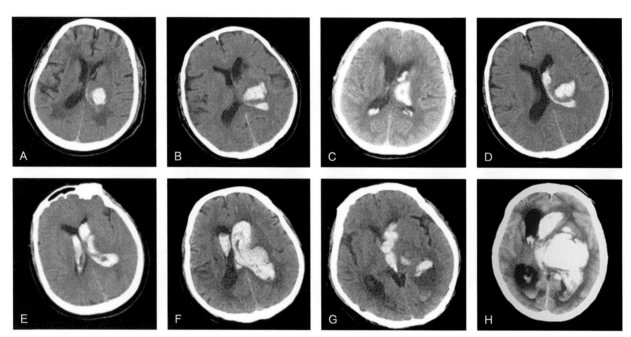

图 9-2-1　丘脑出血分型

A. Ⅰ型(局限型);B. Ⅱ型(扩展型);C. Ⅲ型(脑室型)中的Ⅲa型;D. Ⅲ型(脑室型)中的Ⅲb型;E. Ⅳ型(积水型)中的Ⅳa型;
F. Ⅳ型(积水型)中的Ⅳb型中侧脑室图示;G. Ⅳ型(积水型)中的Ⅳb型中第三脑室图示;H. Ⅴ型(混合型)。

Ⅰ型(局限型):血肿局限丘脑内部。

Ⅱ型(扩展型):丘脑血肿向外扩展的出血,向外内囊主要受累及。

Ⅲ型(脑室型):血肿向内破入脑室,但并未形成脑积水。

Ⅲa型:脑室仅有少量血迹少量出血。

Ⅲb型:脑室出血量超过侧脑室的一半。

Ⅳ型(积水型):血肿向内破入脑室的血肿,形成脑室铸型,出现急性脑积水。

Ⅳa型:血肿主要位于侧脑室。

Ⅳb型:血肿侧脑室铸型波及至第三脑室及第四脑室。

Ⅴ型(混合型):出血量大,扩展至内侧破入脑室中线移位,或扩展至外侧累及基底核区,或扩展至后下方的血肿,累及下丘脑及脑干。

对于Ⅰ型为局限型,血肿局限于丘脑内,可采取内科治疗。Ⅱ型为扩展型,血肿向外扩展,患者症状轻亦可行内科保守治疗。动态观察对于出血量进行性增多,症状进行性加重的患者可行神经内镜下血肿清除术。Ⅲ型患者出血破入脑室,对于Ⅲa型患者,可以行腰椎穿刺,释放血性脑脊液,出血量多可行脑室外引流术。Ⅲb 型患者可行神经内镜下脑室内血肿清除术,同时行丘脑血肿清除术和脑室外引流术。Ⅳ 型患者一般出血量较多,症状较重。患者血肿破入脑室合并急性脑积水,Ⅳa 型患者应行神经内镜下脑室内血肿清除术,同时行丘脑血肿腔血肿清除,必要时联合行透明隔造瘘术。为了重建脑脊液循环,行神经内镜下第三脑室底造瘘术,并短期留置脑室外引流。Ⅳb 型患者血肿多位于第三及第四脑室,可行硬镜结合电子软镜进行脑室内血肿清除术及丘脑血肿清除术并留置脑室外引流,对第三脑室底结构变异的患者不建议一期行第三脑室底造瘘。Ⅴ 型患者一般为丘脑出血重型患者,出血量多,常伴有脑疝,多预后不良。如手术建议行神经内镜血肿清除术或开颅血肿清除术,脑室外引流术,必要时行去骨瓣减压术。

第三节　手术适应证与禁忌证

一、手术适应证

1. 血肿量较大,超过 30ml。

2. 意识障碍程度逐渐加深。

3. 血肿虽不大但中线结构移位>1cm、脑室或脑池受压明显者。脑室内出血,引起阻塞性脑积水、铸型性脑室积血者。

4. 如并发脑室出血,出现梗阻性脑积水者。

总之,对于丘脑出血患者,应根据出血部位、血肿量、病情演变,有无继发性脑室出血、脑积水、脑疝、意识状态,综合评定患者情况,恰当选择手术适应证。

二、手术禁忌证

1. 脑疝、脑疝前期均为手术指征,但出血后发展迅猛,短时内即陷入深昏迷、双瞳散大的患者为禁忌证。

2. 发病后血压大于 200mmHg/120mmHg,眼底出血,多发脑出血,病前有心、肝、肺、肾等脏器严重疾病的患者。

3. 严重凝血功能障碍的患者。

4. 合并有多器官功能衰竭的患者。

5. 确认为脑死亡的患者。

第四节　术前准备与手术器械

一、术前准备

1. 影像学检查　包括脑 CT、MRI 和脑血管造影等。CT 及 MRI 能反映出血部位、出血量、波及范围和血肿周围脑组织情况。脑血管造影有助于了解病因和排除继发性脑出血,指导治疗方案。CT 和 MRI 可作为导航数据,对手术进行进一步指引。

2. 实验室检查　常规实验室检查排除相关系统疾病,协助查找病因。同时完成各项术前检查,为急诊手术做好准备工作。包括血常规、生化、凝血、抗体、血型及输血全套检查、心电图及胸部 X 线检查,部分患者还可选择病毒学及动脉血气分析等检查。

二、手术器械

1. 神经内镜设备和摄录系统

(1) 镜体：分为硬镜和软镜。硬镜又分为颅底镜和脑室镜。硬性内镜外径在 4mm 左右，焦距短，视野宽，操作稳定，成像好，镜体具备不同角度视角（0°、30°、45° 等）。脑出血手术常用 0° 和 30° 硬镜，其他角度的镜体主要用于观察。在血肿的清除过程中 0° 镜优于 30° 镜。软性内镜主要为电子软镜，头端直径约 2~4mm，操作灵活。

(2) 光源：氙灯临床应用广泛，新型 LED 冷光源也已开始应用。

(3) 成像系统：包括摄像头、摄像系统主机和显示器等。

(4) 摄录系统：可对内镜手术视频和图片进行记录和编辑。

2. 内镜手术基本器械　镜内操作手术器械包括不同形状和长短的枪式组织钳，造瘘钳，钝头和尖头的剪刀，穿刺或活检用的穿刺针，球囊导管（fogarty balloons），双极和单极电凝，可用于止血和肿瘤切除的激光等。软性神经内镜手术器械包括专用单极电凝、软性微型剪和微型活检钳等。

镜外操作手术器械可与显微手术器械兼顾，器械应选择枪式、细长以及成角特点为主。

3. 内镜手术常用辅助设备和器械

(1) 影像导航系统和手术机器人：作为手术的辅助设备，尤其适用于术前和术中定位血肿位置，规划手术路径，以及脑室内出血术中明确解剖标志。

(2) 内镜支持臂：用于术中固定神经内镜，保持术野稳定性，缓解术者或助手的疲劳。尤其适用于长时间，复杂操作以及精确操作。

第五节　手 术 步 骤

手术主要解决两个问题，一是清除血肿，解除占位效应，二是解决破入脑室的血肿引起的脑积水（视频 9-5-1）。

视频 9-5-1 神经内镜丘脑血肿清除术

（一）侧脑室额角入路

首先术前根据头 CT 及 MRI 定位血肿位置。有条件的可根据神经导航确定切口位置，或者根据头颅解剖标志定位切口位置，选取直线最短路径，额叶皮质的无功能区。发际内 "U" 形切口长约 5cm，取直径约 2.0cm×2.0cm 骨窗，弧形剪开硬膜翻向中线，电凝脑表面蛛网膜。脑穿针试穿血肿腔，见有血性液流出后，沿血肿长轴置入调整好长度的内镜工作通道，利于血肿腔内的术野显露和血肿清除。工作通道长度应长于血肿最深部到脑表面距离，将神经内镜工作通道沿血肿方向置入。采取由浅及深的方式逐步清除血肿。首先吸引器清除工作通道浅部的血肿，对于深部血肿应用成角度吸引器吸除周围血肿，助手注意帮助控制吸引器的吸除力度，避免损伤周围脑组织。再逐步深入内镜工作通道，沿通道的路径清除残余血肿。

对于丘脑血肿破入脑室的病例，血肿大部分位于脑室时，首先沿额角脑室穿刺路径置入内镜工作通道后，尽量使内镜工作通道前段接近额角血肿（图 9-5-1），吸引器轻柔吸除额角血肿，并寻找到脑室壁边缘，逐步清除至深部血肿。脑室壁边缘光滑，血肿清除后容易发现。发现外侧脑室壁后，沿外侧脑室壁进行血肿清除。内侧吸除血肿后可见透明隔，沿透明隔吸除血肿。侧脑室血肿清除后，找到室间孔，置入内镜至第三脑室进行血肿清除，于丘脑外侧壁找到破入脑室部位，应用不同角度内镜进行丘脑部位血肿清除（图 9-5-1）。

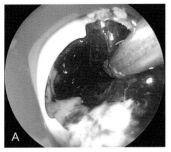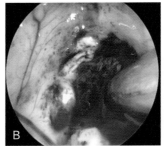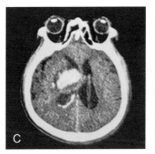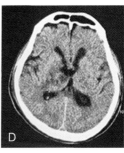

图 9-5-1　神经内镜丘脑血肿清除术

A. 术中神经内镜经 Kocher 点清除脑室内血肿；B. 经丘脑血肿破入脑室部位清除丘脑内血肿；

C. 术前 CT 见丘脑出血破入脑室；D. 内镜清除脑室及丘脑血肿术后 CT

　　对于丘脑出血破入脑室并合并脑积水的病例，可同时行经额叶入路第三脑室底造瘘术（图 9-5-2），重建脑脊液循环。第三脑室内血肿清除后，用林格液对第三脑室内进行充分冲洗。选择第三脑室中线，双侧乳头体与漏斗隐窝之间变薄的无血管区作为造瘘点进行造瘘，使用球囊扩张瘘口直径至 4~5mm，然后电凝瘘口边缘。置入内镜明确造瘘口下方已打开。由于丘脑出血，第三脑室底往往失去正常的解剖学关系，术者需仔细辨认。

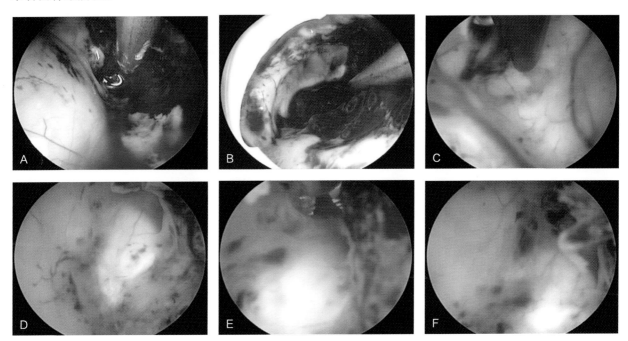

图 9-5-2　第三脑室底造瘘术

A. 丘脑出血破入脑室，内镜下吸除脑室内血肿；B. 内镜下显露第三脑室底部；C. 清除脑室血肿后行脑室内透明隔造瘘术；

D. 内镜下观察第三脑室底；E. 内镜下第三脑室底造瘘术；F. 造瘘后观察造瘘口情况。

　　丘脑出血破入第四脑室合并第三脑室或侧脑室积血铸型的患者，可行硬镜结合电子软镜进行脑室内血肿清除术及丘脑血肿清除术（图 9-5-3），并留置脑室外引流。

　　如不具备电子软镜设备及相关技术，为了一期重建脑脊液循环，可采用双镜技术。后正中入路内镜下清除第四脑室血肿后再经额角入路在神经内镜（硬镜或软镜）下清除侧脑室和第三脑室内血块（图 9-5-4），保障脑脊液循环通畅。

（二）三角区入路

　　三角区入路颞中回后端切开皮质，置入工作通道直达血肿深部，内镜下由深及浅清除血肿。该入路适合切除位于丘脑后部的血肿。该入路路径直接，术程短，对于清除丘脑后部血肿效果好，经侧方进入侧脑室三角区，可早期暴露并控制脉络丛动脉脑室段。经三角区入路主要缺点是，如血肿破入脑室，不能一期重建脑脊液循环,优势半球手术导致失语症、失读症、失写症和视野障碍的风险较高,非优势半球则可能导致视觉空间障碍的并发症(图 9-5-5)。

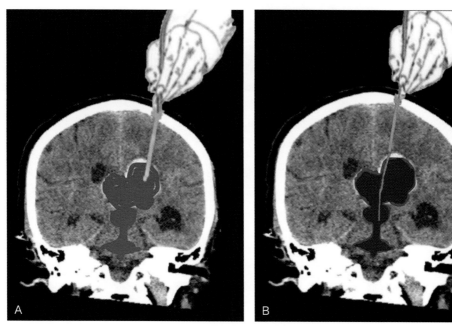

图 9-5-3　脑室内血肿清除术及丘脑血肿清除术
A. 内镜下清除丘脑出血破入侧脑室;B. 软镜清除丘脑出血破入第三脑室及第四脑室。

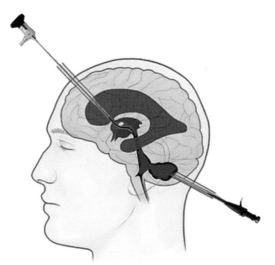

图 9-5-4　硬镜结合电子软镜清除丘脑出血破入第三、第四脑室

　　丘脑出血第三脑室底造瘘(图 9-5-6)适应证:①患者颅内压力进行性升高,有高颅压症状(头痛、呕吐、视乳头水肿);② CT 示脑室扩张、梗阻性脑积水明确;③丘脑出血或水肿对第三脑室后部及中脑导水管形成压迫(图 9-5-7);④第三脑室及第四脑室积血铸型,形成梗阻性脑积水。

　　丘脑出血第三脑室底造瘘禁忌证:①第三脑室前部血肿或第三脑室积血铸型,内镜清除后不能清晰辨别第三脑室底结构;②丘脑出血后第三脑室底结构变异;③室间孔狭窄,室间孔宽度<2.5mm。

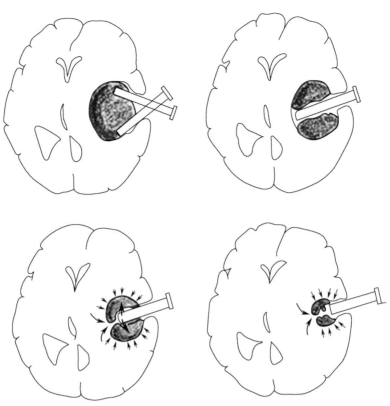

图 9-5-5　内镜下经三角区入路清除丘脑血肿示意图

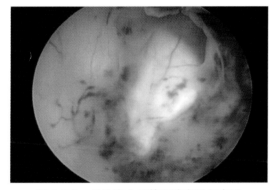

图 9-5-6　丘脑出血后第三脑室受压变形

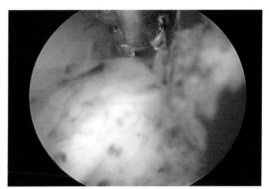

图 9-5-7　丘脑出血合并梗阻性脑积水，内镜下行
第三脑室底造瘘术

第六节　手术技巧与注意事项

一、手术技巧

1. 内镜止血技术

（1）动脉性出血：术中动脉性出血应首选采取双极电凝烧灼的方式止血。也可应用具备吸引功能的单极，在吸除血肿的过程中烧灼活动性出血点。双极电凝配合吸引器止血。术者使用吸引器吸住出血点，助手持单极电凝接触吸引器烧灼止血。

（2）非动脉性出血：应用止血生物材料覆盖血肿壁。对于非动脉性出血也可采用明胶海绵卷压迫止血的方式止血。

2. 通道技术 神经内镜手术中实施吸引、电凝等镜外操作时需要建立神经内镜工作通道。神经内镜工作通道的合理选择和应用能够有效减少脑组织副损伤,增加术野显露,提升手术疗效。

神经内镜工作通道大致可分为两类:

(1)硬通道:即外形和尺寸固定的管状脑部牵引通道,多为透明塑料材质。术者依据手术入路、血肿大小和深浅选择不同规格和参数的内镜工作通道。套管内可为单腔或双腔通道,通道内部配有鞘管。由于该通道外形和尺寸固定,所以在置入过程中易造成脑组织的机械性损伤。国内有学者采用导管穿刺和球囊扩张的方式首先扩张脑部穿刺通道,然后再置入外形和尺寸固定的内镜工作通道,从而最大限度减少了内镜工作通道置入过程中对脑组织的损伤。这种通道能做到对脑组织创伤小,缓慢推移脑组织,从而尽可能保护脑组织,术后可以尽快恢复生理结构。

(2)可塑形软通道:工作通道的直径可依据脑组织的顺应性而呈现不同变化。国内有学者采用低温(45℃)消毒的废弃透明胶片和无菌指套制作成卷筒状结构的简易、可塑形内镜工作通道。工作通道的长短取决于手术路径的特点。

3. 内镜冲水技术 内镜治疗丘脑出血操作多在空气介质和水介质下进行操作,对于空气介质下丘脑及破入脑室血肿清除满意后,进行脑室及血肿腔的冲洗。目的主要是清除脑室内残留出血,彻底置换脑脊液,寻找血肿腔潜在的出血点,进一步明确止血。在水介质下,一些小的渗血灶可以看得更清楚,持续冲洗进一步明确止血。对于冲洗不能控制的出血灶,加压冲洗具有一定的止血作用。术中应注意保持冲洗液体的出入平衡。

4. 脑脊液循环重建 丘脑出血后脑积水多为梗阻性脑积水,最常见的梗阻部位为中脑导水管。第三脑室底造瘘可以重建脑脊液循环,改善脑组织顺应性,避免分流管引起相关并发症,一次手术解决脑出血及相关脑积水并发症。所以笔者主张一次手术彻底清除丘脑部位血肿及破入侧脑室与第三脑室内的血肿。充分冲洗并置换脑脊液后,行第三脑室底造瘘,并留置脑室外引流管。对于远期出现交通性脑积水的患者,经 MRI 检查第三脑室底造瘘口未封闭的可再次行脑室 - 腹腔分流术。

二、注意事项

1. 深部血肿不必勉强清除。

2. 注意控制吸引器吸除力度,避免吸力过大造成继发性出血。

3. 对于合并脑积水患者术后留置脑室外引流管。

4. 对于丘脑出血破入脑室,出血量较多,第三脑室底解剖结构变异的患者,因解剖结构不清晰,不建议勉强行第三脑室底造瘘。

5. 在内镜操作过程中,术者应熟悉不同的解剖层次,熟练掌握手术技术及内镜技巧。

6. 腰穿可帮助恢复脑脊液循环。

第七节 并发症的预防及处理

一、丘脑相关并发症

1. 应激性溃疡 高血压性脑出血患者易发生消化道出血,防治手段包括常规应用组胺 H_2 受体拮抗剂或质子泵抑制剂,避免或少用糖皮质激素,尽早进食或鼻饲营养。消化道出血量大者,应及时输血、补液,纠正休克,必要时采用胃镜下或手术止血。

2. 脑积水 早期多为脑室积血铸型,中脑导水管梗阻,为梗阻性脑积水,可一期行血肿清除术及第三

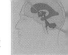

脑室底造瘘术。晚期为蛛网膜下腔纤维化粘连引起的交通性脑积水,可行脑室-腹腔分流术。

3. 脑室感染　注意无菌操作,复查 CT 后尽早拔管。在引流期间间断性检查脑脊液常规、生化及细菌培养。一旦发生感染早期确定感染病菌,早期做药敏试验,针对性应用能透过血-脑屏障的抗生素。

二、全身并发症

1. 颅内高压治疗　积极控制脑水肿、降低颅内压是脑出血急性期治疗的重要环节。有条件的应对患者进行颅内压监测。常用的降颅内压药物有甘露醇、甘油果糖、人血白蛋白、利尿剂等,尤以甘露醇应用最广泛。大量研究显示,入院时血压的高低与脑出血预后的效果相关,血压越高,预后越差。因此,早期强化降压在发病后 6 小时内将收缩压降至 140mmHg 以下,并维持至少 24 小时,注意脑出血后应尽早快速降压,尽快达到目标值,但不宜在短时间内将血压降得过低。建议执行如下指标:①收缩压在 150~220mmHg 和无急性降压治疗禁忌证的脑出血患者,急性期收缩压降至 140mmHg 是安全的,且能有效改善功能结局。②收缩压>220mmHg 的脑出血患者,连续静脉用药强化降低血压和频繁血压监测是合理的。但在临床实践中应根据患者高血压病史的长短、基础血压值、颅内压情况及入院时的血压情况个体化决定降压目标。③为了防止过度降压导致脑灌注压不足,可在入院时高血压基础上每日降压 15%~20%,这种分布阶梯式的降压方法可供参考。推荐脑出血急性期静脉给予快速降压药物,可选择乌拉地尔、拉贝洛尔、盐酸艾司洛尔、依那普利等药物。

2. 癫痫防治　目前尚无足够证据支持预防性抗癫痫治疗,对于幕上脑叶血肿,部分学者认为围手术期预防性使用抗癫痫药物有助于降低癫痫的发生率。

3. 体温管理　脑出血患者可因颅内血肿刺激、感染或中枢性原因出现高热。降温措施包括治疗感染、物理降温及亚低温治疗。降温目标是将体温控制在 38℃以下,尽量不低于 35℃。

4. 血糖管理　无论既往是否有糖尿病,脑出血患者入院时高血糖均提示更高的病死率和更差的临床预后。建议应将血糖控制在 7.7~10mmol/L 的范围内,避免血糖过高或过低。

5. 营养支持　营养状况与患者的临床预后密切相关。建议采用营养风险筛查工具全面评估患者的营养风险程度。对存在营养风险者应尽早给予营养支持,可在发病后 24~48 小时内开始,原则上以肠内营养为首选。肠内营养无法满足需求时,可考虑肠外营养与经肠营养交替或同时应用。

6. 肺部感染　是脑出血最常见的并发症之一,保持呼吸道通畅,及时清除呼吸道分泌物有助于减少肺部感染的发生。

7. 电解质紊乱　防止电解质紊乱和肾功能不全的关键是合理补液和合理应用甘露醇。

8. 泌尿系感染　泌尿系统的另一常见并发症是感染,这与留置导尿管时间较长有关。留置导尿管期间严格消毒可减少感染发生。

第八节　优点与缺点

一、优点

1. 内镜技术给术者提供良好的手术视野,可以抵近观察直视下手术,弥补显微镜的不足,直视下保护周围脑组织,并使血肿清除率大大提高。

2. 空气介质和冲洗后的水介质下内镜观察分辨率高,能够清晰地辨认血肿周围血管,止血精确充分,且不易造成新的出血点和脑部损伤,从而增加了手术的安全性。

3. 术中导航可以精确定位血肿位置,减少术中对正常脑组织的损伤。

4. 神经内镜有多角度选择,可以提供多方位、多角度术野,便于寻找出血点进行准确电凝,止血效果更佳,更为可靠。

二、缺点

1. 内镜观察位置主要位于镜头前方,存在手术盲区,应注意对内镜行程过程中的脑组织的保护。

2. 出血及凝血块易使视野模糊而影响可见度和手术操作。术中应注意保持镜头与血肿的距离。

3. 手术空间相对狭小,难以观察血肿全貌,血肿位置深在,操作距离相对远,需要一定的内镜操作技术及手术经验。

第九节 术式评价与展望

丘脑出血由于其部位特殊,在传统开颅手术时,无论是经侧裂-岛叶入路、外侧裂与角回入路、三角区入路或者颞叶造瘘手术,手术路径均会不同程度地破坏内囊等重要部位的神经传导束,加重患者术后神经功能障碍。加之丘脑供血动脉穿支复杂,位置深,止血困难,术后再出血概率大,且脑室内血肿也难以清除满意。

内镜经侧脑室额角入路手术治疗丘脑出血患者,一期手术同时清除丘脑和脑室内的血肿,临床效果明显。相比其他手术方法有以下优势:①血肿清除率高。调整内镜角度,可清除同侧和对侧脑室内的血块,直视第三脑室内置管冲洗抽吸,可清除第三脑室和中脑导水管内血肿,甚至第四脑室内血肿,并通过丘脑出血破口一期同时清除丘脑内血肿,使丘脑和脑室内的血肿清除率达到最大化,脑室扩张得以短时间内恢复,及早解除对丘脑及脑干重要核团的压迫,使患者在术后更短时间内改善意识障碍,而术前意识障碍时间长短与预后良好程度成反比。②手术创伤小。该入路通过侧脑室、室间孔等生理间隙进行操作,对脑组织的损害较小,脑室外侧壁丘脑出血自然破溃口由内侧进入丘脑,不经过内囊,尽可能地避开皮质脊髓束等重要神经传导束,始终在血肿腔内操作,降低清除血肿过程中对丘脑组织的二次损伤。③止血确切。充分发挥神经内镜近距离放大效应,以及角度镜多视角及绕角观察功能,为手术操作提供更清晰术野,确切止血,减少盲目操作。④术后并发症少。术后意识障碍持续时间越短,发生并发症的概率越小。而手术清除脑室内大量的凝血块,脑室外引流时间明显缩短,无须再使用尿激酶,减少颅内感染的机会。清除第三脑室和中脑导水管内的血肿,可早期恢复脑室系统脑脊液循环,降低交通性脑积水的发生率。

综上所述,导航神经内镜下血肿清除定位准确,创伤小,手术时间短,且较早清除了丘脑及脑室内血肿,恢复脑脊液循环通路,减压效果明显,改善了脑灌注,降低了丘脑出血破入脑室死亡率及术后脑积水发生率,其疗效及预后明显优于开颅血肿清除及单纯脑室外引流术的治疗。

第十节 典型病例简介

该典型病例为经侧脑室额角入路治疗丘脑出血破入脑室。

一、病例1

(一)简要病史及术前影像学资料

患者男,59岁,突发意识不清6小时入院,浅昏迷,双瞳孔等大正圆,直径3.0mm,对光反射灵敏,疼痛刺激右侧肢体见收缩,左侧肢体可自主活动,右侧巴宾斯基征阳性,诊断为左侧丘脑出血破入脑室(图9-10-1)。

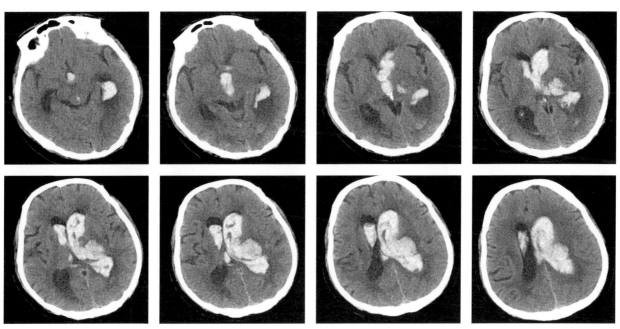

图 9-10-1　术前头部 CT 片示左侧丘脑出血破入脑室系统

(二) 手术方式及要点

入院后积极控制血压,给予脱水、降颅内压治疗。完善术前相关检查及术前准备。急诊全身麻醉下行右侧脑室外引流术。术中可见颅内压高,引流部分血性脑脊液降低颅内压。再于左侧额角入路行丘脑内血肿清除术 + 脑室内血肿清除术。左侧额角入路沿血肿方向置入工作通道后置入神经内镜,可见左侧脑室内血肿(图 9-10-2A)。吸引器吸除侧脑室内血肿可见左侧室间孔(图 9-10-2B),进一步置入内镜清除第三脑室血肿(图 9-10-2C),彻底清除第三脑室及左侧丘脑内部血肿(图 9-10-2D),内镜下观察清除血肿后的第三脑室底部(图 9-10-2E),内镜下行透明隔造瘘(图 9-10-2F),通过透明隔造瘘口清除右侧脑室血肿并冲洗(图 9-10-2G),置入神经内镜至第四脑室,可见第四脑室通畅无血肿(图 9-10-2H),彻底冲洗脑室,逐层缝合并留置脑室外引流管。

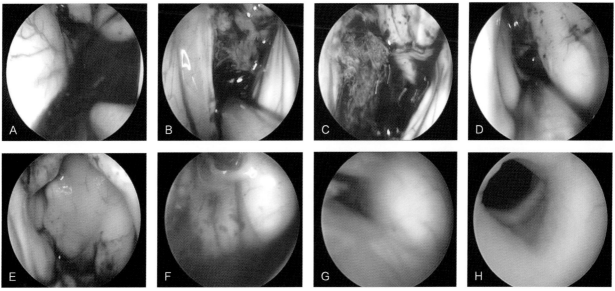

图 9-10-2　内镜手术中图片

A. 从通道置入内镜见左侧脑室内血肿;B. 吸除侧脑室血肿后见左侧室间孔;C. 置入内镜清除三脑室血肿;D. 清除左丘脑血肿;E. 三脑室底部;F. 内镜下行透明隔造瘘;G. 清除右侧脑室血肿;H. 神经内镜见四脑室通畅无血肿。

（三）术后影像资料

术后当日复查头颅 CT 见血肿已经基本清除（图 9-10-3），术后第 6 天复查头颅 CT 见血肿进一步吸收（图 9-10-4）。

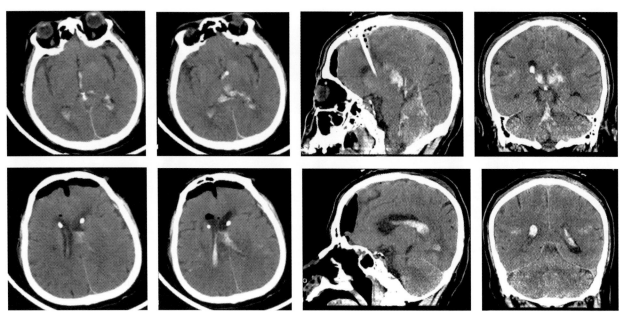

图 9-10-3　术后当日复查头颅 CT

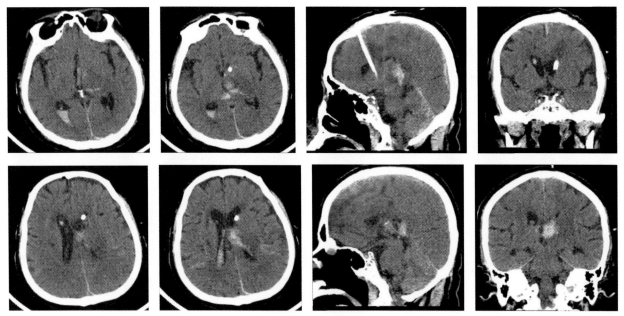

图 9-10-4　术后第 6 天复查头颅 CT

二、病例 2

（一）简要病史及术前影像学资料

患者，男，66 岁，突发意识不清 8 小时入院，浅昏迷，双瞳孔等大正圆，直径 3.0mm，对光反射灵敏，疼痛刺激右侧肢体可自主活动，左侧肢体可收缩，左侧巴宾斯基征阳性，诊断为右侧丘脑出血破入脑室（图 9-10-5）。

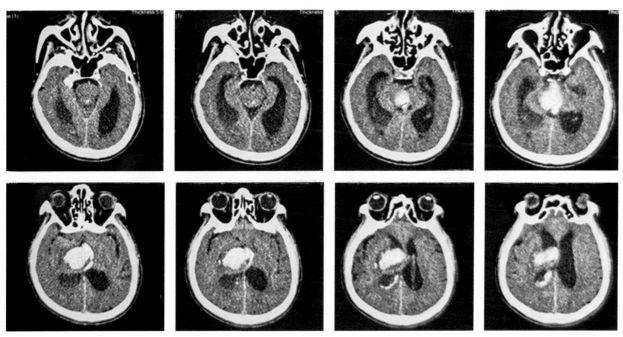

图 9-10-5　术前头部 CT 示右侧丘脑出血破入脑室系统

(二) 手术要点

入院后积极控制血压,给予脱水、降颅压治疗。完善术前相关检查及术前准备。急诊全身麻醉下行神经内镜下右侧丘脑血肿清除＋脑室内血肿清除术＋第三脑室底造瘘术＋透明隔造瘘术。右侧额角入路沿血肿方向置入工作通道后置入神经内镜可见右侧脑室内血肿(图 9-10-6A)。吸引器吸除右侧脑室内血肿(图 9-10-6B),清除第三脑室血肿后可见第三脑室底部及右侧乳头体(图 9-10-6C),清除第三脑室血肿后可见右侧丘脑破入脑室位置(图 9-10-6D),内镜下沿破口清除丘脑内血肿(图 9-10-6E),内镜下清除第三脑室后部血肿(图 9-10-6F),内镜下观察中脑导水管通畅(图 9-10-6G),脑室及丘脑内血肿清除后,充分冲洗置换血性脑脊液后行第三脑室底造瘘术(图 9-10-6H),彻底冲洗脑室,逐层缝合并留置脑室外引流管。

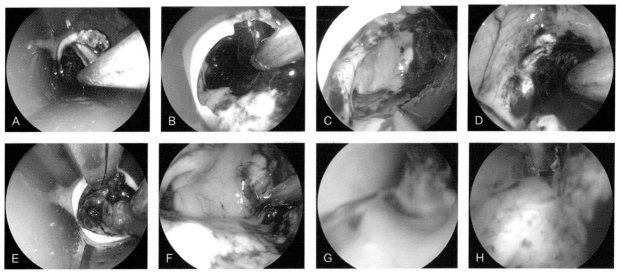

图 9-10-6　内镜术中图片

A. 右额角入路神经内镜见右脑室内血肿。B. 吸除右脑室内血肿。C. 三脑室底部及右侧乳头体。D. 右丘脑破入脑室位置。E. 内镜下沿破口清除丘脑血肿。F. 内镜下清除三脑室后部血肿。G. 中脑导水管。H. 第三脑室底造瘘术。

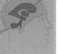
（三）术后影像资料

术后第 1 天复查头颅 CT 片见血肿清除达 95%（图 9-10-7），术后第 7 天复查头颅 CT 片见血肿已经吸收干净（图 9-10-8）。

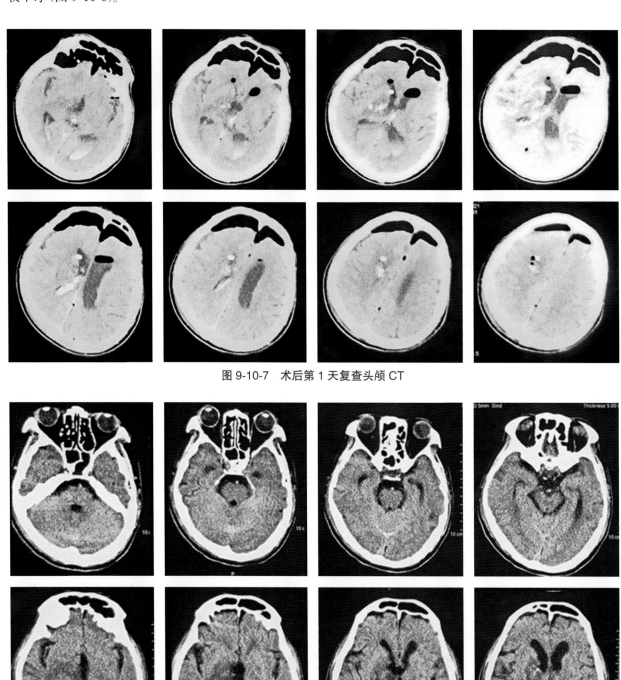

图 9-10-7 术后第 1 天复查头颅 CT

图 9-10-8 术后第 7 天复查头颅 CT

（毛贝贝 胡志强）

参考文献

［1］ BIESSELS G J, ZWANENBURG J J, VISSER F, et al. Hypertensive cerebral hemorrhage: imaging the leak with 7-T MRI [J]. Neurology, 2010, 75 (6): 572-573.

［2］ CHEN C H, LEE H C, CHUANG H C, et al. Transsylvian-transinsular approach for the removal of basal ganglia hemorrhage under a Modified Intracerebral Hemorrhage score [J]. J Craniofac Surg, 2013, 24 (4): 1388-1392.

［3］ YAN Y F, RU D W, Du JR, et al. The clinical efficacy of neuronavigation-assisted minimally invasive operation on hypertensive basal ganglia hemorrhage [J]. Eur Rev Med Pharmacol Sci, 2015, 19 (14): 2614-2620.

［4］ NOLTE C H, ENDRES M, JUNGEHULSING G J.[Vascular syndromes of the thalamus][J]. Nervenarzt, 2011, 82 (2): 231-241.

［5］ PIA H W. The surgical treatment of intracerebral and intraventricular haematomas [J]. Acta Neurochir (Wien), 1972, 27 (3): 149-164.

［6］ FU C H, WANG N, CHEN H Y, et al. Endoscopic surgery for thalamic hemorrhage breaking into ventricles: Comparison of endoscopic surgery, minimally invasive hematoma puncture, and external ventricular drainage [J]. Chin J Traumatol, 2019, 22 (6): 333-339.

［7］ 胡志强. 2020 神经内镜下高血压性脑出血手术治疗中国专家共识 [J]. 中华医学杂志, 2020, 100 (33): 2579-2585.

［8］ STEINKE W, SACCO R L, MOHR J P, et al. Thalamic stroke. Presentation and prognosis of infarcts and hemorrhages [J]. Arch Neurol, 1992, 49 (7): 703-710.

［9］ CHUNG C S, CAPLAN L R, HAN W, et al. Thalamic haemorrhage [J]. Brain, 1996, 119 (Pt 6): 1873-1886.

［10］ SAEZ D O M, NADER J A, SANTOS J A, et al. Thalamic vascular lesions. Risk factors and clinical course for infarcts and hemorrhages [J]. Stroke, 1996, 27 (9): 1530-1536.

［11］ ENGELHARD H H, ANDREWS C O, SLAVIN K V, et al. Current management of intraventricular hemorrhage [J]. Surg Neurol, 2003, 60 (1): 15-21, 21-22.

［12］ CHUNG C S, CAPLAN L R, HAN W, et al. Thalamic haemorrhage [J]. Brain, 1996, 119 (Pt 6): 1873-1886.

［13］ CHEN H C, CHUANG C C, TZAAN W C, et al. Application of neuroendoscopy in the treatment of obstructive hydrocephalus secondary to hypertensive intraventricular hemorrhage [J]. Neurol India, 2011, 59 (6): 861-866.

［14］ ZEINEDDINE H A, DONO A, KITAGAWA R, et al. Endoscopic Third Ventriculostomy for Hydrocephalus Secondary to Extraventricular Obstruction in Thalamic Hemorrhage: A Case Series [J]. Oper Neurosurg (Hagerstown), 2020, 19 (4): 384-392.

［15］ VESPA P M, MARTIN N, ZUCCARELLO M, et al. Surgical trials in intracerebral hemorrhage [J]. Stroke, 2013, 44 (6 Suppl 1): S79-S82.

［16］ SHIMIZU Y, TSUCHIYA K, FUJISAWA H. Endoscopic Surgery for Thalamic Hemorrhage with Intraventricular Hemorrhage: Effects of Combining Evacuation of a Thalamic Hematoma to External Ventricular Drainage [J]. Asian J Neurosurg, 2019, 14 (4): 1112-1115.

［17］ FELETTI A, BASALDELLA L, FIORINDI A. How I do it: flexible endoscopic aspiration of intraventricular hemorrhage [J]. Acta Neurochir (Wien), 2020, 162 (12): 3141-3146.

［18］ NONAKA M, YAGI K, ABE H, et al. Endoscopic surgery via a combined frontal and suboccipital approach for cerebellar hemorrhage [J]. Surg Neurol Int, 2018, 9: 68.

［19］ KUO L T, CHEN C M, LI C H, et al. Early endoscope-assisted hematoma evacuation in patients with supratentorial intracerebral hemorrhage: case selection, surgical technique, and long-term results [J]. Neurosurg Focus, 2011, 30 (4): E9.

［20］ ZHOU X, CHEN J, LI Q, et al. Minimally invasive surgery for spontaneous supratentorial intracerebral hemorrhage: a meta-analysis of randomized controlled trials [J]. Stroke, 2012, 43 (11): 2923-2930.

［21］ FARAJI A H, ABHINAV K, JARBO K, et al. Longitudinal evaluation of corticospinal tract in patients with resected brainstem cavernous malformations using high-definition fiber tractography and diffusion connectometry analysis: preliminary experience [J]. J Neurosurg, 2015, 123 (5): 1133-1144.

第十章　神经内镜高血压性基底核区脑出血清除术

第一节　概　　述

高血压性基底核区脑出血是指发生在双侧丘脑外侧基底核区(包括豆状核、尾状核、屏状核、杏仁核、内囊、外囊)的脑出血,是高血压性脑出血最常见的部位;出血原因主要是该部位大脑中动脉分支的内侧组和外侧组豆纹动脉在解剖上均与 M2 呈直角,导致供血急、压力大,高血压患者的豆纹动脉长期受到冲击使血管壁变薄,当血压异常升高时可导致豆纹动脉压力突然增高破裂发生基底核区脑出血。

高血压性基底核区脑出血的手术方式有三类,一类是传统经典的大、小骨窗开颅血肿清除术;第二类是微创穿刺血肿清除引流术;第三类是神经内镜血肿清除术。临床上对出血急、量大、生命体征不稳定,有进行性加重者选择开颅快速清除血肿、去骨瓣减压、及时降低颅内压,但该术式创伤大、并发症多、致残率及病亡率高。对出血量不大、病情相对稳定,生命体征相对较好的患者选择穿刺血肿清除术,但穿刺术存在急重者减压效果差,遇到再出血难以止血等问题。而神经内镜血肿清除术能在一个 2cm 左右的工作通道内直视下清除血肿,实现最小的侵袭性和最大限度的血肿清除率,同时,可彻底止血和快速减压,基本能综合克服传统开颅及穿刺这二种术式的不足之处。

内镜应用于第三脑室底造瘘术、经单鼻孔蝶窦入路垂体瘤切除术、血管神经减压术已有近百年历史,形成了比较成熟的内镜理论体系,但神经内镜应用于高血压性脑出血治疗时间仍然不长。近十几年来,国内逐步兴起了该领域的研究,但是,国内应用内镜治疗高血压性脑出血的专家仍然比较少,而且,对内镜治疗高血压性基底核区脑出血的手术入路、手术操作规范等也有待统一和提高。目前更多的医生希望掌握和提高神经内镜治疗基底核区脑出血的规范技术。内镜清除脑血肿具有直视、快速、安全、有效、创伤小、并发症少等优点,符合现代微创外科发展的趋势,是治疗高血压性脑出血很有前景的一种微创术式。

本章主要是对神经内镜治疗高血压性基底核区脑出血的手术入路、手术方法、方式、优缺点、经验教训、术式评价与展望等作重点的介绍。

第二节　临床表现及诊断要点

一、临床表现

高血压性基底核区脑出血病因主要是高血压和动脉硬化。

1. 颅内压增高征 头痛、恶心、呕吐、意识障碍(嗜睡、意识模糊、昏睡、昏迷、谵妄)。出血破入脑室，发生梗阻性脑积水可导致颅内压进一步增高、病情加重，表现为意识障碍加重。颅内压严重加重者可发生脑疝。

2. 三偏综合征 基底核区脑出血典型者可有三偏体征,血肿累及内囊后部可损伤丘脑中央辐射、皮质脊髓束、视辐射导致对侧偏瘫、对侧偏身感觉缺失、对侧同向性偏盲的三偏症状。

3. 面神经瘫和舌下神经的核上瘫 血肿累及内囊膝部可损伤皮质核束导致面神经瘫和舌下神经的核上瘫,可产生对侧眼裂以下的面肌和对侧舌肌瘫痪,致病灶侧所有的面肌瘫痪,面神经瘫表现为额横纹消失,眼不能闭,口角下垂,鼻唇沟消失等。舌下神经的核上瘫表现为病灶对侧鼻唇沟消失,口角低垂并向病灶侧偏斜,流涎,不能做鼓腮、露齿等动作,伸舌时舌尖偏向病灶对侧。

4. 凝视病灶症、失语症、失认症、颈项强直 血肿累及额中回后部皮质下白质,可损伤凝视中枢的传导产生双眼向血肿侧凝视(脑出血双眼看病灶症),血肿累及优势大脑半球语言中枢皮层下白质,可导致运动性、感觉性或混合性等失语。非优势大脑半球基底核区出血可出现体象障碍,失认症。尾状核出血容易从额角破入侧脑室导致颈项强直。

5. 意识障碍 大量出血者可出现意识障碍,并可穿破脑组织进入脑室,血肿可堵塞脑室导水管导致脑室内循环障碍使患者意识障碍加重,出现频繁剧烈喷射状的呕吐。

6. 影像学表现 基底核内囊区出血向上经过内囊达额顶部(叶)皮质下区,向下可由外囊渗入颞叶。典型易受累的脑小动脉包括外侧豆纹动脉、基底动脉穿支动脉。因基底核离脑室较近,故高血压性脑出血较外伤性脑出血更易破入脑室。CT可以发现血肿破入脑室的途径,可见到脑室内的出血与血肿相连,基底核出血多从侧脑室前角前外方破入脑室。可能是因为胼胝体膝部与尾状核头部之间有潜在的薄弱区所致。进入脑室的血液可以累及一侧或双侧侧脑室或全部脑室系统。脑室内的积血量较少时,血液下沉至侧脑室的后角或三角区,与上方脑室的脑脊液形成一液血平面。如脑室内出血量大则可形成脑室铸型。另外,脑出血一般还沿白质放射纤维扩散,有时范围弥漫时,很难找出最初出血部位。

CT根据病程可分为急性期、吸收期及囊变期。CT平扫急性期常见的表现是基底核区可见边界清楚、密度均匀的团状高密度灶,CT值60~90HU。血肿周围有低密度水肿带围绕,并产生占位效应。如血肿破入邻近脑室内,则脑室内出现高密度影,与低密度脑脊液形成的液 - 液平面,甚至脑室呈高密度铸型。出血吸收期血肿边缘密度减低,边缘变模糊,高密度血肿呈向心性缩小,而周围低密度带增宽,囊变期原血肿变为脑脊液密度的囊腔即软化灶。

二、诊断要点

1. 有高血压病史。

2. 急性起病,迅速出现剧烈头痛、头晕、呕吐、昏迷、对侧肢体完全弛缓性偏瘫,常伴有头和眼转向出血的病灶侧、呈"凝视病灶"状和"三偏"症状,即偏瘫、偏身感觉障碍和偏盲(三偏综合征),患侧瞳孔散大等。

3. CT扫描见脑基底核区有边界清楚的高密度占位病灶,有侧脑室受压和大脑中线移位等,占位病灶CT值60~90HU,形态可表现为多种形状。

4. 排除凝血功能障碍和血液性疾病。

5. CTA、MRA、MRV、DSA检查排除其他脑血管病变。

6. 超早期或晚期增强MRI检查排除其他病变。

第三节 手术适应证与禁忌证

目前国内外尚无神经内镜治疗高血压性基底核区脑出血手术适应证与禁忌证的统一标准出版。

一、手术适应证

1. 基底核区出血量 >30ml, 中线结构移位 >5mm, 但未超过 10mm, 仍未发生脑疝者。

2. 血肿侧侧脑室受压或闭塞 ≥ 50%, 同侧脑池或侧裂池、脑沟模糊或消失者。

3. 一侧瞳孔散大经强脱水后快速回缩者。

4. 血肿相对比较集中成团状。

5. 伴有脑室内血肿铸型, 脑室扩大超过 10mm。

二、手术禁忌证

1. 生命体征极不稳定, 出现双侧瞳孔散大固定、伴无呼吸时间超过 30 分钟, 全身情况极差者, 处于濒死状态或确认为脑死亡者。

2. 有明确证据显示出血是脑动脉瘤或动静脉畸形、烟雾病引起者。

3. 严重凝血功能障碍、有出血倾向者; 有口服抗凝药物病史者。

4. 有严重心、肝、肾功能不全者。

5. 血肿量巨大超过 60ml 者 (欧洲相关指南多数是 80ml)。

6. 血肿过于分散, 没有体积较大血肿块形成。

7. 出血伴有颅内恶性肿瘤者。

第四节 术前准备与手术器械

一、术前准备

1. 一般准备 重症基底核区脑出血患者可有深昏迷、呼吸困难, 术前可行气管插管, 保持呼吸道通畅, 防止患者呕吐时误吸导致吸入性肺炎的发生, 伴有呼吸衰竭者给予呼吸机辅助呼吸; 快速建立静脉通道, 导尿并停置尿管, 急查血常规、血型、出凝血时间、感染疾病 (HIV、梅毒、丙型肝炎等)、肝肾功能、血糖、电解质、床边心电图, 常规头部备皮、签订手术知情同意书、手术部位确认书等。

2. 术前定位 有神经导航定位法、3D 打印定位法、立体定位法、金属标志物 CT 辅助定位法等多种术前定位方法。

神经导航定位法、3D 打印定位法、立体定位法等详见本书第七章 "神经内镜手术治疗脑出血术前定位" 相关内容。本章节主要是补充介绍金属标志物 CT 辅助定位法。

金属标志物 CT 辅助定位法: 快速做好急诊术前准备后急送 CT 室行术前血肿定位, 该方法是患者送 CT 检查前, 在其血肿侧颞或额部 (头颅中点耳上或患侧头额部) 的头皮表面纵行置放一条长约 5cm 金属导线 (通常用金属回旋针或心内金属导管), 上下两端用胶布粘贴固定在头皮上, 然后送 CT 室行头颅 CT 扫描后, 取其基底核区血肿最大的层面。在 CT 机电脑屏幕上调出该层面的 CT 层距数据, 打开 CT 光标照射在患者头颅上 (图 10-4-1A), 用紫色笔沿光标线十字划出左侧或右侧颞部 (基底核血肿) 体表定位线 (图 10-4-1B), 用 2% 的碘酊将划线固定 (该十字线位置为神经内镜血肿侧颞部入路的体表定位处)。

3. 术前 CTA 检查 术前定位完成后加做 CTA 检查, 排除有无动脉瘤、动静脉畸形破裂出血、烟雾病等血管疾病的出血 (如有该类型出血则为本术式的手术禁忌证)。

二、手术器械

手术器械详见总论——第八章 "神经内镜手术器械及使用"。

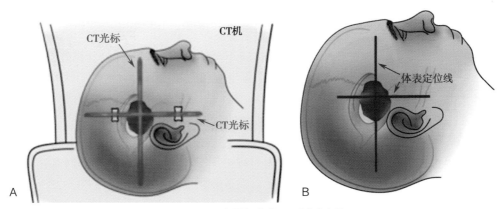

图 10-4-1　金属标志物 CT 辅助定位

A. 术前 CT 下定位,取其基底核区血肿最大的层面,在 CT 机上调出该层面的 CT 层距数据并
打开 CT 光标照射在患者头颅上。B. 用紫色笔沿光标线十字划出基底核区血肿侧颞部体表定位线。

第五节　手术步骤

一、麻醉及体位

气管插管全身麻醉后,头部抬高 20°~25°,使神经内镜进入位置在手术野的最高处。

二、手术入路选择及操作步骤

1. 内镜治疗脑出血的关键技术　①定位技术;②通道技术;③止血技术;④冲水技术。

2. 手术入路的选择原则　①非功能区;②脑组织损伤最少;③抵达血肿腔路径最短;④利用自然腔隙。

3. 高血压性基底核区脑出血多采用经外侧裂 - 岛叶入路、经额入路、经颞入路 3 种手术入路方式,如
有条件的医疗机构,推荐经外侧裂 - 岛叶入路。

(一) 经外侧裂 - 岛叶入路及操作

1. 经外侧裂 - 岛叶入路外侧裂是位于额叶、顶叶、颞叶和岛叶之间的蛛网膜下腔,属于大脑的自然裂
隙,内含诸多的血管和蛛网膜结构,利用脑组织自然间隙显露岛叶,在岛叶无血管区置入内镜工作通道进
入血肿腔,对正常脑组织损伤最小(Ⅰ类推荐,B 级证据),正确利用其局部解剖特点手术,对于顺利开展经
外侧裂高血压性基底核区脑出血手术入路很重要,但技术要求较高(图 10-5-1)。

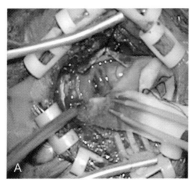
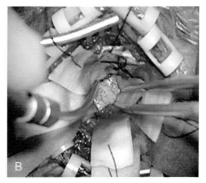

图 10-5-1　经外侧裂 - 岛叶入路

A. 经外侧裂 - 岛叶入路利用外侧裂脑组织自然间隙分离进入;
B. 术中用脑棉保护好侧裂血管,充分显露下方岛叶

2. 手术操作步骤 ①首先勾画出外侧裂的体表投影和翼点的位置,以外侧裂体表投影为中轴,前鳞状点后方 1cm 处为中心的弧形切口。②在颅骨表面需显露前鳞状点和翼点,成形骨窗直径约 4~5cm,蝶骨嵴不需要磨除。③在神经内镜或显微镜下从外侧裂前点处开始分离外侧裂,向后方游离显露下方岛叶,注意使用脑棉保护好额颞盖皮质和岛叶表面的大脑中动脉 M2 段发出的干形动脉,充分显露岛叶中后短回的无血管区,宽度应大于 1cm,脑针穿刺血肿腔(图 10-5-2A),球囊导管扩张推移脑组织形成"隧道",收缩球囊撤出,再置入工作通道,工作通道直径小于球囊直径为宜。④全程注意打水,尽量减少工作通道建立过程中对脑组织的副损伤。⑤置入内镜工作通道深度 1~2cm,在血肿清除过程中逐步深入工作通道,并根据血肿清除情况调整内镜工作通道角度,保障术野显露清晰,直视下清除基底核区血肿(图 10-5-2B),术后可见额颞盖皮质和侧裂大血管保护完好(图 10-5-2C,视频 10-5-1)。

视频 10-5-1
经外侧裂入路内镜基底核区脑出血清除术

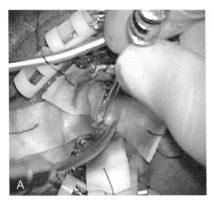
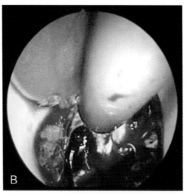
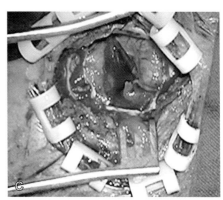

图 10-5-2 经外侧裂-岛叶入路手术

A. 在岛叶中后短回的无血管区用脑针穿刺血肿腔;B. 置入内镜工作通道直视下清除基底核区血肿;
C. 术后退出工作通道,可见额颞盖皮质保护完好。

(二)经额入路及操作

1. 经额入路(图 10-5-3A) 常用于优势半球高血压性基底核区脑出血患者。对高血压性基底核区脑出血 >50ml、血肿的外形呈椭圆形或纵形者可采用经额入路的沿血肿长轴手术方式(图 10-5-3B、C),其血肿清除率可明显高于经颞入路方式,尤其可以避免从优势半球经颞入路可能引起的医源性损伤。

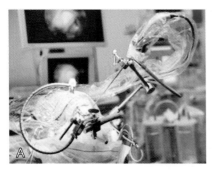
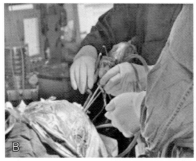
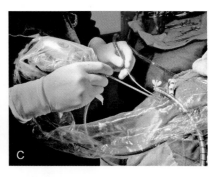

图 10-5-3

A. 经额入路神经内镜基底核区脑出血清除术;B、C. 血肿的外形呈椭圆形或纵形者采用经额入路的沿血肿长轴手术方式。

2. 手术操作步骤 ①选取额叶皮质的非功能区,纵形切开额部头皮长约 6cm、钻穿额骨直径 2.5~3.0cm 小骨窗(图 10-5-4A)。②切开硬脑膜,沿血肿长轴脑针穿刺血肿腔,导管扩张后置入内镜工作通道,全程注意打水,以便充分显露血肿腔,内镜下清除血肿(Ⅱa 类推荐,B 级证据)。③清除血肿的顺序采取由浅到深的方式,首先清除浅部的血肿。④置入明胶海绵卷,其作用为:支撑血肿腔和压迫止血,待血肿全部清除后取出。⑤清除血肿后用速即纱覆盖术区或用止血胶充填止血。⑥对于基底核区脑出血破入脑室的情况,经额叶入路既可以清除基底核区血肿,又可以清除脑室内血肿。⑦血肿清除完毕放置引流管到血肿腔,缝合硬脑膜,回放额骨骨板(图 10-5-4B),缝合头皮,结束手术(视频 10-5-2)。

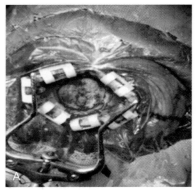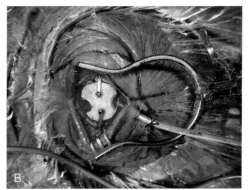

视频 10-5-2
经额入路内镜基底核脑出血清除术

图 10-5-4　神经内镜基底核区脑出血清除术经额入路
A. 切开头皮、钻穿额骨直径 2.5~3.0cm 小骨窗;B. 血肿腔放置引流管、回放额骨骨板。

(三) 经颞入路及操作

1. 经颞入路　对非优势半球高血压性基底核区脑出血、血肿相对比较靠近皮质者,可采用经颞入路手术方式。经颞叶入路可选择血肿最大层面或血肿距离皮质最近的层面作为手术路径,置入神经内镜工作通道并清除血肿(Ⅱb 类推荐,B 级证据)。清除血肿的流程同经侧裂 - 岛叶入路。同时,在清除基底区血肿后,可沿血肿破口吸出破入脑室内的血肿。

2. 手术操作步骤　根据患者术前定位,在血肿侧颞部皮肤表面标出中央沟和外侧裂的体表投影,在其颞部作一长 5~6cm 直形切口,切开头皮、分离骨膜,用小乳突牵开器牵开切口,用直径 2cm 钻头钻穿颅骨,铣刀扩大骨窗直径 2.5~3.0cm,切开硬膜并予悬吊。

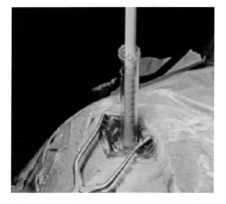

图 10-5-5　沿穿刺通道缓慢旋转进入可调距颅内导引鞘管到血肿腔

(1)避开脑皮质表面的血管和功能区,沿脑沟切开软脑膜 1.5cm,注意避开皮质回流静脉,电凝止血后缓慢置入脑穿针,探及血肿后拔出脑穿针,依次选择可调距颅内导引鞘管 7mm、10mm、13mm、16mm;长度 90mm、100mm 沿穿刺通道缓慢旋转进入到血肿腔(图10-5-5),建立工作通道,注意全程打水。

(2)在工作通道内置入神经内镜,边进入边用生理盐水冲洗,冲洗的速度要根据手术视野清晰程度来调整,找到血肿后(图 10-5-6),用直径 1.5mm 的吸引器,用先浅后深的方法吸出清除血肿,不要直接穿刺到血肿腔的深部,防止穿刺颅内导引鞘管时挤压脑组织,造成脑组织继发性损伤。遇到血肿较硬时可用活检钳夹碎后吸出。如有活动性出血则反复冲洗至视野清晰后,是动脉出血者用双极电凝止血,如是静脉出血或局部渗血可用脑棉片轻压迫止血,再用止血纱覆盖或用止血胶充填止血。也可用去甲肾上腺素 1mg 加 4℃冰冻生理盐水100ml 反复局部冲洗止血。同时,也要注意考虑其血肿腔的大小,避免血肿腔塌陷造成手术操作困难。

(3)调整可调距颅内导引鞘管的角度和方向,彻底清除各死角未清除的血肿。若术中有大出血难于止血者,立即中转开颅手术止血并清除血肿。如有血肿破入脑室者,调整导管的角度,沿破口轻柔推进内镜至脑室内,直视下吸出凝血块,并放置脑室外引流管。检查血肿腔内无活动性出血后,缓慢退出神经内镜,边退出边检查穿刺道有无出血(图 10-5-7),如有则用双极电凝彻底止血,对血肿没有破入脑室且血肿腔不大的患者,可根据具体情况放或不放置血肿腔引流管,对血肿破入脑室且血肿腔较大的患者,放置血肿腔引流管,缝合硬脑膜(图10-5-8),回放颅骨(图 10-5-9),缝合头皮结束手术(视频 10-5-3)。

视频 10-5-3
经颞入路内镜基底核血肿清除手术视频

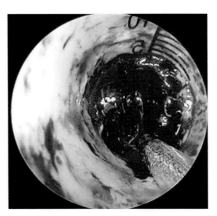

图 10-5-6　在建立工作通道内置入
神经内镜找到血肿

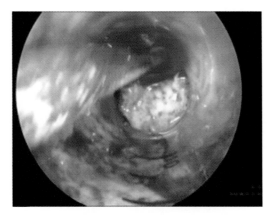

图 10-5-7　缓慢退出颅内导引鞘管及内镜,边退
出边检查穿刺道有无出血

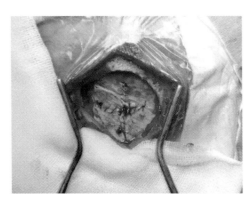

图 10-5-8　缝合硬脑膜

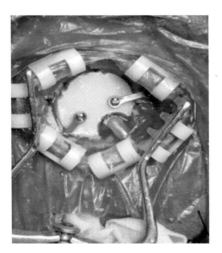

图 10-5-9　回放颞骨骨板

三、神经内镜套管置入方法

神经内镜套管置入方法有直接置入型和扩张型两种套管置入方式。

1. 直接置入型操作方法　将带有前端较细导引内芯的套管直接从脑皮质穿刺进入基底核血肿腔前缘,再撤出导引内芯,留置套管在血肿腔中(图 10-5-10)。

2. 扩张型套管置入操作方法　先穿刺导芯穿刺到血肿腔,用球囊导管扩张推移脑组织,再将套管自尾端套进导芯,缓慢扩张穿刺道,直至套管导入血肿腔后才退出导芯(图 10-5-11A)。

用前端有较细穿刺导芯(7mm、10mm、13mm、16mm);长度(90mm、100mm),可调距颅内导引鞘管套管,按顺序缓

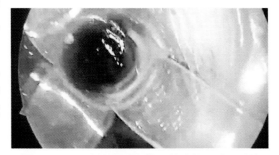

图 10-5-10　直接置入套管到基底核血肿腔前缘

慢从脑皮质穿刺入血肿腔前缘,逐渐缓慢扩大脑的穿刺道,直至套管导入工作通道到血肿腔后才退出导芯,留置套管在血肿腔边缘旁(图 10-5-11B)。

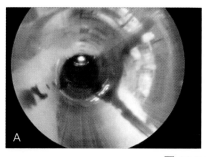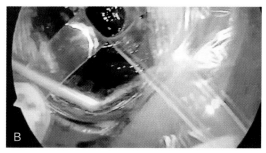

图 10-5-11 扩张型套管置入

A. 穿刺导芯穿刺血肿腔;B. 套管导入工作通道到血肿腔后才退出导芯,置入套管在血肿腔边缘旁。

第六节 手术技巧与注意事项

一、手术技巧与注意事项

1. 高血压性基底核区脑出血如果出血时间短、血肿巨大的患者术中在空气环境下吸出液态血肿后,应用内镜多角度镜明确出血点,彻底止血,避免遗漏出血点造成术后再出血。

2. 手术中如果遇到血肿腔内大出血,经用双极电凝无法止血时,要快速及时中转开颅手术止血。

3. 由于手术路径垂直于血肿的长轴,所以工作通道不应置入过深,应在血肿清除过程中逐步深入工作通道,并沿前后方向调整内镜工作通道角度,保障术野显露,清晰下清除基底核区血肿。血肿清除完毕后,用 0.9% 氯化钠(生理盐水)冲洗出残留在血肿内的凝血块,使手术野更加清晰,同时,灌注适量的生理盐水到血肿残腔内支撑残腔,避免清除血肿后脑组织塌陷,导致桥静脉的撕裂引起术后发生硬膜下血肿。

4. 对非优势半球侧高血压性基底核区脑出血破入脑室形成铸型者,经颞入路者清除基底核区血肿后应仔细寻找破裂口,若经破裂口难以直视清除血肿者,要采用经冠状缝前侧脑室前角入路神经内镜下清除侧脑室和第三脑室的血肿。

5. 对出血超过 72 小时引起的脑中线移位者,神经内镜手术主要是达到减压目的,不主张全部清除血肿,强求全部清除会造成血肿腔广泛渗血及因此止血造成神经核团的继发性损伤。

6. 内镜血肿清除术需严格掌握手术适应证,如血肿散在不规则,要考虑有无其他脑血管病,需要进行CTA 或 DSA 检查确认出血原因。如血肿边缘毛粗,有多个散在的小点状出血灶,要考虑有无凝血功能障碍疾病。

二、术后处理

1. 术后常规给予降颅内压、营养脑神经、对症治疗。

2. 昏迷较深或有重症心肺功能衰竭者转 ICU 监护治疗。

3. 术后 6 小时、24 小时复查头颅 CT,了解血肿清除情况和是否有再出血。

4. 术后 1 年内每 3 个月行 GOS 预后评定。

第七节 并发症的预防及处理

1. **肺部感染** 是高血压性基底核区脑出血神经内镜术后最常见的并发症。

（1）原因

1）高血压性基底核区出血容易发生呕吐、误吸导致吸入性肺炎,同时,该类患者常发生呼吸困难而采取气管插管、气管切开、呼吸机辅助呼吸等措施,这些原因极易导致发生肺部感染。

2）部分高血压性基底核区出血患者昏迷卧床时间较长,患者的咳嗽排痰功能下降也容易导致肺部发生感染。

（2）预防及处理

1）对高血压性基底核区脑出血术后患者要加强翻身、拍背等基础护理,帮助其排痰。

2）术后未上呼吸机者建议早期即采取抬高床头甚至半坐位,以增强其呼吸活动度。

3）有感染症状者建议早期取痰培养加药敏试验（多次留取痰液）,根据药敏试验结果选用敏感抗生素（重症监护室气管切开者多数存在铜绿假单胞菌,肺炎克雷伯菌、大肠埃希菌、鲍曼不动杆菌等引起感染）。

2. 顽固性呃逆和反流

（1）原因

1）高血压性基底核区脑出血容易导致神经核团受损、累及呼吸中枢、呃逆中枢、内侧纵束的功能引起上消化道出血或胃扩张、痉挛等,刺激迷走神经和膈神经发生顽固性呃逆和反流。

2）大量应用脱水药使水电质紊乱导致迷走神经、膈神经兴奋性增高致顽固性呃逆和反流发生。

3）置入胃管刺激胃窦及迷走神经导致呃逆。

（2）预防及处理

1）呃逆采取针灸、理疗、氯丙嗪等药物穴位注射等治疗。

2）反流进食时采取半坐位,餐前半小时餐后 1 小时给其腹部按摩 20 分钟,促进胃肠蠕动,以助消化。

3）纠正水电质紊乱,有胃扩张者插胃管持续胃肠减压。

4）重新置入胃管解决由于胃管原因导致的呃逆。

3. 消化道应激性溃疡出血

（1）原因:基底核区脑出血脑水肿,神经内分泌障碍,导致胃酸分泌过多发生神经源性胃肠道应激性出血,表现为胃肠黏膜的广泛性出血。

（2）预防及处理

1）如果发生消化道应激性溃疡出血给予插胃管进行胃肠减压。

2）严重者要禁食。

3）给予肾上腺素 4~8mg、云南白药 1 小瓶加冰冻生理盐水 100ml 分 2 次从胃管内注入并保留 30 分钟,应用洛赛克（注射用奥美拉唑钠）40mg（注射用奥美拉唑钠）静脉滴注每天一次,连用 3~7 天。

4. 术后再出血

（1）出血原因:术后血压调控不好、血压超高导致手术创面渗血,术中止血不彻底等因素可导致再出血。

（2）预防及处理

1）术后注意调控血压,收缩压控制在 150~160mmHg 左右较为理想。

2）术后发生再出血静脉使用血凝酶 2U 静脉注射,或静脉滴注 5% 的葡萄糖 100ml 加氨甲苯酸 0.4g 或酚磺乙胺 0.4g,视情况使用 1~2 天。

3）如果发生再出血量不大,可保守观察治疗,再出血发生后仍有引流管在血肿中者可观察 1~2 天无血肿扩大后,用尿激酶 3 万 ~5 万单位加生理盐水 3ml 从引流管注入血肿腔,并夹管 4~6 小时后开放引流管,连续应用 3~4 天再出血的血肿多能液化排出体外。如果再出血量比较大,脑占位效应严重,大脑中线偏移者,要再次手术清除血肿及减压等治疗。

5. 多脏器的栓塞、关节僵硬和肌肉萎缩

（1）原因:基底核区脑出血术后昏迷、卧床容易发生下肢静脉血栓,表现为一侧肢体肿胀,并可能发展为肺栓塞,造成瞬间、短时间内死亡。长时间昏迷者易出现关节僵硬及肌肉失用性萎缩,活动后出现关节疼痛甚至脱位。

(2)预防及处理

1)昏迷者可行高压氧及用促醒、营养神经、改善脑代谢等药物治疗。

2)恢复期要积极加强功能锻炼、中医中药及康复理疗治疗,尤其是颈部、腰背肌肉力量的锻炼及四肢关节的伸屈活动功能锻炼。

3)推荐下肢血管彩超检查后早期进行抗血栓压力泵或者足泵进行预防深静脉血栓的治疗。

6. 水电解质紊乱、贫血及营养不良

(1)原因:急性期脱水会发生低钠、低钾血症,昏迷严重者会发生高钠血症,恢复期会出现贫血、营养不良等,这主要是由于进食少、消化吸收功能减弱造成。

(2)预防及处理:监测电解质变化,及时纠正水电解质紊乱,加强喂养,注意补充营养。

7. 高热、尿崩

(1)原因:早期主要是体温调节中枢损害及下丘脑损伤所致。中后期需注意感染性发热。

(2)预防及处理

1)可用冰毯、亚低温等治疗处理。

2)尿崩者必要时用去氨加压素治疗,要注意防止电解质紊乱。

8. 颅内感染

(1)原因:操作不当,引流时间过长。

(2)预防及处理:认真执行无菌操作,加强液化引流、及时拔除脑血肿引流管。

第八节　优点与缺点

一、优点

1. 神经内镜治疗高血压性基底核区脑出血具有微创,省时,直视,清晰,出血和并发症少,恢复快等优点。

2. 内镜可增加手术野局部照明强度,对血肿局部放大,所以,清除血肿率高,止血彻底,可靠。手术只在血肿腔中操作,可减少对正常脑组织的损伤、术后神经功能恢复好等优点,是治疗高血压性基底核区脑出血的新型微创手术。

3. 内镜治疗高血压性基底核区脑出血可通过置入可调颅内导引鞘管、内镜摄像系统到血肿腔内,全景化显露术野,增大可视角度,避免血肿残留。高清图像有助于辨识活动性出血点,有利止血,减少二次出血的风险。

二、缺点

1. 虽然内镜成像质量较高,但仍为二维图像,缺乏三维立体影像。平面图像无法立体展示,镜后的盲区缺少立体感观,在如"鱼眼效应"下操作,有效操作空间相对受限,操作难度增加、难免容易出现错觉,因此,其精细成像效果较显微镜差,而且存在操作空间比较狭小等问题。

2. 因手术野相对较小,视觉范围不够广泛,有一定的局限性,个别病例一旦血肿腔内出血较大、速度较快会出现血肿清除和止血较为难度大等情况。

3. 对手术操作者的技术要求较高,稍有不慎可导致医源性损伤,影响手术质量。

三、经验与教训

术前精确的定位及术中娴熟的操作技巧是手术成功的关键。

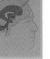
1. 内镜手术入路选择重点依次要考虑的因素

(1)选择非功能区手术入路。

(2)选择对神经核损伤最小手术入路。

(3)选择在血肿最靠近脑皮质的手术入路。

(4)选择血肿最大层面的体表位置手术入路。

2. 清除血肿时遇到出血为动脉性活动出血的责任血管可用双极电凝止血,如果是局部渗血者可用脑棉垫轻压迫止血,不用烧灼止血,防止医源性脑组织再损伤,加重患者术后致残率的发生。

3. 对遇到个别患者血块较硬者,可先用神经外科取瘤钳夹碎后再吸取出。

4. 手术中不必强求彻底干净清除血肿而导致脑组织的再损伤,影响患者的预后。

5. 外侧组豆纹动脉供血的外囊、屏状核区域出血,出血动脉较细小,多数自行止血,术中找不到出血责任血管。该部位出血类型比较适合刚刚开始脑出血内镜治疗的医院。

6. 经额手术入路血肿清除后,额叶脑组织不塌陷多数是血肿清除不满意或者再出血,应慎重考虑关颅结束手术。

第九节　术式评价与展望

一、术式评价

1. 微创的核心关键是要减少脑组织的损伤,而神经内镜高血压性基底核区血肿清除术具有的优势是微创,内镜放大倍数直视下清楚地快速清除基底核区的血肿,安全有效,疗效确切,住院时间短,便于急诊,减少并发症发生、可提高高血压性脑出血抢救的成功率。

2. 神经内镜治疗高血压性基底核区脑出血是属于微创手术,目前,微创手术治疗高血压性脑出血已经得到众多专家的高度肯定和认可,国内外更多的研究表明,神经内镜技术清除脑内血肿可以明显改善高血压性脑出血患者的预后。该技术符合现代微创神经外科发展的理念和趋势,是治疗高血压性脑出血的一种微创、快速、有效的术式方法。

3. 神经内镜技术不单局限于微创,更重要的是能通过术前精确定位、内镜下操作彻底清除血肿和止血,来提高手术的精准度和安全性。开始阶段单手操作技术不利于术中止血,需要与助手合作,熟练后逐步转变成3手或4手操作可克服这一缺陷。随着神经内镜技术操作的熟练,术中移动较细的鞘管可以全方位观察血肿腔,灵活地改变视角,在狭窄的鞘管内与其器械协调配合,充分发挥内镜立体观察的优势。

4. 虽然神经内镜治疗高血压性脑出血技术正在蓬勃发展,但它仍然是一门新兴的技术,手术医师需要专门的学习和熟练过程,对于从事高血压性脑出血手术的神经外科医生来说,只有掌握了正确的内镜手术方法与技巧,才能确保手术的质量。

二、术式展望

1. 随着微侵袭神经外科技术的不断进步和神经内镜技术在神经外科中的迅速发展,神经内镜微创清除高血压性脑出血技术水平已经逐渐成熟,并受到了众多的专家学者的高度关注和重视。神经内镜治疗高血压性基底核区脑出血符合神经外科微创发展的趋势和潮流,是微创治疗高血压性脑出血临床效果确切、前景广阔的一种微创新型手术方式。

2. 神经内镜基底核区脑出血清除是一种微创技术,能在小切口内形成微创通道,观察到深部脑的结构,能术野成像清晰地清除血肿,不需要拉伸脑组织,减少了神经的损伤,减少了致残率和并发症的发生,降低其病死率,提高患者的生存率和生存质量。如能将该术式手术入路、手术操作规范进一步统一和提升,可使更多的重症脑出血患者获得更好的救治并重返社会和家庭,其发展的前景空间广阔。

第十节 典型病例简介

一、经外侧裂 - 岛叶入路手术方式病例简介

(一) 简要病史及术前影像学资料

患者男性,45 岁,因"突发左侧肢体力弱 2 小时"急诊入院。查体:血压 190/110mmHg,昏睡,GCS13
分,双瞳孔等圆等大,直径 3.0mm,对光反射灵敏,左侧上肢肌力 1 级,
左下肢肌力 2 级,右侧肢体肌力 5– 级,左侧巴宾斯基征阳性。入院诊
断:高血压性脑出血,右侧基底核区出血(图 10-10-1)。入院后立即给
予术前准备,于发病 6 小时后在全身麻醉下行神经内镜下经外侧裂 -
岛叶入路基底核区血肿清除术,术后未留置引流管。术后积极行肢体
功能康复训练,术后 1 个月患者出院时肌力恢复至左侧上肢肌力 2 级,
下肢肌力 3– 级。

(二) 手术方式及要点

右外侧裂体表弧形切口,骨窗直径 4cm。分离外侧裂显露岛叶,置
入内镜工作通道显露血肿,血肿清除中逐步深入工作通道,并调整内镜
工作通道角度,直视下清除基底核区血肿,用双极电凝止血,血肿腔填
塞明胶海绵压迫止血(图 10-10-2)。

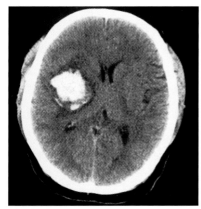

图 10-10-1 术前 CT 片示右侧基底
核区脑出血

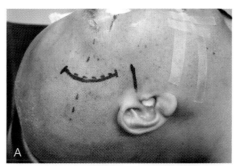
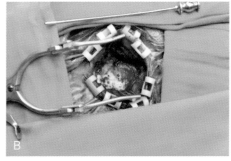
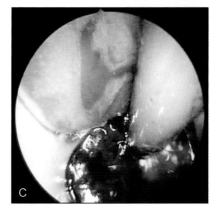
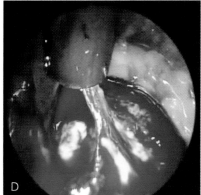
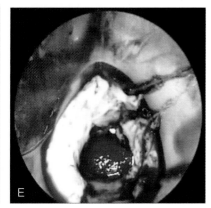

图 10-10-2 经外侧裂 - 岛叶入路手术

A. 右额颞手术小切口;B. 微骨窗;C. 术中内镜直视下清除血肿;D. 电凝出血动脉止血;E. 明胶海绵压迫止血。

（三）术后影像资料

术后1周复查头颅CT见右侧基底核区血肿已完全清除（图10-10-3）。

（四）术后神经系统查体资料

术后予以脱水、营养神经以及改善脑循环等药物对症治疗，术后2周开始行床边肢体康复训练，术后1个月患者转入康复医院继续康复治疗。出院时患者肌力恢复至左侧上肢肌力2级，下肢肌力3–级。术后3个月回院复查时患者左侧上肢肌力恢复至3级，下肢肌力4级，已能在家属搀扶下行走。术后12个月随访复查，患者一般情况良好，左侧上肢肌力恢复至4级，下肢肌力5–级，已能生活自理。继续规律口服降压药物治疗高血压病。

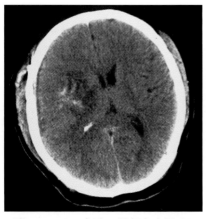

图10-10-3 术后1周复查头颅CT

二、经额入路手术方式病例简介

（一）简要病史及术前影像学资料

患者，男，52岁，突发意识不清伴右侧肢体瘫痪3小时入院，浅昏迷，双瞳孔等大正圆，直径3.0mm，光反射灵敏，刺激右侧肢体见收缩，左侧肢体可动，右侧巴氏征阳性，诊断为左侧基底核区脑出血（图10-10-4）。入院后给硝酸甘油控制血压，经术前准备后，发病5小时在全身麻醉下神经内镜锁孔经额基底核区血肿清除术，术后2天拔除头部引流管，并积极予高压氧康复对症治疗。术后1个月右侧肢体肌力2级，3个月右侧肢体肌力4级，生活基本自理。

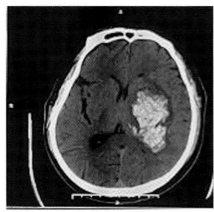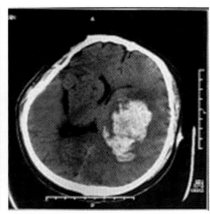

图10-10-4 术前CT片示左侧基底核区脑出血

（二）手术方式及要点

行左额冠状缝前弧形切口（图10-10-5），直径2.5cm小骨窗，切开硬脑膜，用穿刺导芯穿刺到血肿腔（图10-10-6），用球囊导管慢慢扩张穿刺道，置入内镜工作通道，由浅至深逐渐清除血肿（图10-10-7），调整工作通道角度清除周围血肿，用双极电凝止血，残腔用明胶海绵充填止血（图10-10-8）。血肿清除完毕放置引流管到血肿腔，缝合硬脑膜。

（三）术后影像资料

术后第1天复查头颅CT见左侧基底核区血肿已清除（图10-10-9A、B）。

（四）术后神经系统查体资料

术后预防感染、控制血压、促醒对症治疗；1周患者血压趋于平稳给予床旁针灸、正中神经电刺激治疗；2周开始行高压氧、康复科肢体康复训练；1个月患者意识清醒，口语笨拙，右侧肢体肌力2级；住院1.5个月出院，出院后继续康复门诊康复训练，定期循环门诊调整降压药物，3个月复诊患者右侧肢体肌力4级，生活已能自理。

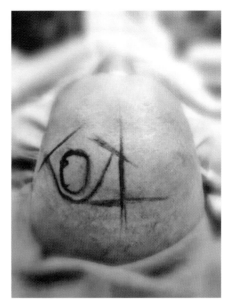

图 10-10-5　手术入路体表图

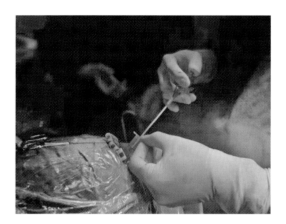

图 10-10-6　置入颅内导引鞘管

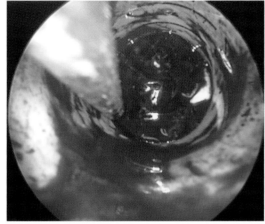

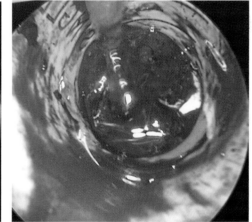

图 10-10-7　在内镜下、颅内导引鞘管工作通道内用吸引器吸出血肿

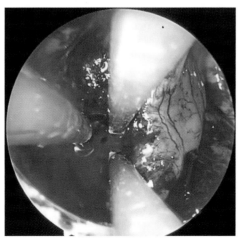

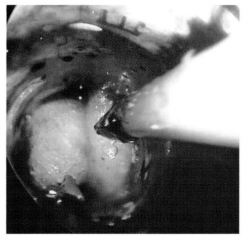

图 10-10-8　清除血肿、双极电凝止血、明胶海绵填塞血肿腔的底部

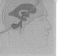

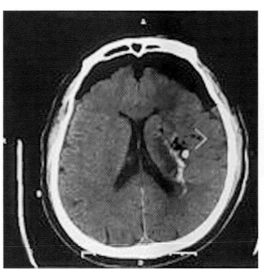
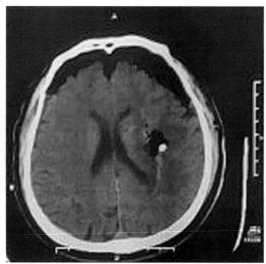

图 10-10-9　术后第 1 天复查头颅 CT

三、经颞入路手术方式病例简介

(一) 简要病史及术前影像学资料

患者,45 岁,因不省人事、呕吐 6 小时急诊入院,入院时呈浅昏迷,格拉斯哥评分(GOS)7 分,血压 165/102mmHg,双侧瞳孔不等大,右侧瞳孔 D≈3.5mm,左侧瞳孔 D≈2.0mm,对光反射稍迟钝,刺激肌张力稍增高。头颅 CT 扫描右侧基底核区可见边界清楚、密度均匀的团状高密度灶,灶周有少许低密度水肿带围绕,CT 值 60~90HU,左侧脑室稍受压、大脑中线向左偏移 0.5cm。入院诊断:右侧基底核区脑出血,出血量约 53ml(图 10-10-10)。

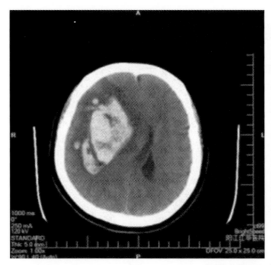
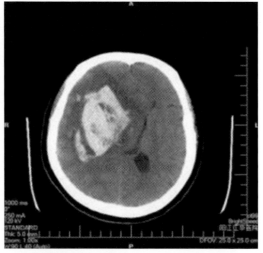

图 10-10-10　术前头颅 CT 扫描见右侧基底核区脑出血

(二) 手术方式及要点

入院后经患者家人同意手术并签字,紧急快速行术前各项准备,送影像科用金属标志物 CT 辅助简易定位法定位行头颅 CT 扫描定位后,送手术室在气管插管全身麻醉下行神经内镜右侧基底核区血肿清除术(图 10-10-11),术中清除暗黑色血肿约 50ml(图 10-10-12)。

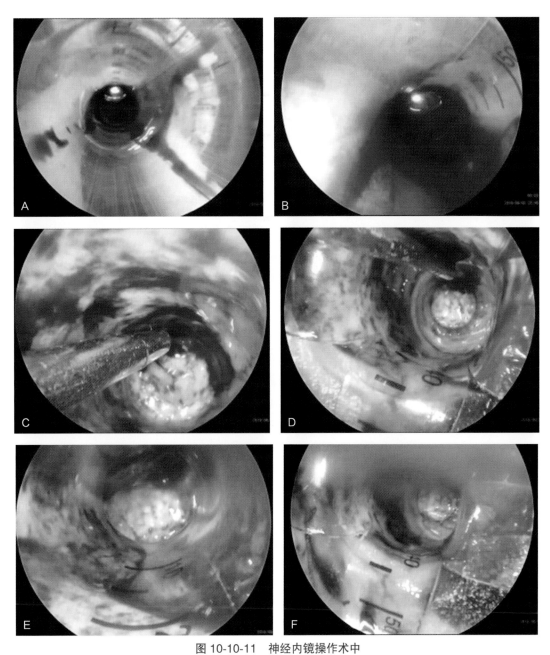

图 10-10-11　神经内镜操作术中

A、B. 置入透明可撕脱性套管可清楚看到暗黑色的血块；C、D. 术中可通过吸引器把基底核区血肿清除干净；
E、F. 血肿清除干净后用生理盐水冲洗未见出血。

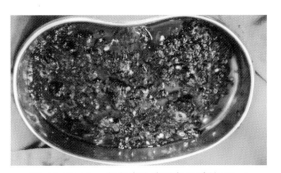

图 10-10-12　术中清除暗黑色血肿约 50ml

（三）术后影像资料

见图 10-10-13~图 10-10-16。

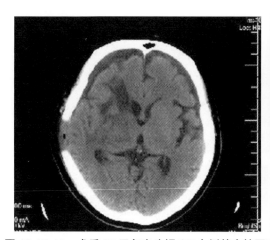
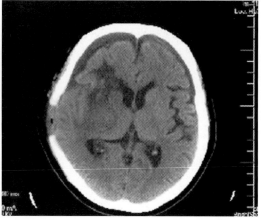

图 10-10-13 术后 30 天复查头颅 CT 右侧基底核区有低密度阴影（局部脑水肿），双侧硬膜下仍有少量积液

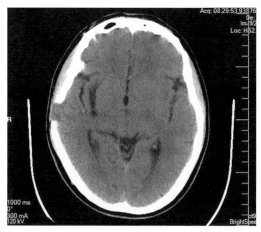
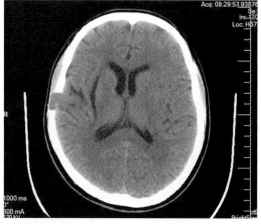

图 10-10-14 术后 3 个月 CT 片示右侧基底核区局部仍有少许低密度阴影

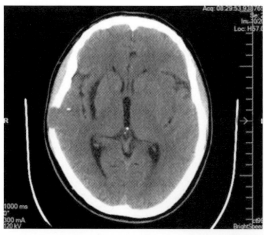
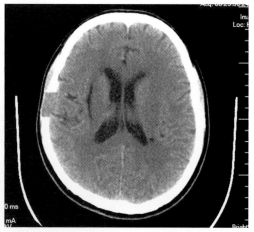

图 10-10-15 术后 6 个月 CT 片示右侧基底核区局部低密度阴影已基本吸收

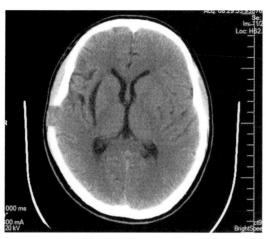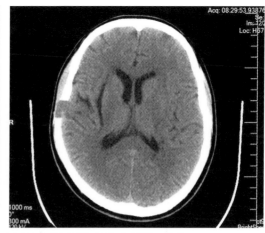

图 10-10-16　术后 12 个月 CT 片示右侧基底核区局部低密度阴影已消失

(四) 术后神经系统查体资料及康复情况

术后给予抗感染、脱水、营养脑神经、支持对症治疗 31 天出院,出院时左侧上下肢肌力 3+ 级,右侧上下肢肌力 4+ 级,继续门诊康复治疗,出院后 3 个多月回院复查左侧上下肢肌力已经恢复到 4+ 级,生活自理,并已经参加部分体力劳动。6 个月及 12 个月随访复查,一般情况良好,已经恢复体力劳动工作,血压有时仍然稍高,继续口服降压药物治疗高血压病。

(杨进华　孙怀宇　朱广通　王　汉　于洪伟　王　越　蔡　强　汪宇雄　李十全　刘金阳)

参考文献

[1] 中国急诊急救神经内镜治疗高血压性脑出血协作组, 中国医药教育协会神经内镜与微创医学专业委员会, 中华医学会神经外科分会. 2020 神经内镜下高血压性脑出血手术治疗中国专家共识 [J]. 中华神经外科杂志, 2020, 100 (33): 2579-2585.

[2] 何建青, 刘斌, 蔡学见, 等. 神经内镜辅助小骨窗开颅治疗老年高血压脑出血 [J]. 中华神经外科杂志, 2012, 28 (2): 199-202.

[3] 陈祎招, 徐如祥, 赛力克, 等. 高血压脑出血神经内镜微创手术与开颅血肿清除术的临床比较分析 [J]. 中国神经精神疾病杂志, 2010, 36 (10): 616-619.

[4] LONGATTI P, BASALDELLA L. Endoscopic management of intracerebral hemorrhage [J]. 2013, 79 (2 Suppl): S17. e1-7.

[5] 孙鹏举, 高志波, 郭景鹏, 等. 神经内镜微创手术治疗基底核区高血压性脑出血的疗效观察 [J]. 中华解剖与临床杂志, 2018, 23 (2): 139-142.

[6] 郭景鹏, 钱令涛, 王永志, 等. 神经内镜辅助治疗高血压基底节区脑出血疗效观察 [J]. 中华全科医学, 2014, 12 (7): 1077-1086.

[7] 朱遂强, 刘鸣, 崔丽英. 中华医学会神经病学分会脑血管病学组, 中国脑出血诊治指南 (2019)[J]. 中华神经科杂志, 2019, 52 (12): 994-1005.

[8] 周新管, 苗旺, 范益民. 显微镜与神经内镜经侧裂入路治疗高血压基底节区脑出血疗效分析 [J]. 中国药物与临床, 2014 (10): 1384-1385.

[9] 黄朝觉, 黄玮, 周全, 等. 经额内镜与经侧裂显微镜手术治疗基底节区脑出血的疗效对比 [J]. 广西医学, 2020, 42 (2): 121-124.

[10] 杨彦龙, 常涛, 郭少春, 等. 神经内镜下治疗幕上高血压脑出血 [J]. 中华神经外科杂志, 2017, 33 (7): 733-736.

[11] 杨进华, 李泽禹, 汪宇雄, 等. 两点三线交叉定位法在小脑血肿微创穿刺血肿清除中的应用效果评价 [J]. 中国微侵袭神经外科杂志, 2018, 23 (3): 115-118.

[12] 刘海兵, 李军, 洪景芳, 等. 内镜与显微镜微创治疗基底核区血肿的疗效比较 [J]. 中国微侵袭神经外科杂

志, 2020, 25 (6): 243-246.

［13］彭逸龙, 伍益, 陈少霭, 等. 神经内镜与传统开颅血肿清除术治疗高血压脑出血的疗效比较 [J]. 中国微侵袭神经外科杂志, 2016, 21 (5): 217-218.

［14］李明, 范学政, 胡志卿, 等. 神经内镜治疗基底核区脑出血的技术及疗效研究 [J]. 中华神经外科疾病研究杂志, 2017, 16 (4): 309-312.

［15］刘利, 张帆, 沈红, 等. 神经内镜技术清除高血压脑出血的治疗体会 [J]. 中华神经外科杂志, 2014, 30 (6): 629-631.

［16］杜波, 彭楷文, 樊俊, 等. 神经内镜通道内操作技术治疗脑实质内出血 [J]. 中华神经外科杂志, 2016, 32 (7): 687-690.

［17］纠智松, 周锦尧, 邱晓瑜, 等. 神经内镜下清除颅内血肿的实验研究 [J]. 中华神经外科杂志, 2013, 29 (7): 674-677.

［18］朱广通, 黄辉, 胡志强, 等. 经外侧裂-岛叶入路神经内镜手术治疗基底节区脑出血 [J]. 中华医学杂志, 2012, 92 (47): 3361-3363.

［19］张福征, 王才永, 张磊. 神经内镜与开颅手术治疗高血压脑出血的疗效比较 [J]. 中华神经外科杂志, 2015, 31 (1): 19-21.

［20］叶建忠, 张宏伟, 王守利, 等. 神经内镜下与开颅血肿清除术对老年高血压性脑出血疗效的对比研究 [J]. 中华老年心脑血管病杂志, 2019, 21 (7): 733-736.

［21］肖涛, 万娟, 蒋文武. 幕上高血压脑出血患者神经内镜微创手术与开颅手术的疗效对比研究 [J]. 中国脑血管杂志, 2019, 16 (9): 456-460.

［22］徐伟, 蔡振华, 汪志峰. 硬质神经内镜治疗高血压脑出血 [J]. 中国微创外科杂志, 2010, 10 (9): 855-856.

［23］王孟阳, 段发亮, 吴京雷, 等. 内镜血肿清除术与钻孔引流术治疗高血压基底节出血的对比研究 [J]. 华中科技大学学报 (医学版), 2019, 48 (04): 454-457, 461.

［24］司马义. 依迪热斯, 董兴红, 等. 神经内镜微创颅内血肿清除术与开颅手术治疗高血压脑出血的临床效果分析 [J]. 中国综合临床, 2017, 33 (4): 349-352.

［25］韩鹏, 李旭琴, 于天元, 等. 应用神经导航结合神经内镜治疗高血压脑出血的疗效分析 [J]. 中华神经外科杂志, 2018, 34 (6): 572-575.

［26］李振华, 王石磊, 吴鹤飞. 神经内镜手术治疗脑出血破入脑室 [J]. 中华神经外科疾病研究杂志, 2014, 13 (6): 453-454.

［27］陆天宇, 刘浩, 陈维涛, 等. 神经内镜清除高血压基底节区脑出血手术的疗效及方法研究 [J]. 临床神经外科杂志, 2019, 21 (6): 487-491.

［28］游潮, 刘鸣, 于学忠, 等. 高血压性脑出血中国多学科诊治指南 [J]. 中华神经外科杂志, 2020, 36 (8): 757-770.

［29］中华医学会神经病学分会. 中华医学会神经病学分会脑血管病学组. 中国脑出血诊治指南 [J]. 中华神经科杂志, 2015, 48 (6): 435-444.

［30］曾凡猛, 殷万春, 彭立基, 等. 经外侧裂-岛叶入路与经颞叶皮质入路显微手术治疗基底节区脑出血的临床效果 [J]. 中国医学创新, 2020, 17 (30): 10-13.

［31］夏为民, 邵耐远, 唐科. 内镜下经侧裂岛叶入路治疗高血压基底核血肿 [J]. 中国微侵袭神经外科杂志, 2014, 19 (10): 449-450.

［32］刘海兵, 李军, 洪景芳, 等. 内镜与显微镜微创治疗基底核区血肿的疗效比较 [J]. 中国微侵袭神经外科杂志. 2020, 25 (6): 243-246.

［33］王利, 李虎, 李宁. 神经内镜经冠状缝前及外侧裂入路治疗高血压脑出血的临床疗效观察 [J]. 医学理论与实践, 2020, 33 (24): 4088-4090.

［34］TANG Y, YIN F, FU D, et al. Efficacy and safety of minimal invasive surgery treatment in hypertensive intracerebral hemorrhage: a systematic review and meta-analysis [J]. BMC Neurol, 2018, 18 (1): 136.

［35］CHENGJIA G, YIKUAN G, DAN H, et al. Neuroendoscopic minimally invasive surgery and small bone window graniotomy hematoma clearance in the treatment of hypertensive cerebral hemorrhage [J]. Pak J Med Sci, 2019, 35 (2): 377-382.

［36］BALDONCINI M, CAMPERO A, PEREZ CRUZ J C, et al. Microsurgical anatomy and approaches to the cerebral central core [J]. World Neurosurgery, 2019, 129: e23-e34.

［37］UCHIDA D, NAKATOGAWA H, YAMAZOE T, et al. Neuroendoscopic surgery with a combination of image detectable sheath, intraoperative computed tomography scan, and navigation system improves accuracy and safety in minimally invasive evacuation of intracerebral hematoma: technical note [J]. World Neurosurgery, 2020, 133: 1-7.

第十一章　神经内镜小脑血肿清除术

第一节　概　　述

自发性小脑出血(spontaneous cerebellar hermorrhage,CH)是指非外伤引起的小脑实质的出血,动脉高血压是自发性小脑出血的主要原因,其他病因有动静脉畸形、动脉瘤、凝血功能障碍等。自发性小脑出血是临床常见的脑血管病之一,占脑出血人群 5%~10%,死亡率高达 20%~75%,较幕上脑出血的死亡率更高。内科治疗以控制血压、卧床、镇静、预防并发症为主。重症需要严密观察体温、脉搏、呼吸和血压等生命体征,注意瞳孔和意识变化,保持呼吸道通畅,及时清理呼吸道分泌物,吸氧,动脉血氧饱和度维持在90% 以上。加强护理,保持肢体功能位。手术治疗宜在发病后 6~24 小时内进行,可挽救重症患者生命及促进神经功能恢复,预后与术前意识水平直接相关,昏迷患者通常手术效果不佳。1985 年 Auer 首先在神经内镜辅助下清除脑内血肿,随着内镜设备的发展、手术理念的更新以及围手术期管理水平的提高,神经内镜在小脑血肿清除手术中的临床应用逐渐增多。

第二节　临床表现及诊断要点

一、临床表现

突然发病,轻型患者起病时意识清楚,伴有眩晕、呕吐、共济失调、眼球震颤或构音障碍等,早期无明显肢体活动障碍,当血肿逐渐增加或破入第四脑室,可引起急性梗阻性脑积水,严重时可出现昏迷、呼吸障碍,甚至出现枕骨大孔疝,引发呼吸循环衰竭而死亡。

二、诊断要点

1. 有高血压病史。
2. 突然发病,迅速出现临床症状和体征。
3. 头颅 CT 检查可明确诊断。急性血肿在 CT 的表现为小脑的高密度影,并能够提示血肿是否破入脑室及脑干受压情况,以及是否有脑积水。
4. CTA、MRI 及 DSA 可以进一步查明出血原因。与动脉瘤、血管畸形及肿瘤引起的脑出血鉴别。

第三节 手术适应证与禁忌证

一、手术适应证

1. 年龄 15~80 岁。

2. 符合 2019 年中国脑出血诊治指南手术标准。

3. 发病 24~72 小时内。

4. GCS 8~12 分,伴有神经功能障碍。

5. 头颅 CT 显示小脑出血血肿直径 ≥ 3cm 或血肿量 ≥ 10ml 伴有脑干受压。

二、手术禁忌证

1. 由脑动静脉畸形、动脉瘤、脑肿瘤、脑梗死等引起的继发性出血。

2. 凝血功能严重异常(PT>12.2 秒,APTT>35.5 秒,血小板计数<100×10^6mmol/L)或本次发病 1 周内口服抗凝药物、抗血小板药物。

3. 严重的肝脏、肾脏功能障碍;确定为颅内动脉瘤、血管淀粉样变、动静脉畸形等出血者;伴有颅内恶性肿瘤者。

4. 脑疝形成;生命体征极不稳定,处于濒死状态或者确认为脑死亡者。

5. 妊娠期妇女。

第四节 术前准备与手术器械

1. 一般准备 ①血压管理,根据《中国脑出血诊治指南(2019)》推荐,血压控制在 140/90mmHg;②维持呼吸道通畅,伴有呼吸困难或衰竭者予气管插管或者呼吸机辅助呼吸;③快速建立静脉通道,导尿并记录出量;④维持循环稳定;⑤超声检查心脏,下腔静脉的宽度,维持容量(床旁 B 超);⑥止血、抑酸等治疗;⑦根据胃内容物行胃肠减压;⑧常规急查血常规、血型、出凝血时间、感染疾病(HIV、梅毒、丙型肝炎等)、肝肾功能、血糖、电解质、床边心电图,常规头部备皮、签手术知情同意书等。

2. 术前定位 首先标记双侧横窦位置及中线上起枕外隆凸下至第 2 颈椎棘突,金属标志物(电极片)贴于横窦线上,再根据血肿大小必要时标记第 2 点(贴血肿外侧缘)后行头部 CT 定位复查(注意复查时头部正位,避免颈部弯曲)(图 11-4-1)。

3. 手术器械 直径 4mm 的 0° 硬质内镜。

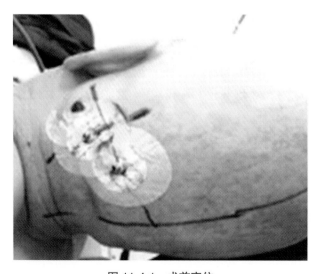

图 11-4-1 术前定位

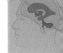

第五节　手 术 步 骤

1. 全身麻醉后常规行脑室额角穿刺外引流术。

2. 工作通道选用目前市场成熟产品,穿刺扩张选择直径从小到大逐步扩张的扩张器,根据术前测量长度标记穿刺深度,选择自带单极电凝的吸引器。

3. 手术操作步骤　手术体位取侧俯卧位,采用旁正中头皮切口长约 3~4cm。设计骨窗时注意横窦、乙状窦等重要结构。显露枕骨鳞部,靠近横窦边缘处钻孔 1 枚,铣刀铣开大小为 3cm×3cm 的骨窗,悬吊硬脑膜。"十"字状剪开硬脑膜后,于血肿最大层面或血肿中心距小脑皮质最近处置入工作套筒。回抽导尿管内空气并取出导尿管,留置的薄壁套管即为手术操作通道。术者左手持直径 4mm 的 0° 硬质内镜提供术区照明,右手持吸引器。首先清除深部血肿,随后缓慢退出工作套筒,清除浅部血肿。对第四脑室内血肿精确调控吸引器予以清除,对术区活动性出血采用单极电凝止血,视野之外的脑室内血肿经脑室额角引流管注入生理盐水,将血肿冲入视野内予以清除,血肿腔用脑棉片压迫数分钟确认无活动性出血后水密缝合硬脑膜并还纳骨瓣,缝合切口(视频 11-5-1)。

视频 11-5-1
神经内镜小脑
血肿清除术

第六节　手术技巧与注意事项

术中应当严格在血肿腔内操作,避免盲目吸引,过度牵拉,避免吸血肿周围水肿脑组织,以免引起难以控制的出血。遵循内镜手术由深到浅清除血肿的原则,术中工作套筒逐渐往外退出,脑组织搏动将周围残存血肿挤压到工作套筒远端,吸引器予以吸除。术中较韧的血肿用吸引器头从不同角度操作使其松动后再吸除。破入第四脑室内的血肿吸引器吸除幕上脑室引流管注入生理盐水将破入到第三脑室、第四脑室残留血肿冲出来予以清除,清除第四脑室内血肿时对吸引器压力的精确调节至关重要,避免吸力太大损伤脑干结构。

第七节　并发症的预防及处理

1. 再出血　手术中的止血措施,活动性出血电凝为主,少量渗血给予脑棉片压迫止血,冲水球反复冲洗即可达到很好的止血效果。

2. 术后小脑水肿加重　原因考虑为反复穿刺或者因定位不准确术中需要大幅度移动通道,过度牵拉小脑组织而损伤粗大的引流静脉,导致术后小脑水肿的发生。故术中定位穿刺准确性非常重要。在清除第四脑室的血肿后充分释放脑脊液可减轻术后脑水肿的发生,有条件的单位根据术后颅内压情况调整脑脊液外引流的量。处置:强化目标血压管理,床头抬高 30°,保持静脉回流通畅,所有患者接受严格的气道管理(气管插管或机械通气),维持 $PaCO_2$ 35~40mmHg 和指脉氧饱和度>95%;气道保护情况下镇静、镇痛治疗;维持等容状态的液体量。术后血压管理依据颅内压及脑灌注压进行调节,控制 ICP ≤ 15mmHg,维持目标灌注 CPP 50~70mmHg。

3. 肺部感染 昏迷患者术后排痰不畅,肺部感染发生率高。早期行气管切开,有利于排痰。同时,降低气道阻力,减少了通气无效腔,增加了肺泡的有效气体交换,电动排痰及早期的肺部理疗更有利于预防和治疗肺部感染。如果出现肺部感染后应根据药敏试验结果选择合适的抗生素。

4. 早期使用气压治疗对预防下肢静脉血栓形成有效。

5. 应激性溃疡引起的上消化道出血不常见,术后可使用抑酸剂预防,24 小时不能进食的患者给予鼻导管喂养。

6. 颅内感染为术后严重的并发症之一,分析原因可能为术中的无菌操作,术后脑膜严密缝合,避免脑脊液漏。尽早拔出引流管,如果发生颅内感染可根据药敏结果合理使用敏感抗生素。不建议使用一次性无菌套代替对导光束和摄像连线的消毒。

第八节 优点与缺点

一、优点

1. 神经内镜治疗小脑出血优点是快速到达血肿腔,较常规手术简化了手术步骤,缩短手术时间。对脑组织创伤少,术后恢复快,术中近距离观察,照明强度高、直视性强,局部照明好,视野清晰。镜下近距离观察解剖结构便于辨认,仔细操作便于对第四脑室的血肿缓慢仔细地清除,解除脑脊液的梗阻,减轻幕上脑室扩张引起的高颅压症状。术后并发症少,具有微创、省时、直视、创面小、切口小、骨窗小、术中失血量少的特点。

2. 手术硬脑膜剪开小,术后硬脑膜便于缝合,术后避免脑脊液漏降低颅内感染的风险。

二、缺点

对手术操作者的技术要求较高,器械要求较高,术中体位需用头架固定,适应证具有局限性,手术内镜手术视野小,操作空间有限,应对手术意外能力差,特别是术中有较多出血或者渗血难以控制时。

三、经验与教训

1. 根据血肿体表投影选择入路最好选择血肿靠脑的表面最近、血肿最大的位置。

2. 术中要显露横窦,因为横窦位置固定,便于术中定位血肿的位置,但也要注意保护横窦,如果出血可用明胶海绵轻轻压迫止血。

3. 血肿清除干净,在第四脑室一定轻柔操作,避免引起第四脑室底损伤造成的不必要的医源性损伤,影响患者的预后。

第九节　术式评价与展望

一、术式评价

神经内镜在幕上脑出血手术中的应用逐渐广泛，其在小脑出血手术中的临床应用较少。有幸《2020神经内镜下高血压性脑出血手术治疗中国专家共识》给出较高级别的推荐及证据。

二、术式展望

随着神经内镜技术在神经外科中的迅速发展，神经内镜微创清除高血压性脑出血已经逐渐成熟。神经内镜治疗高血压性基底核区脑出血及小脑出血均符合神经外科微创发展的趋势和潮流，是前景广阔的一种微创新型手术方式。

第十节　典型病例简介

一、简要病史及术前影像学资料

患者，女性，71岁，突发意识不清6小时入院。既往有高血压病史19年，7年前因脑梗死住院治疗，长期间断口服降压药物（具体不详）。查体：意识呈浅昏迷状，GCS评分：8分，血压：170/100mmHg，呼吸10次/分，双侧瞳孔等大等圆，对光反射灵敏。影像学检查：发病3小时头颅CT片示左侧小脑出血最大层面3cm×3.5cm，血肿量约10ml（图11-10-1）。发病6小时头颅CT片示左侧小脑出血增加，血肿最大层面3cm×5cm，血肿量为15ml（图11-10-2）。入院诊断：小脑出血，出血量约15ml。

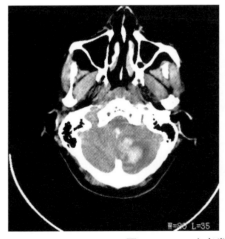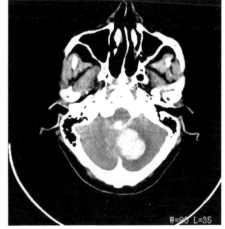

图 11-10-1　患者发病 3 小时的头颅 CT

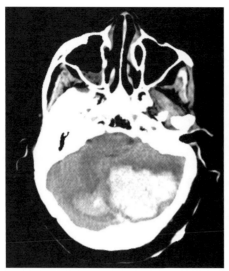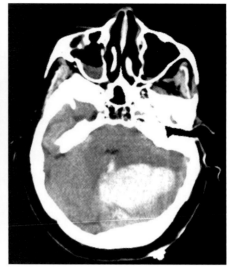

图 11-10-2　患者发病 6 小时的头颅 CT

二、手术要点（小脑出血影像及手术操作）（图 11-10-3）

1. 体位采用侧俯卧位（公园椅卧位），出血侧在上。
2. 术中尽量显露横窦，便于术中定位血肿的位置。
3. 术中应当严格在血肿腔内操作。
4. 遵循内镜手术由深到浅清除血肿的原则。

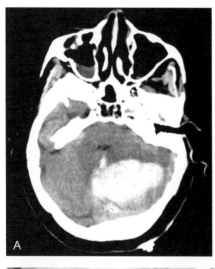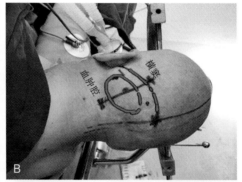

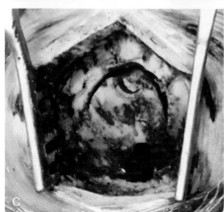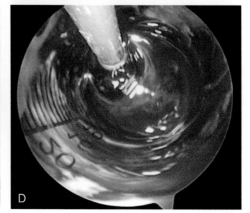

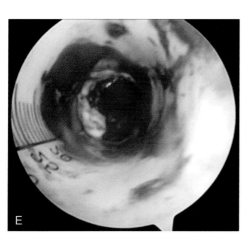

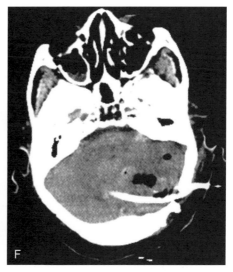

图 11-10-3　神经内镜小脑血肿清除术

A. 左侧小脑半球出血；B. 体位及手术切口；C. 骨窗形成；D. 在工作通道内吸除血肿；
E. 血肿清除完毕的血肿腔；F. 术后 24 小时复查血肿已清除。

三、术后影像资料

神经内镜清除左侧小脑血肿术后第 1 天复查头颅 CT 见左侧小脑血肿已清除，原血肿处有少许低密度影，考虑为左侧小脑血肿清除术后局部水肿（图 11-10-4）。

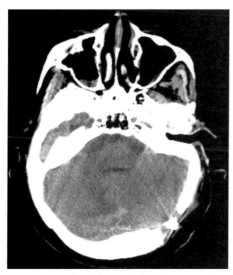

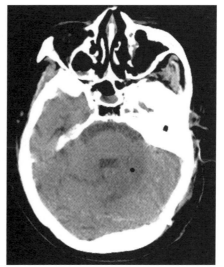

图 11-10-4　术后第 1 天复查头颅 CT 见左侧小脑血肿已清除，左侧小脑处有少许低密度影

四、术后神经系统查体资料

患者手术后第 1 天 GCS 评分 15 分，意识完全清醒，可对答并正确，有遵医嘱活动，四肢活动良好，肌力 5 级，肌张力正常。术后 1 个月、3 个月随访患者生活自理。

（李立宏　杨彦龙　李旭琴　常　涛　张　军）

参考文献

［1］ MORGENSTERN L B, HEMPHILL J C 3RD, ANDERSON C, et al. Guidelines for the management of spontaneous intracerebral hemorrhage: a guideline for healthcare professionals from the American Heart Association/American Stroke Association [J]. Stroke, 2010, 41 (9): 2108-2129.

［2］ TOKIMURA H, TAJITSU K, TANIGUCHI A, et al. Efficacy and safety of key hole craniotomy for the evacuation of spontaneous cerebellar hemorrhage.[J]. Neurol Med Chir, 2010, 50 (5): 367-372.

［3］ 中华医学会神经病学分会, 中华医学会神经病学分会脑血管病学组. 中国脑出血诊治指南 (2014)[J]. 中华神经科杂志, 2015, 48 (6): 435-444.

［4］ DONAUER E, LOEW F, FAUBERT C, et al. Prognostic factors in the treatment of cerebellar haemorrhage [J]. Acta Neurochir (Wien), 1994, 131: 59-66.

［5］ GABEREL T, MAGHERU C, EMERY E. Management of non-traumatic intraventricular hemorrhage [J]. Neurosurg Rev, 2012, 35 (4): 485-494.

［6］ HWANG B Y, BRUCE S S, APPELBOOM G, et al. Evaluation of intraventricular hemorrhage assessment methods for predicting outcome following intracerebral hemorrhage [J]. J Neurosurg, 2012, 116 (1): 185-192.

［7］ KOMATSU F, KOMATSU M, WAKUTA N, et al. Comparison of clinical outcomes of intraventricular hematoma between neuroendoscopic removal and extraventricular drainage [J]. Neurol Med Chir (Tokyo), 2010, 50 (11): 972-976.

［8］ LI Y, ZHANG H, WANG X, et al. Neuroendoscopic surgery versus external ventricular drainage alone or with intraventricular fibrinolysis for intraventricular hemorrhage secondary to spontaneous supratentorial hemorrhage: A systematic review and meta-analysis [J]. PLoS One, 2013, 8 (11): e80599.

［9］ 徐兴华, 陈晓雷, 刘磊, 等. 高血压脑出血神经内镜手术与传统开颅手术疗效比较 [J]. 解放军医学院学报, 2015, 36 (4): 309-312.

［10］ MARQUARDT G, WOLFF R, SEIFERT V. Multiple target aspiration technique for subacute stereotactic aspiration of hematomas within the basal ganglia [J]. Surg Neurol, 2003, 60 (1): 8-13.

［11］ NONAKA M, YAGI K, ABE H, et al. Endoscopic surgery via a combined frontal and suboccipital approach for cerebellar hemorrhage [J]. Surgical Neurology International, 2018, 9 (1): 68.

［12］ 任光辉, 李晓良. 高血压性小脑出血破入脑室 41 例的手术分析 [J]. 中国临床神经外科杂志, 2012, 17 (2): 2.

［13］ YAMAMOTO T, NAKAO Y, MORI K, et al. Endoscopic hematoma evacuation for hypertensive cerebellar hemorrhage [J]. Minim Invasive Neurosurg, 2006, 49 (3): 173-178.

［14］ 陈祎招, 徐如祥, 聂永庚, 等. 高血压性小脑出血神经内镜微创手术治疗 [J]. 中国微侵袭神经外科杂志, 2011, 16 (3): 104-106.

［15］ 吴春富, 陆华, 蒋云召, 等. 神经内镜辅助手术治疗高血压小脑出血 11 例 [J]. 中国临床神经外科杂志, 2009, 14 (9): 557-558.

［16］ 高峰, 励勇, 王新东, 等. 自发性小脑出血开颅手术 68 例治疗分析 [J]. 浙江创伤外科, 2012, 17 (5): 663-664.

［17］ ATSUMI H, BABA T, SUNAGA A, et al. Neuroendoscopic Evacuation for Spontaneous Cerebellar Hemorrhage Is a Safe and Secure Approach and May Become a Mainstream Technique [J]. Neurol Med Chir (Tokyo), 2019, 59 (11): 423-429.

第十二章 神经内镜脑干血肿清除术

第一节 概 述

原发性高血压性脑干出血指长期高血压引起突发的脑干组织内小血管(或穿支动脉)破裂导致的出血,是神经外科常见的严重出血性脑血管疾病,约占全部高血压脑出血 10% 以上,占所有脑干出血的78%,特点是发病急,病情凶险,发展迅猛,是脑出血中预后最差、病死率最高的疾病。

原发性高血压性脑干出血其脑干原发性损伤重,是所有脑出血中预后最差的一种类型。既往观点认为脑干是手术禁区,手术风险极高,故采用手术治疗的病例不多,多采用保守治疗,以致原发性高血压性脑干出血的临床疗效非常差。2013 年国内文献报道,采用保守方法治疗原发性高血压性脑干出血,出血量 2~5ml 的死亡率为 36%,出血量 5~10ml 的死亡率为 85.7%,出血量 > 10ml 的死亡率为100%。但近几年来随着神经内镜外科技术的提高和微侵袭理念的运用,以及术中神经导航和神经电生理监测的采用,术后重症监护室对并发症的有效控制,极大地提高了脑干出血的救治效果,显著降低了死亡率。目前对于高血压性脑干出血手术治疗的关注日益增多,开颅手术有多种方式,如显微镜手术、显微镜联合神经内镜(双镜联合)手术、完全神经内镜手术。实践证明,要达到直视下无盲区地清除血肿并能处理出血的责任血管,创伤最小和血肿清除率高的效果,首选完全神经内镜手术治疗,本章主要阐述神经内镜下治疗原发性高血压性脑干出血的方法。

第二节 临床表现及诊断要点

一、原发性高血压性脑干出血临床表现

好发于寒冷季节或气温急骤变化时,患者多在体力活动或精神激动时发病,起病突然,多无预感,少数患者有前驱症状,如头晕、头痛、肢体麻木或活动不便、言语含糊、口齿不清等,可能与血压增高有关。病情发展迅速,出血量大的患者很快出现呼吸、心搏骤停。急性期的主要临床表现为:头痛、头晕、呕吐、意识障碍、肢体瘫痪、失语、二便失禁。发病时有显著的血压升高,一般在 180/110mmHg 以上。不同的部位出血具体表现不同。

1. 中脑出血　中脑出血以下丘水平最常见,主要发生于腹内侧,背侧极少。可以波及丘脑。中脑出血后动眼神经核通常受累,可出现动眼神经瘫和同侧内收不全,同侧瞳孔散大,对光反射消失。此外,可出现韦伯综合征(Weber syndrome)和同侧霍纳征(Horner sign)。还可出现四肢肌张力增高,腱反射亢进等病理反射。严重的中脑损伤会导致四肢过度伸直,头颈后仰呈"角弓反张"式或阵发性强直抽搐发作,常因

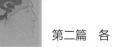

刺激而诱发。眼球位置异常固定,双眼球分离或不在同一视轴上,瞳孔大小多变,形状不等。中脑出血常见的特异性症状有:眼球震颤和急性脑积水。

2. 脑桥出血　脑桥出血以被盖部出血多见。病后迅速昏迷,持续高热,呼吸不规则,双侧瞳孔呈"针尖样"改变,对光反射迟钝或消失,四肢瘫痪或去脑强直,常迅速恶化。临床特征:典型或不典型的脑神经(第五、六、七、九、十对)损害及交叉瘫痪,其中可表现为福维尔综合征(Foville syndrome)或者表现为桥盖综合征或者 Weber 综合征。其他表现包括四肢瘫,伴脑神经损害及不同程度意识障碍。脑桥出血另一个特征性表现是同向凝视。

3. 延髓出血　延髓出血以中、上段延髓最常见,主要发生于延髓背外侧,其次为腹侧,中部极少。延髓出血有以下特点:出血量小、意识清楚者有 3 组症候,①后组脑神经下运动神经元损害如呛咳、构音障碍、舌瘫等;②传导束征如一侧或双侧肢瘫、浅感觉减退、锥体束征等;③小脑征如肢体共济失调、眼震等。可伴有神经根症状如颈疼等,个别有强迫头位,考虑由神经根缺血或受刺激所致。发病不是即刻达高峰,而存在一进展期,进展期可达数日。出血量较大者可迅速昏迷、呼吸障碍,包括节律、频率改变等,查体可有双侧锥体束征,多迅速死亡。

4. 发病类型

(1)按发病部位分为 3 型:延髓型、脑桥型、中脑型。根据血肿的扩展方向脑桥型又分为单纯脑桥型、脑桥小脑型、脑桥第四脑室型。中脑型分为单纯中脑型、中脑丘脑型、中脑丘脑基底核型以及混合型。

(2)按血肿形态分类,分为 4 型:局灶型、半侧脑干型、弥散型和横贯型。局灶型的血肿适合做手术,这一类型的脑干出血手术效果特别好,其次是半侧脑干型;弥散型和横贯型的效果比较差,因为这两型血肿对脑干的破坏比较重,出血时已经破坏了脑干的正常结构。术前症状越重,恢复情况越差。

(3)按照出血量及 GCS 评分进行分类,可以分为 4 型:①轻型,出血量<2ml,GCS>12 分,可伴有不同程度肢体活动障碍及脑神经损害症状;②中型,出血量 2~4.9ml,GCS 9~12 分,可伴有不同程度肢体活动障碍及脑神经损害症状;③重型,出血量 5~10ml,GCS<9 分,伴有明显肢体瘫痪及脑神经损害;④极重型,出血量>10ml。对于轻型病例,可采用保守治疗,预后良好。而对于中型和重型病例,单纯药物治疗并不能取得满意疗效,死亡率极高,可行手术清除血肿,解除占位效应,减轻脑干出血后一系列继发性病理损害,使受压神经元有恢复的可能性,打破危及生命的恶性循环。极重型视患者生命体征决定保守或手术治疗。

(4)发病部位及出血责任血管:有"生命中枢"之称的脑干由延髓、脑桥、中脑三部分组成。上面连接第三至十二对脑神经。脑干内的白质由上、下行的传导束,以及脑干各部所发出的神经纤维所构成,是大脑、小脑与脊髓相互联系的重要通路。脑干内的灰质分散成大小不等的神经核团。神经核团与接受外围的传入冲动和传出冲动支配器官的活动,以及上行下行传导束的传导有关。此外,在延髓和脑桥里有调节心血管运动、呼吸、吞咽、呕吐等重要生理活动的反射中枢。若这些中枢受损伤,将引起心搏、血压的严重障碍,甚至危及生命。脑干出血绝大多数发生在脑桥,约占脑干出血的 80%,中脑出血约占 15%,而延髓出血仅占 5%。其原因是脑桥的供血主要来源于基底动脉的桥横动脉、长旋动脉和短旋动脉,这些血管直接由基底动脉发出,所以动脉压比较大,特别容易发生脑干出血。而中脑的动脉供血来源于大脑后动脉的 P1、P2 段甚至三级以上的血管分支;延髓的供血来源于小脑后下动脉、脊髓前动脉等。

5. 发病机制　原发性高血压性脑干出血的主要原因是长期高血压所致微小动脉的玻璃样变。微动脉瘤学说认为长期高血压可导致脑血管硬化,脆性增加。同时脑内微小动脉血管壁脂肪玻璃样变、纤维素样坏死,血管内弹力膜破坏,微动脉瘤形成。当情绪激动、过度劳累、便秘等各种原因使颅内压升高可导致血管破裂出血。在一组 111 例脑干出血患者的报道中,有高血压病史者 74 例,占 66.67%;动脉粥样硬化 72 例,占 64.86%,说明高血压和动脉粥样硬化是导致本病的主要原因。

二、诊断要点

1. 患者年龄多为 30~70 岁,多有明确的高血压病史。

2. 近几年发现发病年龄有年轻化趋势。年轻患者常有长期大量酗酒和吸烟史。

3. 一般在体力活动或情绪激动时突然起病,进展迅速,有意识障碍及头痛、呕吐、偏瘫、呼吸困难等症状。特征症状为:双侧针尖样瞳孔,眼球震颤和急性脑积水,同向凝视,呛咳、构音障碍,Weber 综合征和同侧 Horner 征;去皮质强直导致角弓反张等。

4. 急诊头颅 CT 显示脑干有高密度出血灶,CT 值 60~90HU,形状多变,有类圆形、长椭圆形、细长形、弥散形或不规则形,出血量大者表现为脑干弥漫型,预后极差。位置多在背侧或侧方,也可在脑干中央,腹侧少见。可破入第四脑室、周围脑池、或经小脑脚进入小脑半球组织、中脑出血可破入丘脑。延髓出血少见,出血量大者很快出现心跳呼吸骤停导致死亡,幸存者多为出血量少者,表现为点状出血。合并蛛网膜下腔出血者,需行急诊 CTA 检查,以排除基底动脉动脉瘤破裂出血的可能。保守治疗的血肿吸收较慢,通常需要 1 个月才能完全吸收,复查头颅 CT 显示脑干局部为低密度水肿影或软化灶。

第三节　手术适应证与禁忌证

目前关于原发性高血压性脑干出血还没有指南上统一标准的手术适应证和禁忌证,参考文献总结如下:

一、手术适应证

1. 占位效应明显,血肿最大出血平面超过脑干 1/3 以上或横径长度超过 2cm,神经功能障碍严重或进行性加重。

2. 出血量在 3.5~10ml 较适合手术。

3. 血肿相对集中,接近脑皮质表面或破入第四脑室及蛛网膜下腔。

4. 保守治疗效果不佳,病情逐渐恶化。

5. 有脑室系统受阻表现。

6. 意识障碍为嗜睡至中度昏迷。

二、手术禁忌证

1. 深昏迷合并双侧瞳孔散大固定,对光反射消失。

2. 无自主呼吸超过 2 小时。

3. 生命体征不平稳,出现过心搏骤停或血压低,需升压药维持。

4. 弥散型脑干出血,各种手术入路选择均难以充分减压者。

5. 有其他手术禁忌,如:凝血功能障碍、心肺功能不能承受麻醉等。

第四节　术前准备与手术器械

一、手术前准备

1. 明确诊断　大部分患者都有明确的高血压病史,对不确定高血压病史的患者行 CTA 检查排除动脉瘤或动静脉畸形。

2. 维持呼吸道通畅　由于昏迷患者容易出现呕吐,导致误吸或窒息,对于呼吸困难的患者要尽快行气管插管,保持呼吸道通畅,避免颅内压增高后加重脑组织缺氧。

3. 控制血压平稳 有效控制血压可防止出现再出血,急性起病的患者血压波动大,一般都会出现血压升高,严重的可升高至 200/110mmHg,导致再出血,血肿增大。术前应使用降压药控制在 150~170/80~90mmHg 的范围内。

4. 注意凝血功能 对于发病前口服阿司匹林或其他抗凝药的患者,需要静脉输入新鲜血小板或肌注维生素 K 纠正凝血功能。

5. 确定手术适应证 根据出血量、出血部位、出血类型及患者意识障碍、瞳孔、呼吸情况决定是否手术。

二、手术设备和器械

手术设备要求有脑科专用手术床、头架及自动牵开器、电动开颅钻、神经内镜(长 18cm,直径 4mm,角度 0°),专用显微手术器械等。如无专门的神经内镜,可以用耳鼻咽喉科的鼻内镜替代。

第五节 手术步骤

一、手术方法

1. 手术原则 遵循微创的原则,即以最小的创伤达到最佳的手术效果。

2. 手术策略(图 12-5-1)和手术目的 清除血肿,解除占位效应,减轻血肿对脑干的压迫;消除血肿引起的继发性血管源性和细胞毒性脑水肿,阻断脑干出血后脑干功能继发性损害所致的恶性循环;提高生存率,改善预后。

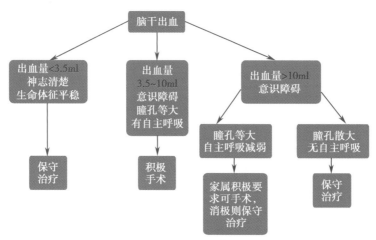

图 12-5-1 手术策略

3. 手术时机选择 一般认为越早手术,疗效越好。从病理生理变化方面看,脑出血后 6 小时左右,血肿周围开始出现脑组织水肿及坏死,而且随时间延长而加重。如果出血已经超过 3 天,效果就很不好,脑干出血后造成的脑干水肿已经很明显了,这时候做手术会加重脑干水肿,手术效果也不好。因此,早期减轻血肿对脑组织的压迫,阻断出血后一系列继发性改变所致的恶性循环,可以提高生存率,改善预后。李国平认为超早期即出血后 6 小时内手术效果好,神经功能恢复优于中、晚期手术。

4. 手术入路选择原则(图 12-5-2)

(1)路径最短。

(2)最安全,脑干损伤最小。首选从脑干的血肿破溃点进入,其次是从脑干的安全区进入。

(3)容易清除脑干及其他部位的小血肿。

（4）易于解除脑积水及颅内高压。

（5）其他神经损伤最小。

（6）采用 Brown 两点法（two-point method），一点位于病变中心，另一点位于病变最接近脑干皮质处，两点连接并延伸至颅骨处，可判断为可能的手术路径。

5. 常用手术入路

（1）枕下后正中经小脑延髓裂入路：适合脑桥出血向后破入第四脑室。

（2）枕下乙状窦后入路：脑桥出血向侧方接近或破出脑干表面。

（3）颞下经天幕入路：适合中脑、脑桥出血向侧方接近或破出脑干表面。

（4）翼点入路：适合中脑大脑脚出血。

（5）幕下小脑上极外侧入路：适合中脑、脑桥交界区出血向侧后方接近或破出脑干表面。

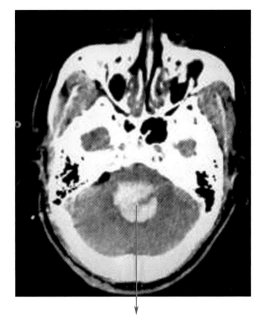

图 12-5-2　手术入路选择原则

采用 Brown 两点法，路径最短；最安全，脑干损伤最小。

二、注意事项

1. 术前行头颅 CT 容积扫描，可从轴状位、冠状位、矢状位三个角度了解血肿部位及侵犯范围，准确地选择最适合的手术入路。

2. 手术床的摆放和患者的头位要顾及神经内镜手术的需要，显示器要摆放在术者的正前方，距离不超过 2m。术中要配备足够长的显微器械以满足深部操作使用。

3. 手术时机尽可能在 24 小时以内，如超过这个时机，视患者生命体征及 GCS 评分决定是否可以手术。有些患者在发病后 1 周手术也能恢复清醒，所以手术时机并非唯一的决定因素。

三、手术技巧

1. 通过血肿溃破处进入脑干，或者通过脑干安全区进入。神经内镜下清除深部血肿，可以减少脑干破口的牵拉。

2. 应纵行切开脑干 3~5mm，尽可能减少脑干的牵拉。

3. 在血肿腔内进行吸引，避免损伤周边正常的脑干组织，对于质地较韧的血肿可以用枪状镊或取瘤钳协助取出。

4. 处理活动性出血可用吸引器吸住小血管，双极电凝低功率点凝。电凝时注意冲水降低温度，同时防止电凝头与血管粘连。创面渗血可用薄明胶海绵或止血纱覆盖，棉片轻压止血。

5. 尽可能充分清除血肿，解除梗阻性脑积水。

6. 尽可能保护引流静脉，以免术后脑干水肿加重脑干神经组织受压，导致神经功能废损（视频 12-5-1）。

视频 12-5-1 神经内镜脑干血肿清除术

第六节　手术技巧与注意事项

一、枕下后正中经小脑延髓裂入路

1. 麻醉及体位和切口　气管插管全身麻醉后，患者通常采用 3/4 侧俯卧位（Park-bench 体位）（图

12-6-1)。头部和身体上部抬高 20°~30°,使头部高于胸部水平,有利于静脉回流。头部前屈 45°,有利于术者在小脑下表面和第四脑室内进行分离操作。手术切口采用后正中直切口:上自枕外隆凸,下达 C4 棘突,长约 8cm。

2. 皮肤和肌层切开　切开皮肤及皮下组织撑开后,仔细辨认项韧带,严格于中线切开项韧带,于寰椎后弓结节上剥离头后小直肌,显露枕骨大孔和寰椎后弓。

3. 骨瓣开颅　于枕外隆凸下方钻一个骨孔,铣刀分别向两侧弧形铣开枕骨(图 12-6-2),向下至枕大孔,形成骨瓣(图 12-6-3),大小约 3.5cm × 3cm。寰椎后弓大部分情况下不需咬除,如果颅底扁平或凹陷严重,血肿位置接近延髓,则要咬除寰椎后弓,利于显露和充分减压。

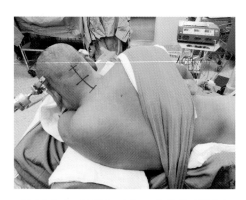

图 12-6-1　采用 Park-bench 体位,后正中
直切口,长约 8cm

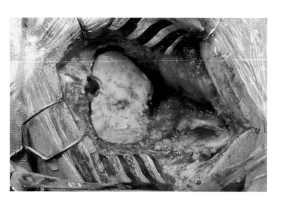

图 12-6-2　枕外粗隆下方钻一个骨孔,铣刀铣开
枕骨,骨瓣大小约 3.5cm × 3cm

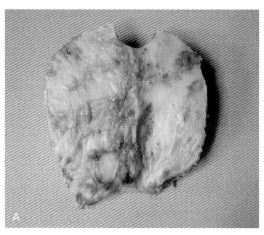
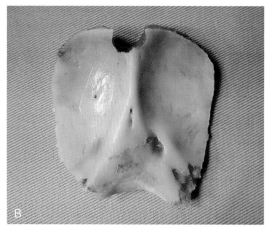

图 12-6-3　骨瓣
A. 背侧面观,除钻孔处外,无骨质缺损。B. 腹侧面观,最下方为枕大孔边缘

4. 硬膜切开　缝扎枕窦和寰窦后,"Y"形切开硬脑膜,牵开、固定。

5. 打开小脑延髓裂　打开蛛网膜后即看见颈 - 延髓以及小脑下表面。牵开右侧小脑扁桃体(图 12-6-4),用显微剪刀锐性分离小脑延髓裂(图 12-6-5),在打开 Magendie 氏孔和脉络膜组织后,轻柔地牵开下髓帆和小脑蚓部,即可获得宽广的第四脑室视角。于第四脑室的头端可见脑桥背侧血肿破溃流出来(图 12-6-6,图 12-6-7)。

6. 神经内镜下清除血肿　神经内镜的优势就在于不增加脑干牵拉的情况下可清楚地显示深部血肿并在直视下清除(图 12-6-8),遇到深部出血,可以采用机械臂固定内镜,双手操作精确电凝出血的小动脉,减少术后再出血概率。内镜下还可放大视野,确认血肿完全清除(图 12-6-9),又避免了副损伤的发生。血肿腔创面覆盖止血纱彻底止血,血肿腔冲洗水色澄清。该入路保持了小脑蚓部的完整,防止术后缄默和躯干共济失调的发生(图 12-6-10)。

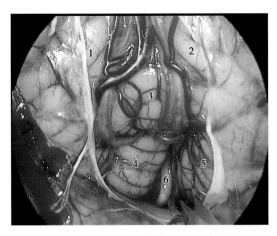

图 12-6-4　显露小脑蚓部及小脑扁桃体

1. 左侧小脑半球；2. 右侧小脑半球；3. 蚓结节；左侧小脑扁桃体；5. 右侧小脑扁桃体；6. 小脑后下动脉（扁桃体延髓段）。

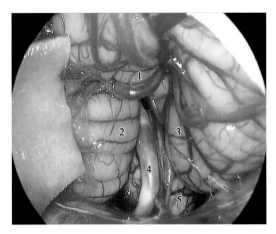

图 12-6-5　显露小脑延髓裂

1. 蚓结节；2. 左侧小脑扁桃体；3. 右侧小脑扁桃体；4. 小脑后下动脉（扁桃体延髓段）；5. 延髓。

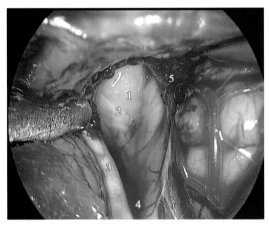

图 12-6-6　锐性打开小脑延髓裂，显露第四脑室底

1. 第四脑室底；2. 髓纹；3. 小脑后下动脉（扁桃体延髓段）；4. 闩部；5. 脉络丛。

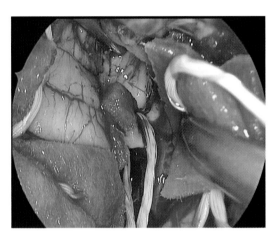

图 12-6-7　显露第四脑室底血肿破溃处呈暗红色改变（红色箭头处）

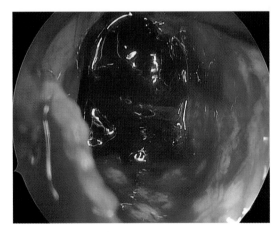

图 12-6-8　显露脑干内血肿

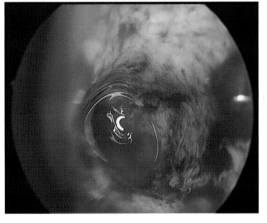

图 12-6-9　血肿在直视下完全清除，止血彻底

　　7. 关颅　完成手术后用 4-0 可吸收线严密缝合硬膜，硬膜缺损处可用自体骨膜或人工硬膜修补。表

面覆盖止血棉止血,骨瓣复位,钛板钛钉固定。不置引流管,对肌肉、皮下组织仔细电凝止血,分层严密缝合,皮肤用可吸收线进行皮内缝合,切口外用弹力绷带加压包扎。

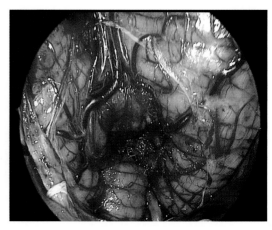

图 12-6-10 经小脑延髓裂自然间隙进入,
术后保持了小脑蚓部的完整

二、枕下乙状窦后入路

1. **体位和切口** 常规是侧卧位(图 12-6-11),患侧向上,头尽量前屈,乳突平面置于术野最高处,头部采用三钉式头架固定。初步定出横窦、乙状窦的体表投影,于乳突后发际内行"S"形切口,上端在上项线上 2cm,弯向外侧,中段与发际平行,下端弯向内侧,止于下颌角水平。切口撑开后显露整个乳突(包括乳突尖及乳突切迹)及乳突内侧 4cm 的枕骨鳞部。

2. **皮肤和肌层切开** 依次切开皮肤和皮下组织,骨膜剥离器行骨膜下分离,上项线肌肉附着处用电刀切开,注意枕动脉在斜方肌起点与胸锁乳突肌止点间穿出至皮下,探查后予以彻底电凝后切断。

3. **骨瓣开颅** 于颞鳞-顶乳缝后下 1cm 钻骨孔一个,显露横窦与乙状窦交界处。将硬膜剥离后用铣刀向内侧及下方呈圆弧形铣开,直至乳突根部。骨孔与乳突根部之间用小磨钻沿乙状窦走行磨开乳突表面骨质及气房间隔,仅剩乙状窦表面一层薄的内板。用骨膜剥离器撬起骨瓣,使内板骨折,小心分离乙状窦与内板的粘连,将骨瓣游离,骨瓣大小约 3cm×3cm。对与乙状窦相连的导静脉出血予以电凝止血,窦表面的渗血用明胶海绵覆盖后压迫止血。骨蜡封闭开放的乳突气房。骨窗显露横窦与乙状窦(图 12-6-12)。

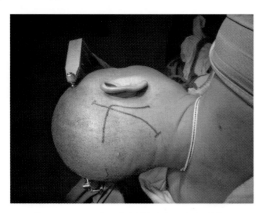

图 12-6-11 采用左侧侧卧位,乳突后发际
内行"S"形切口

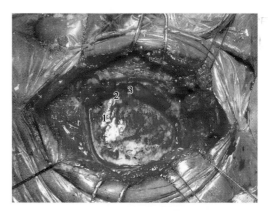

图 12-6-12 骨瓣开颅,骨窗显露横窦与乙状窦
1. 横窦;2. 横窦和乙状窦交界处;3. 乙状窦。

4. **硬膜切开** 骨窗下缘切开三角形硬膜小口,打开小脑延髓池放出脑脊液减压,待脑压降低后弧形切开硬膜后翻向乙状窦侧,再向内放射状剪开硬膜,分别缝吊牵开。

5. **神经内镜下清除血肿** 将小脑半球轻柔地牵向内侧,剪开蛛网膜,放出脑脊液,再将小脑半球进一步向内牵开,过程中不需要自动牵开器。术野显露岩上静脉、三叉神经、面听神经及通过脑桥侧方破入到蛛网膜下腔的血块。通过三叉神经上、下间隙清除脑桥的血肿(图 12-6-13),遇到出血的小动脉可以用低功率电凝精确烧灼后剪断,可减少术后再出血概率。神经内镜的优势是不需要增加脑干的牵拉下可清楚地显露深部的血肿,采用无牵拉手术可以减少岩上静脉损伤的概率。神经内镜在进入的过程中可清楚地观察到桥脑小脑角的结构:三叉神经、面听神经、迷路动脉、小脑下前动脉、后组脑神经、滑车神经。内镜通过三叉神经上方天幕切迹可达到幕上,也可向内达到脑桥腹侧,在直视下清除深部残余血肿(图 12-6-14),完全清除血肿后彻底止血(图 12-6-15)。

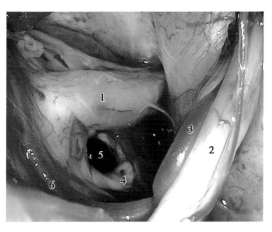

图 12-6-13　切开三叉神经下方的脑桥侧方安全
区约 4mm,直视下清除脑桥内的血肿
1. 三叉神经;2. 面听神经;3. 迷路动脉;4. 脑桥;
5. 脑桥侧方切口;6. 小脑脑桥裂静脉。

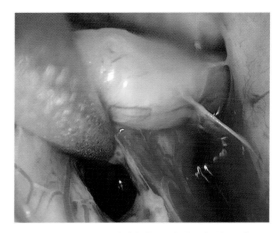

图 12-6-14　通过脑桥切口清除深部的血肿

6. 关颅　完成手术后用 4-0 可吸收线严密缝合硬膜,表面覆盖止血棉止血,骨瓣复位,钛板钛钉固定。骨瓣外不置引流管,对肌肉、皮下组织仔细电凝止血,分层严密缝合,皮肤用可吸收线进行皮内缝合,切口外用弹力绷带加压包扎。

三、颞下经天幕入路

1. 体位和切口　侧卧位,三钉头架固定。头部抬高,高于胸部,利于颅内静脉回流。头部向对侧旋转。同侧肩部垫高,以减轻颈部扭曲,静脉回流受阻。头顶部向下侧屈15°~20°,这样有利于颞叶因重力自然下垂,减少牵拉。切口多采用传统的颞部马蹄形切口,前肢在颧弓中点,后肢在星点。也可以采用耳前向后弧形切口(图 12-6-16)或问号式切口。

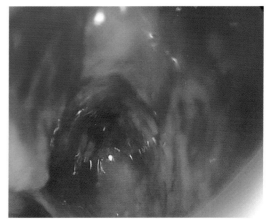

图 12-6-15　脑桥内血肿完全清除,止血彻底

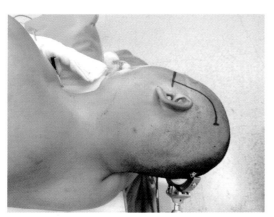

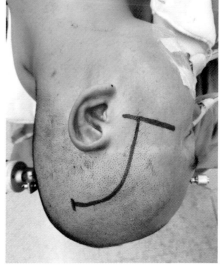

图 12-6-16　右侧卧位,耳前向后弧形切口

2. 皮肤和肌层切开 皮肤、皮下组织全层切开,颞肌在颞上线附着点切开后于骨膜下分离,皮肌瓣翻向颞下。

3. 骨瓣开颅 颅骨钻孔第一个孔在颞鳞缝末端,下方对应横窦和乙状窦的转角上缘。第二个孔紧贴颧弓根部上方。顶结节部位也可钻第三个孔。术前可行腰大池引流,便于将硬膜从颅骨剥离,同时减少硬膜撕裂的风险,然后行颅骨切开以完成开颅术。骨瓣应尽可能达到颅中窝底,由于颧弓根部的上缘与颅中窝底平齐。因此,开颅骨瓣的下缘应紧邻颧弓水平的上缘。最后用磨钻磨除颞骨直到骨窗下缘达到颅中窝底水平(图 12-6-17)。使用骨蜡完全封闭颞骨和乳突气房的边缘以预防术后脑脊液漏的发生,然后悬吊硬膜。

4. 硬膜切开 弧形剪开硬膜,翻向颅中窝底。进一步通过腰大池引流脑脊液以进一步松弛脑组织,也可在术中穿刺脑室三角区放脑脊液减压。

5. 神经内镜下清除血肿 小心抬起颞叶,注意保护拉贝静脉,在天幕游离缘剪开环池蛛网膜放出脑脊液(图

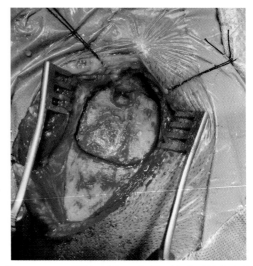

图 12-6-17 骨瓣开颅,下方尽可能达到颅中窝底

12-6-18),确认滑车神经进入小脑幕切迹的入点,于进入点后方自外向内切开天幕约 1cm,注意保护滑车神经(图 12-6-19)。自脑桥侧方安全区纵向切开 4mm,显露脑干内血肿,分块清除,最后在直视下完全清除,彻底止血(图 12-6-20)。

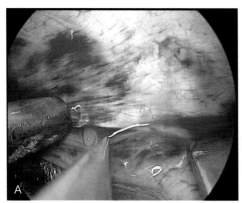
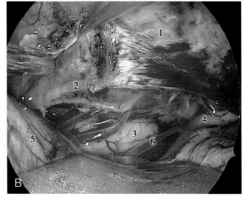

图 12-6-18 在滑车神经进入天幕硬膜后方切开天幕缘
A. 在天幕游离缘剪开环池蛛网膜放出脑脊液;B. 切开天幕,注意保护滑车神经
1. 天幕;2. 滑车神经;3. 中脑;4. 动眼神经;5. 颞叶;6. 大脑后动脉。

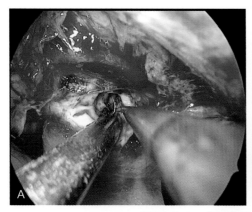
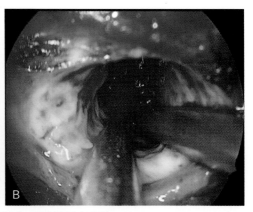

图 12-6-19 切开桥脑侧方,清除脑干内血肿
A. 自脑桥侧方安全区纵向切开 4mm,显露脑干内血肿;B. 直视下吸除血肿。

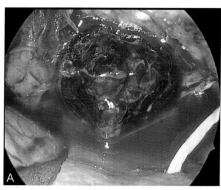
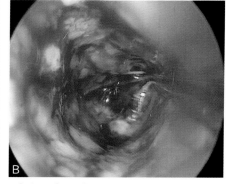

图 12-6-20　内镜直视下清除血肿,彻底止血

A. 取出质韧的血块;B. 血肿完全清除,创面止血彻底。

6. 关颅　硬膜行水密性缝合,回纳骨瓣,钛板钛钉固定。骨瓣外不置引流管,按解剖结构逐层缝合颞肌筋膜和头皮。切口外用弹力绷带加压包扎。

四、幕下小脑上极外侧入路

1. 体位和切口　常规采用侧卧位,耳后"C"形切口(图 12-6-21),或同枕下乙状窦后入路的小"S"形切口,也可采用直切口。

2. 皮肤和肌层切开　同枕下乙状窦后入路。

3. 骨瓣开颅　基本同枕下乙状窦后入路的骨瓣开颅,但上方要将横窦完全显露,以利于天幕向上牵开。侧方仅显露乙状窦边缘即可,下方要低到足够显露小脑延髓池,以利于切开蛛网膜后释放脑脊液减压。

4. 硬膜切开　于横窦与乙状窦交界处行倒"T"形切口。

5. 神经内镜下清除血肿　内镜下切开小脑半球,清除小脑内的血肿。再于骨窗下缘牵开小脑半球下级,切开小脑延髓池蛛网膜释放脑脊液,待压力降低后于骨窗上缘将小脑上级外侧向下牵拉,显露环池,切开蛛网膜放出脑脊液,显露天幕缘上方的滑车神经和下方的小脑上动脉(图 12-6-22A),探查中脑和脑桥交界区后外侧表面,自黄褐色的血肿破口进入,破口扩大不超过 5mm,小心清除内部的血肿(图 12-6-22B),最终在直视下达到完全清除(图 12-6-23A)。血肿腔内的出血小血管用吸引器吸起后低功率电凝止血(图 12-6-23B)。

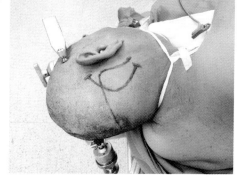

图 12-6-21　采用侧卧位,耳后"C"形切口

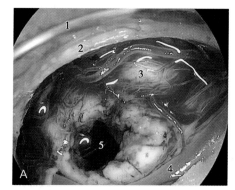
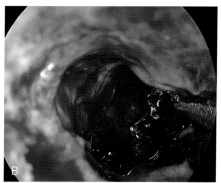

图 12-6-22　切开桥脑和中脑后外侧,清除深部血肿

A. 切开环池蛛网膜放出脑脊液,显露天幕缘上方的滑车神经和下方的小脑上动脉,于中脑和脑桥交界区后外侧表面切开。1. 天幕缘;2. 滑车神经;3. 脑桥;4. 小脑上动脉;5. 脑桥切口。B. 直视下清除脑桥深部血肿。

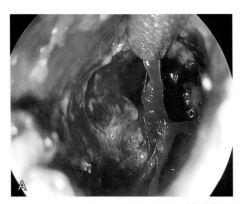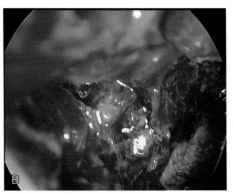

图 12-6-23 精确电凝出血血管,创面彻底止血

A.血肿腔内的出血小血管;B.血肿完全清除,创面止血彻底。

6. 关颅 同枕下乙状窦后入路。

第七节 并发症的预防及处理

高血压脑干出血术后可能出现较多并发症,如果处理不好,会对患者预后有严重的影响,所以要重视术后并发症防范与处理。

1. 术后血肿腔出血增多 原因是对于出血的责任血管处理不当,如对小动脉出血用明胶海绵压迫效果不牢固,术后躁动致血压升高时易再出血,所以还是要在内镜抵近观察下用双极电凝确切止血,才能减少术后二次出血。术后应平稳降压,维持血压在 150mmHg/90mmHg 水平,根据患者情况适当采用镇静镇痛有助于维持血压平稳。术后及时复查头颅 CT 明确血肿清除情况,静脉使用止血药至少 3 天。

2. 术后颅内积气 因患者采用侧卧位,术后气体常残留聚集在额颞部硬膜下腔内,如有张力性气颅可出现颅内压增高。故手术结束,缝合硬膜时要充分往硬膜下腔注入生理盐水,将空气排出。

3. 术后小脑或脑干水肿加重 手术牵拉小脑组织、脑干或损伤粗大的引流静脉可导致术后脑水肿的发生。过度或过长时间牵拉脑组织引起脑缺血性梗死是术后脑水肿的主要原因。故术中充分释放脑脊液使脑松弛,无牵拉或间断轻柔牵拉脑组织可减轻术后脑水肿的发生。

4. 肺部感染 昏迷患者术后排痰不畅,肺部感染发生率高。早期行气管切开,有利于排痰;同时,降低呼吸道阻力,减少了通气无效腔,增加了肺泡的有效气体交换,改善脑供氧;更有利于预防和治疗肺部感染。部分重症患者可能在发病后出现呕吐误吸,误吸时部分胃酸进入呼吸道内,导致急性的化学性肺炎,此类情况一定要早期使用机械通气。出现肺部感染后应根据药敏试验结果选择合适的抗生素。

5. 上消化道应激性溃疡出血 脑干出血后可导致自主神经功能紊乱,儿茶酚胺分泌增强,应激和内因性类固醇障碍,导致上消化道应激性溃疡出血。术后可使用抑酸剂预防和减轻应激状态所导致的急性胃黏膜病变。24 小时不能进食的患者给予插胃管,鼻饲流质饮食,保护胃黏膜。对消化道出血的患者用冰盐水加凝血酶或 0.02% 的去甲肾上腺素胃内注入,可有效止血。

6. 中枢性高热 脑干出血引起的中枢性高热是严重脑损伤表现之一,属于非感染性高热,体温常达 40℃左右,持续超高热加重脑损害,常导致患者在短期内死亡。术后使用冰毯、冰帽行物理降温,可有效降低脑耗氧量和代谢率,减轻脑水肿,降低颅内压,减轻神经细胞损伤,促进其功能恢复。药物降温易诱发应激性溃疡,应尽量减少使用。

第八节 优点与缺点

1. 优点 神经内镜手术治疗脑干出血的优点是血肿完全清除率高,术后脑干水肿轻。脑干牵拉轻微,深部血肿可以在直视下清除,周围脑干正常组织保护良好。对出血的责任血管可以电凝后确切止血,减少了术后再出血的发生概率。

2. 缺点 内镜还未能普及使用,且学习曲线较长,短期要适应手眼分离的操作比较困难。

3. 注意事项 神经内镜手术需要循序渐进地开展,首先要先熟悉解剖,进行解剖训练,掌握各种颅底入路的手术方法,熟练地在内镜下清除脑干血肿。同时训练内镜下手眼分离的操作,用固定臂固定内镜,双手操作,清除脑干深部的血肿。

4. 在进行脑干出血手术的初期会遇到以下问题 ①血肿清除不彻底,与入路选择不正确或存在盲区有关。②脑干水肿加重,与内镜下操作不熟练有关,增加了正常组织的损伤。

第九节 术式评价与展望

神经内镜手术清除脑干出血是有效的方法,可以在直视下清除血肿,对脑干正常组织保护良好。血肿首次清除率高,内镜下无盲区和暗区,可抵近观察,处理出血的责任血管,减少术后再出血概率,创伤小,手术时间缩短,更有利于患者的术后恢复。原发性高血压性脑干出血是临床常见病,神经内镜在国内各级医院逐步配备,能开展内镜手术的单位越来越多,该技术是目前及未来微创神经外科的典型代表,值得临床推广应用。

治疗观念的变迁:既往观点认为脑干是手术禁区,手术风险极高,高血压性脑干出血的临床疗效非常不好,经保守治疗的患者死亡率极高。2015 年陈立华报告 32 例高血压性脑干出血手术死亡率仅为12.5%,提示积极手术可以显著降低脑干出血患者的死亡率。目前对于高血压性脑干出血手术治疗的关注日益增多,本章主要阐述神经内镜下治疗原发性高血压性脑干出血。

第十节 典型病例简介

一、枕下后正中经小脑延髓裂入路

(一) 简要病史及术前影像学资料

患者,男性,64 岁,因"突发意识障碍 7 天"由外院转入;查体:自主呼吸弱,气管切开,呼吸机辅助呼吸,中昏迷,GCS 评分 5 分,双侧瞳孔等大等圆,直径 3mm,对光反射存在,刺痛双上肢可屈曲,双侧病理征阳性;头颅 CT 示:脑桥出血破入第四脑室,量约 6.8ml(图 12-10-1);入院诊断:脑干出血;高血压病 3 级(极高危组)。

(二) 手术方式及要点

入院后在神经内镜下经枕下后正中经小脑延髓裂入路清除脑干血肿,术后当天复查头颅 CT 示脑干血肿清除完全(图 12-10-2)。手术要点:①根据血肿在脑干的部位选择适合的入路,本例脑干出血位于脑

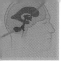

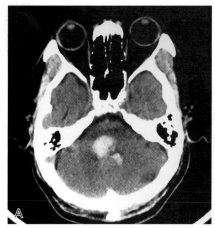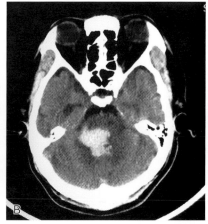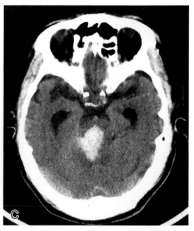

图 12-10-1 术前头颅 CT 示：脑桥出血破入第四脑室，量约 6.8ml

桥和中脑背侧并破入第四脑室，适合选择枕下后正中经小脑延髓裂入路，经脑干表面的血肿破口进入，对脑干的损伤最小。②开颅要点，严格于中线切开项韧带，骨瓣成形大小约 3.5cm×3cm，下方要开放枕骨大孔。寰椎后弓大部分情况下不需咬除，如果颅底扁平或凹陷严重，血肿位置接近延髓，则要咬除寰椎后弓，利于显露和充分减压。③硬膜开放后分别牵开右侧小脑扁桃体和小脑蚓结节，用显微剪刀锐性剪开膜髓帆即可，不需完全打开小脑延髓裂，注意保护小脑后下动脉小脑延髓裂段的分支，即可获得宽广的第四脑室视角。于第四脑室底可见脑桥背侧血肿破溃点。④内镜抵近观察，直视下轻柔吸除血肿，对于出血的小动脉予以精确低功率电凝烧灼。⑤变换内镜方向探查残余血肿，尤其是向两侧和中脑背侧扩展的血肿，由于存在一定的视野盲区，容易导致残留，必要时可更换 30° 镜观察。

（三）术后影像学资料

见图 12-10-2。

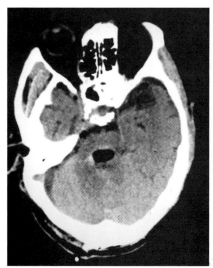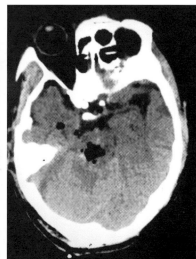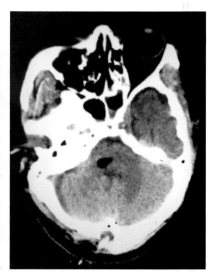

图 12-10-2 术后头颅 CT 复查示血肿完全清除

（四）术后神经系统查体资料及康复情况

术后 2 个月恢复清醒，拔除气管套管，可经口进食，无呛咳，言语欠流利。GOS 评分 4 分，可遵嘱动作，左侧肢体肌力 3 级，右侧肢体肌力 4 级，可自行坐起。术后半年可在家人搀扶下缓慢行走，日常行动如吃饭，刷牙可自理。

二、枕下乙状窦后入路

(一) 简要病史及术前影像学资料

病情简介：患者男性,43 岁,因"突发昏迷 4 天"由外院航空救援转入；体查：自主呼吸,气管插管,呼吸机辅助呼吸,浅昏迷,GCS 评分 9 分,双侧瞳孔等大等圆,直径 2mm,对光反射存在,刺痛可定位,双侧病理征阴性；头颅 CT 示：脑桥腹侧出血通过天幕裂孔破向中脑及鞍背后方,量约 4.2ml(图 12-10-3)；入院诊断：脑桥、中脑出血；高血压病 3 级(极高危组)。

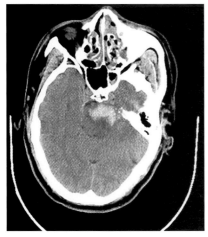
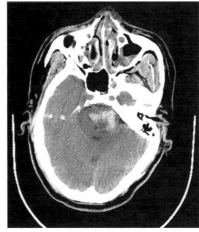
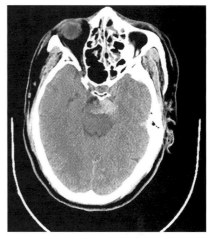

图 12-10-3　术前头颅 CT 示脑桥腹侧出血通过天幕裂孔破向中脑及鞍背后方,量约 4.2ml

(二) 手术方式及要点

入院后在神经内镜下经枕下乙状窦后入路清除脑干血肿,手术将血肿完全清除。手术要点：①根据血肿在脑干的部位选择适合的入路,本例脑干出血位于脑桥和中脑腹侧并经天幕裂孔突向幕上,适合选择经枕下乙状窦后入路,经脑干表面的血肿破口进入,对脑干的损伤最小。同时能够通过血肿通道抵达对侧岩骨,将脑干腹侧血肿完全清除。②轻柔牵开小脑半球,防止岩静脉撕裂出血。③先经脑桥侧方、三叉神经下方的脑干进入安全区清除部分脑桥的血肿,再经三叉神经上方和天幕之间的裂隙进入中脑腹侧清除脑干腹侧的血肿。④清除血肿过程中注意镜后盲区,防止损伤小脑半球和颅后窝的脑神经。⑤清除血肿始终在直视下进行,防止盲目操作导致脑干组织的损伤。

(三) 术后影像学资料

术后第 1 天复查头颅 CT 示脑干血肿清除完全(图 12-10-4)。

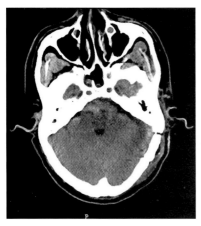
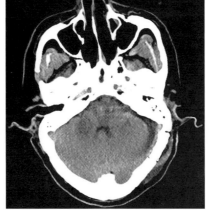
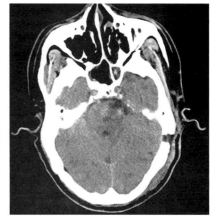

图 12-10-4　术后头颅 CT 示血肿完全清除

（四）术后神经系统查体资料及康复情况

患者术后 3 天恢复清醒,可遵嘱行动。3 周后转到中医科进行康复治疗,言语欠流利,经口进食无呛咳。1 年后 GOS 评分 5 分,言语流利,肢体运动功能改善,左侧肢体肌力 5 级,右侧肢体肌力 5– 级,可推着轮椅行走,日常生活自理。

（周　全　李　浩）

参考文献

[1] 陈立华, 魏群, 徐如祥, 等. 原发性高血压性脑干出血的微创手术治疗 [J]. 临床神经外科杂志. 2015, 12 (5): 349-353.

[2] 李国平, 李浩, 游潮, 等. 高血压性脑干出血显微手术治疗 [J]. 华西医学, 2010, 25: 107.

[3] 李浩, 李国平, 游潮, 等. 高血压性脑干出血显微手术治疗 21 例临床分析 [J]. 中华神经外科杂志, 2007, 23 (12): 2.

[4] BROWN A P, THOMPSON B G, SPETZLER R F. The two-point method evaluating brainstem lesions [J]. BNI Quarterly, 1996, 12: 20.

[5] 陈立华, 徐如祥. 高血压性脑干出血的微创治疗 [J]. 中华神经创伤外科电子杂志, 2016, 2 (4): 252-254.

[6] 郝进敏, 薛振生. 枕下乙状窦后入路手术治疗重症高血压性脑干出血初步探讨 [J]. 中国医师进修杂志, 2011, 34 (35): 46-48.

[7] 朱永华. 微骨窗颞下入路手术治疗高血压性脑干出血初步研究 [J]. 中国实用神经疾病杂志, 2009, 12 (6): 20-22.

[8] 周毅, 敖祥生, 黄星, 等. 显微外科治疗重症脑干出血 [J]. 中国临床神经外科杂志, 2010, 15 (12): 721-722.

[9] CAVALCANTI D D, PREUL M C, KALANI M Y S, et al. Microsurgical anatomy of safe entry zones to the brainstem. Journal of Neurosurgery, 2015: 1-18.

[10] 施辉, 周辉, 王富元, 等. 经膜髓帆入路手术治疗脑桥高血压相关性脑出血 [J]. 临床神经外科杂志, 2017, 14 (1): 49-51.

[11] 刘辛, 李浩, 胡鑫, 等. 自发性脑干出血治疗探讨 [J]. 临床神经外科杂志, 2013, 10: 287.

[12] 梁建广, 董军, 屈鸣麒, 等. 神经内镜辅助手术治疗脑干出血破入第四脑室 [J]. 中华神经医学杂志, 2013, 12: 197.

[13] 游潮, 刘鸣, 李浩. 脑出血诊治中值得探讨的问题 [J]. 中华神经外科杂志. 2013, 29: 328.

[14] 李浩, 刘文科, 林森, 等. 高血压相关性脑干出血的治疗探讨 [J]. 中华神经外科杂志, 2013, 29 (4): 339-341.

[15] 张玉富, 贺世明, 吕文海, 等. 显微手术治疗高血压性脑干出血疗效观察 [J]. 中国临床神经外科杂志, 2014, 19 (4): 200-202.

[16] 赵迪, 路营营, 宋剑, 等. 影响脑干出血预后多因素的综合分析 [J]. 河北医药, 2015, 37 (22): 3449-3452.

[17] 陈邱明, 袁邦清, 吴贤群, 等. 显微手术治疗极重型脑干出血疗效观察 [J]. 立体定向和功能性神经外科杂志, 2015, 28 (3): 173-175.

第十三章 神经内镜铸型脑室血肿清除术

第一节 概　述

一、脑室内出血

脑室出血（intraventricular hemorrhage，IVH）是指血液破入脑室系统。分为原发性脑室出血（primary intraventricular hemorrhage，PIVH）和继发性脑室出血（secondary intraventricular hemorrhage，SIVH）。PIVH 指脉络丛血管和室管膜下 1.5cm 以内的出血；SIVH 指脑实质内或蛛网膜下腔出血，血液破入脑室系统，临床上以后者多见。大约 30% 为原发性，70% 为继发性。原发性脑室出血的患者预后要好于继发性脑室出血的患者。原发性脑室出血的常见原因：颅脑创伤，置入或拔除脑室外引流管（即手术创伤）；脑室血管畸形，动脉瘤或肿瘤；高血压和 / 或出血体质和烟雾病。继发脑室出血也有多种病因，其中最常见的是高血压出血（如基底核），脑动脉瘤、颅脑创伤、动静脉畸形（AVM）、血管炎、凝血障碍、脑梗死出血性转化与肿瘤。脑室出血通过急性脑积水，增高颅内压，凝血块的有毒产物与室管膜内层直接接触等因素增加患者的死亡率。所以解除急性脑积水，缓解颅内压增高，尽早清除血块，减轻血块本身的占位效应及毒性反应是 IVH 治疗的主要原则。

脑室出血尤其是铸型血肿形成后脑室壁周围的脑实质内由近及远出现坏死层、出血层、海绵样变性及水肿等一系列病理生理改变。

1. 出血和 / 或脑积水引起的占位效应　出血血肿本身具有占位效应。脑脊液是一种由各脑室的脉络膜丛分泌的无色透明液体，正常脑脊液压力维持于 686~1 765Pa（70~180mmH$_2$O）之间。脑脊液循环通路存在几个狭窄部位：如室间孔、第三脑室、中脑水管、第四脑室等，出血后极易在狭窄处发生堵塞诱发急性梗阻性脑积水，致使颅内压急速升高，压迫周围正常脑组织，引起脑灌注压急速下降，可进一步加重脑细胞缺血缺氧性损害。

2. 继发性损害

（1）红细胞迅速死亡、裂解，释放大量氧自由基、镁离子、血管活性物质、内皮素等，使血管通透性发生改变，导致脑血管痉挛或扩张，使血肿周围正常脑组织发生缺氧缺血性改变。

（2）激活补体系统，大量白细胞活化，炎症介质受到激活并表达；血肿分解后大量炎性细胞聚集在血肿周围，引起炎性反应，破坏血 - 脑屏障，导致脑水肿进一步加重。

（3）血肿腔内的红细胞失去血管的保护作用，红细胞开始裂解，大量的血红蛋白和 Fe^{3+} 被释放出来。而在脑出血后脑积水的形成发展中，Fe^{3+} 和血红蛋白起到了关键性的作用。

二、脑室内局部解剖

1. 侧脑室　位于大脑半球内，借室间孔与第三脑室相通。侧脑室围绕尾状核，弯曲呈弧形，根据形状和位置分为前角（额角）、中央部（体部）、后角（枕角）和下角（颞角）（图 13-1-1，图 13-1-2）。侧脑室内标志：

室间孔、脉络丛、隔静脉、丘纹静脉等,通常脉络丛、隔静脉和丘纹静脉三者构成类似"Y"形的结构。

2. 第三脑室　是两侧间脑间呈矢状位的狭窄腔隙,向后下以中脑水管与第四脑室相通,向前经室间孔与左右侧脑室相通。第三脑室内标志:前部的乳头体、脚间窝、漏斗隐窝等,第三脑室底部双侧对称的白色物体为乳头体,乳头体前方橘红色的为漏斗隐窝,漏斗隐窝与乳头体之间的为脚间窝;第三脑室后部的导水管入口和导水管隔膜、后连合、松果体、松果体隐窝和松果体上隐窝、第三脑室顶部脉络丛、大脑内静脉等。

3. 第四脑室　是位于脑桥、延髓与小脑之间的腔隙,形似帐篷,尖顶朝向小脑。其底是菱形窝,顶的前壁是小脑和上髓帆,后部是下髓帆和第四脑室脉络膜组织。

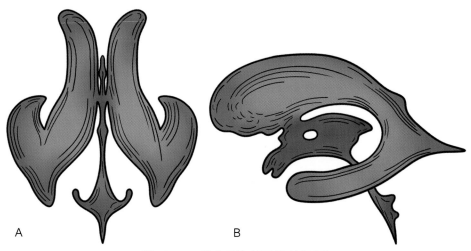

A   B

图 13-1-1　脑室系统上面观及侧面观

A.上面观;B.侧面观。

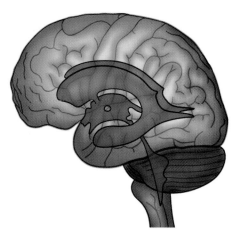

图 13-1-2　侧脑室侧面观

第二节　临床表现及诊断要点

一、临床表现

多数患者在发病前有明显的诱因,如情绪激动,用力活动,洗澡、饮酒等。多为急性起病,少数可呈亚急性或慢性起病。

1. 一般表现　视出血部位及出血量多少而异,轻者可表现为头痛、头晕、恶心、呕吐、血压升高,脑膜刺激征等。重者表现为意识障碍、癫痫发作、高热、肌张力高、双侧病理反射等征。晚期可出现脑疝,去脑强直和呼吸循环障碍以及自主神经系统紊乱。部分患者可伴有上消化道出血、急性肾衰竭,肺炎等并发症。

2. 原发脑室内出血　除具有一般表现外,与继发脑室内出血相比尚有以下特点:①意识障碍相对较轻;②可亚急性或慢性起病;③定位体征不明显;④多以认识功能、定向力障碍和精神症状为常见。

3. 继发脑室内出血　除具有一般表现外,还因原发出血部位不同其临床表现各异:①位于内囊前肢的血肿,极易破入脑室,临床表现相对较轻。②位于内囊后肢前 2/3 的血肿,由于距脑室相对较远,当血肿穿破脑室时,脑实质破坏严重,临床表现为突然昏迷、偏瘫,在主侧半球可有失语、病理反射阳性,双眼球向病灶侧凝视。③位于内囊后 1/3 的血肿,多有感觉障碍和视野变化。④丘脑的出血,表现为意识障碍,偏瘫、一侧肢体麻木,双眼上视困难、高热、尿崩症、病理反射阳性等。⑤小脑的出血表现为头痛、头晕、恶心、呕吐、颈强直、共济失调等,重者出现意识障碍、呼吸衰竭等。⑥脑干出血,轻者表现为头痛剧烈、眼花、呕吐,后组脑神经损伤、颈强直等,重者深昏迷,交叉瘫,双侧瞳孔缩小,呼吸衰竭等。

4. 脑室出血的临床分级　脑室内出血的临床分级或分型对指导治疗和判断预后有着重要的意义。

Graeb 和 Verma 等人按照 CT 上每个脑室内的血液量及有无脑室扩大进行分级,对指导治疗有一定的意义(表 13-2-1)。但他们未将临床考虑在内,国内有人将临床与 CT 相结合进行分级,克服了前人的不足,目前认为较为实用(表 13-2-2)。

表 13-2-1　Graeb 和 Verma 分级方法

Graeb 评分分级标准			Verma 评分分级标准		
脑室	CT 表现	评分	脑室	CT 表现	评分
侧脑室(每侧侧脑室分别计分)			侧脑室(每侧侧脑室分别计分)		
	有微量或少量出血	1		血液占侧脑室一半或少一半	1
	出血少于脑室的一半	2		出血占侧脑室一半以上	2
	出血大于脑室的一半	3		脑室内充满血液并扩大	3
	脑室内充满血液并扩大	4			
第三脑室			第三脑室		
	脑室内有积血大小正常	1		脑室内有积血大小正常	1
	脑室内充满血液并扩大	2		脑室内充满血液并扩大	2
第四脑室			第四脑室		
	脑室内有积血大小正常	1		脑室内有积血大小正常	1
	脑室内充满血液并扩大	2		脑室内充满血液并扩大	2
总分		12			10

表 13-2-2　自发性脑室内出血分级方法

临床指标	内容	评分	CT 指标	内容	评分
年龄(岁)	0~35	0	原发出血部位	脑室内、脑叶、蛛网膜下腔基底核、丘脑	0
	35~36	1			
	大于 60	2		小脑、脑干、多发性出血	1
入院时血压(kPa)	12~17.2/8~12	0	脑实质内血肿量	0(原发脑室出血或蛛网膜下腔出血)	2
	17.3~26.7/12~16	1			
	>26.7/16 或 <12/8	2		≤ 30	0
入院时临床状况	仅有头痛、头晕、恶心、呕吐	0	中线结构移位(mm)	>30	
				≤ 10	1
	有脑定位征,瞳孔正常	1	急性梗阻性脑积水	10~15	2
	早期脑疝征,生命体征平稳	2		>15	

续表

临床指标	内容	评分	CT指标	内容	评分
入院时意识水平	晚期脑疝,去大脑强直,生命体征紊乱	3	脑室内血肿部位		0
	清醒			无	1
	朦胧	0		轻度	2
	浅昏迷	1		重度	
	深昏迷	2			0
		3		远离室间孔	1
				室间孔	2
				第三、四脑室	
					0
					1
					2

总分 20 分,0~5 分为Ⅰ级,6~10 分为Ⅱ级,11~15 分为Ⅲ级,16~20 分为Ⅳ级。

二、诊断要点

诊断要点包括脑室内出血的一般诊断和病因诊断。临床上除对脑内出血作出一般性诊断外,还应进一步查找出血来源,做出病因诊断。

1. CT 检查　CT 问世前,诊断脑室内出血十分困难,往往要依靠尸检发现。CT 能准确证实出血部位、范围,以及脑室大小,并可重复检查,便于对出血的动态观察及随诊,因此为首选检查手段。

2. 腰椎穿刺及脑室造影　有一定的危险性,或加重病情。目前已不作为常规检查,除非无 CT 条件或某些特殊需要时方可施行,检查应在严格掌握适应证条件下谨慎从事。

3. 脑血管造影　脑血管造影能显示出自发性脑室内出血的病因(如动脉瘤、脑血管畸形、烟雾病和颅内肿瘤等)表现及血肿破入脑室后的某些血管受压、移位的特征性表现。

不同病因的脑室内出血尚有其各自的特点如高血压脑室内出血的患者大多数有明显的高血压病史,中年以上突然发病,脑血管造影无颅内血管异常;动脉瘤、动静脉畸形及烟雾病性脑室内出血发病年龄较小,脑血管造影可以确诊;颅内肿瘤性脑室内出血发病前多有颅内占位病变的临床表现,强化 CT 可明确诊断。

第三节　手术适应证与禁忌证

一、手术适应证

1. 按自发性脑室内出血分级方法分类属于Ⅱ级的患者,血肿主要位于侧脑室或侧脑室铸型。
2. 急性梗阻性脑积水的原发性脑室出血患者。
3. 内科保守治疗无效的患者。

二、手术相对禁忌证

1. 严重凝血功能障碍,有出血倾向者;有口服抗凝药物病史者。
2. 血肿量巨大,一般超过 60ml,脑疝形成。
3. 血肿过于分散,没有体积较大血肿块形成。
4. 生命体征极不稳定,处于濒死状态或者确认为脑死亡者。
5. 确定为颅内动脉瘤、血管淀粉样变、动静脉畸形等出血者;伴有颅内恶性肿瘤者。

三、相对禁忌证

高龄,有心、肺、肝、肾等脏器严重疾患者,脑疝晚期患者。

第四节　术前准备与手术器械

一、手术准备

1. 头颅 CT/CTA　如合并蛛网膜下腔需 CTA 排外动脉瘤等血管病可能。

2. 出血评估。

3. 急查血型、血常规、凝血五项、输血四项(乙型肝炎、HIV、梅毒、丙型肝炎)、肝肾功能、血糖、电解质、床边心电图。

4. 快速建立静脉通道,必要时甘露醇 250ml 快速静脉滴注。

5. 术前备皮、签订手术知情同意书(替代手术方案需明确)等。

6. 如出现呼吸困难,可行气管插管,保持呼吸道通畅。

二、神经内镜及其器械

详见第八章。

三、手术定位

侧脑室前角:Kocher 点。
侧脑室三角区:Keen 点。
侧脑室后角上:Frazier 点。
侧脑室后角:Dandy 点。
侧脑室前角内:Kaufman 点。
(1)Kocher 点(图 13-4-1)

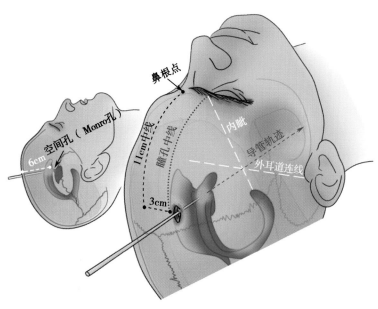

图 13-4-1　Kocher 点

特点：也是最常见的脑室外引流的位置，避开了重要区域。

位置：鼻根上方 11cm、中线侧方 3cm。这个位置通常位于瞳孔中线，在冠状缝前 1~2cm。通常在右侧（非优势半球）是最安全的。

方向：垂直外耳道的连线并指向同侧内眦。

深度：皮下大约 6cm，或者直到达到同侧侧脑室的前角，导管的尖端应该靠近 Monro 孔。

（2）Keen 点（图 13-4-2）

位置：耳郭上方和后方约 3cm。

方向：垂直于颞叶皮质，稍指向头侧。

深度：4~5cm。

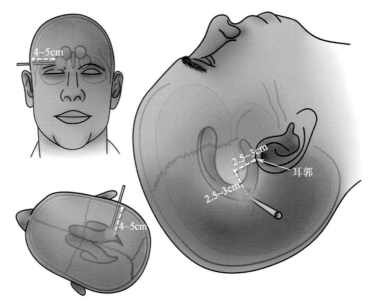

图 13-4-2 Keen 点

（3）Frazier 点（图 13-4-3）

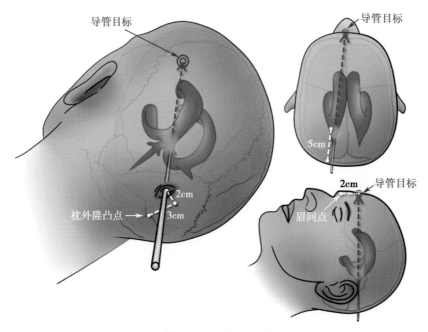

图 13-4-3 Frazier 点

特点:最初被用作三叉神经痛患者硬膜外横断三叉神经时的标志。现多用于颅后窝手术快速降低颅内压。

位置:枕外隆凸上方 6cm,中线旁开 3~4cm。

方向:指向对侧内眦上方 4cm 处。

深度:先进针 5cm,见脑脊液流出拔出针芯,再进针 5cm,将导管完全位于同侧侧脑室。

(4)Dandy 点(图 13-4-4)

特点:穿刺路径接近或通过视辐射,对视野的损害是一个需要考虑的问题。

位置:枕外隆凸上方 3cm,中线旁开 2cm。

方向:指向眉间上方 2cm 处。

深度:4~5cm,或直到遇到脑脊液。

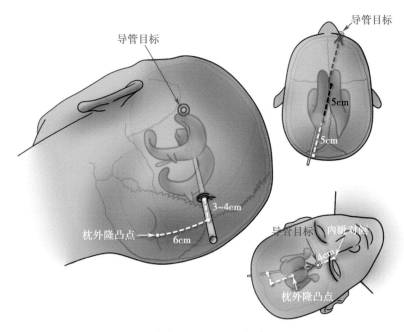

图 13-4-4　Dandy 点

(5)Kaufman 点(图 13-4-5)

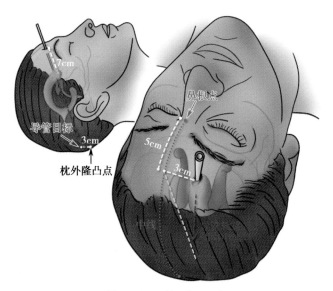

图 13-4-5　Kaufman 点

特点：不需要备皮，可以直接消毒进行操作，快速进入脑室系统，目前血肿穿刺引流中常有应用。

位置：鼻根上方 5cm，中线外侧 3cm。

方向：指向中线，并向下指向枕外隆凸上方 3cm 的位置。

深度：皮下约 7cm，并放置在同侧侧脑室的前角内。

第五节 手术步骤

一、麻醉及体位

1. 麻醉　气管插管全身麻醉。

2. 体位　侧脑室前角：仰卧位，头部抬高 20° 左右（如使用神经导航可配合使用头架固定）；侧脑室后角：侧卧位，三角区位于最高点。

二、手术入路选择

侧脑室内出血神经内镜治疗常采用两种入路：经额入路（Kocher 点）、经侧脑室三角区（Keen 点）入路两种。

（一）经额入路

1. 侧脑室额角入路：采用硬性内镜经额角入路时，钻孔与中线的距离决定术中视野。钻孔越靠外侧，内镜的头端越朝向透明隔。如果脑室无显著扩大，过度靠外的入路可能损伤尾状核头、造成出血，故应注意。一般将脑室长轴的方向作为入路方向，先到达侧脑室中心部，接近额角。额角底部和外侧壁是尾状核头，没有脉络丛，通常脑室壁见不到动脉。尾状核和丘脑的分界标志是丘纹静脉主干，最重要的定位标志是侧脑室脉络丛，在活体上呈粉红色绒毛索条状，向前穿入 Monro 孔，向后经侧脑室三角区进入额角，并可看到脉络膜动、静脉。

经额入路（图 13-5-1）具体分为以下几种情况。

（1）单纯脑室内出血（双侧脑室出血相近）：非优势半球 Kocher 点入路（图 13-5-2）。

（2）以一侧脑室（前角）出血为主：出血量多的一侧 Kocher 点入路（图 13-5-3）。

（3）以一侧脑室（后角）出血为主：出血量多的一侧三角区（Keen 点）入路（图 13-5-4）。

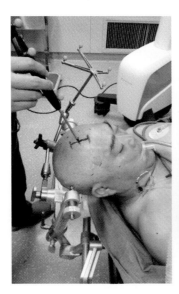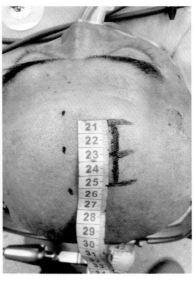

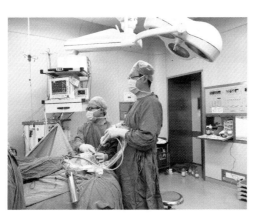
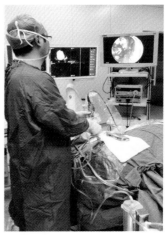

图 13-5-1　经额入路脑室内血肿清除

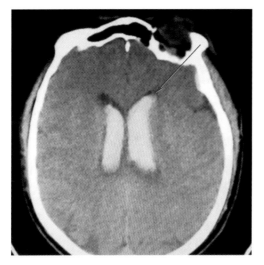

图 13-5-2　出血量相近以非优势半球入路

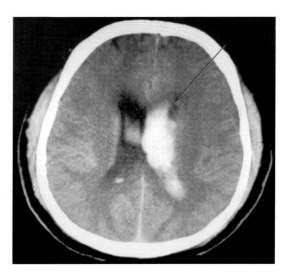

图 13-5-3　以出血量多的一侧入路

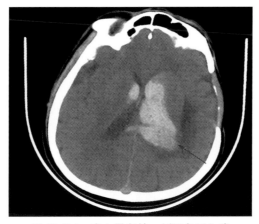

图 13-5-4　出血量多的一侧三角区入路

（4）一侧脑室出血合并尾状核头部 / 丘脑出血：合并出血同侧 Kocher 点入路（图 13-5-5）。

2. 术中操作步骤

（1）切口为直切口或弧形切口：仰卧位，以鼻根上方 11cm、中线侧方 3cm、冠状缝前 1~2cm 为中心，垂直外耳道的连线并指向同侧内眦。深度：皮下大约 6cm。

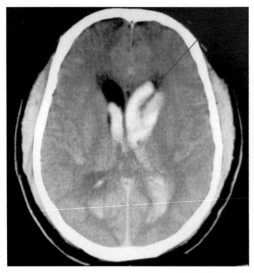
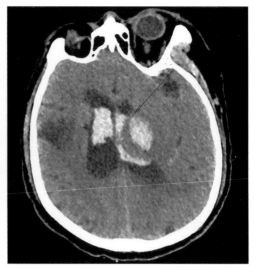

图 13-5-5　以合并出血侧入路

（2）切开头皮、分离骨膜（最好保留骨膜完整，关颅时予以缝合），用乳突牵开器牵开，用直径 5mm 磨砖（金刚磨砂头）磨除骨质达硬膜，铣刀扩大骨窗直径约 3.0cm（图 13-5-6）。

（3）尽量避开脑皮质的动脉或静脉。

（4）套管置入前尽量充分打开穿刺区域软脑膜及蛛网膜。

（5）套管置入时一只手拇指和食指固定在套筒的 6cm 刻度处，如进入皮质该距离未进入脑室血肿腔（无突破感），需重新调整穿刺方向。

（6）进入脑室后（有明显突破感）可继续进入 1~2cm 再退出内芯。

（7）如使用可调距套管，置入脑室后可将其余颅外部分撕开，减少操作距离（图 13-5-7）。

（8）可根据自身需要选择不同直径的套筒。

（9）置入套筒后需先取出最小的内芯，使得血肿腔与大气沟通，再将较大的内芯退出，套筒退出时局部负压。

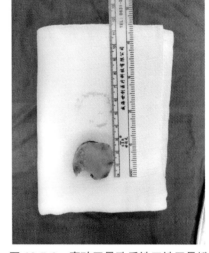

图 13-5-6　磨砖开骨孔后铣刀铣开骨瓣

（10）透明鞘内可见大量液性血及脑脊液混合物涌出，可用吸引器在内镜直视下吸除（图 13-5-8）。

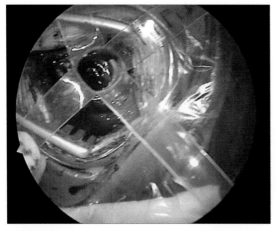

图 13-5-7　置入套管后调节套管长度

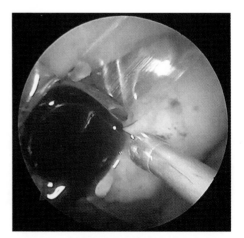

图 13-5-8　套管置入后直视下清除脑室内涌出的血性液体

（11）吸引器进入脑室系统后要严格控制吸力,所有操作要在直视下进行,避免盲操或吸引器吸力过大引起脑室内静脉大出血(图13-5-9)。

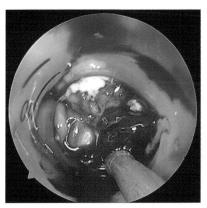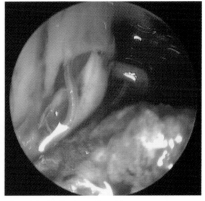

图 13-5-9　直视下清除血肿,避免损伤脑室内血管

（12）先沿体部清除后角血肿再清除前角血肿。时间要尽量缩短,因脑室铸型后脑室扩张后角血肿容易暴露;脑室铸型患者常合并脑肿胀,清除前角血肿后脑室壁会很快复张,对清除后角血肿造成影响,使血肿残留(图13-5-10)。

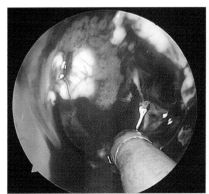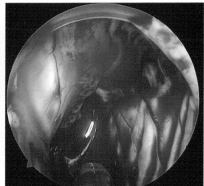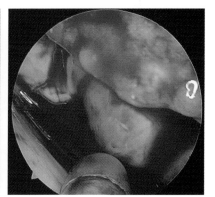

图 13-5-10　沿着侧脑室体部进入侧脑室后角,沿路直视下清除血肿

（13）若出现轻微渗出静脉血可使用生理盐水进行反复冲洗,必要时可辅以明胶压迫止血。若出现活动性出血,可由助手扶镜,主刀一手吸引器一手双极电凝止血(图13-5-11)。

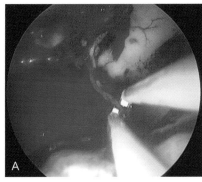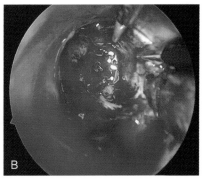

图 13-5-11　止血
A.单手双极止血;B.助手扶镜主刀双手止血。

（14）手术不必强求完全清除血肿,特别是脉络丛粘连紧密的血肿,可予以保留达到减压的目的即可,避免强行清除血肿而造成活动性出血（图 13-5-12）。

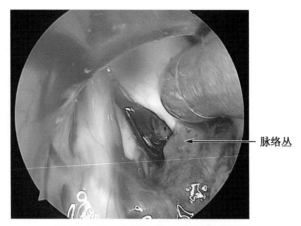

脉络丛

图 13-5-12 血肿清除后脉络膜丛完整

（15）第三脑室底造瘘：脑室血肿清除后，可经室间孔进入第三脑室清除血肿后进行第三脑室底造瘘（图 13-5-13）。

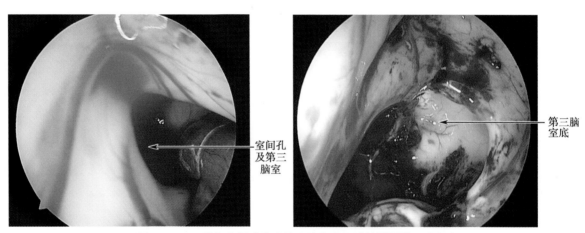

室间孔及第三脑室

第三脑室底

图 13-5-13 进入室间孔清除第三脑室内血肿并暴露第三脑室底

（16）透明隔造瘘：对于双侧脑室内积血病例，在清除一侧血肿后，于透明隔外非血管区行电凝后开窗造瘘，使用微吸引器经透明隔窗口将对侧脑室内的血肿吸出（图 13-5-14）。

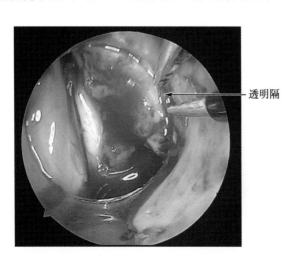

透明隔

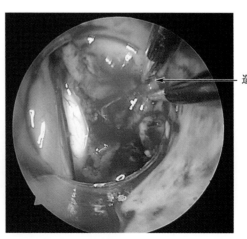

造瘘口

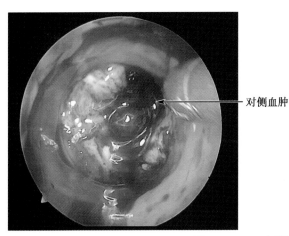
对侧血肿

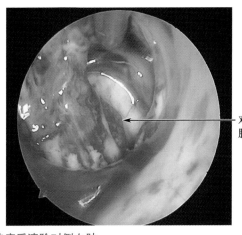
对侧脉络
膜丛

图 13-5-14　透明隔造瘘后清除对侧血肿

（17）对于合并尾状核头部出血的，先清除该部分血肿后再清除脑室内部分。

（18）对于合并丘脑出血破入脑室的，清除脑室内血肿后，可探查丘脑破入脑室口，找到破口后同时清除丘脑内血肿（图 13-5-15）。

（19）手术完成后，用大量恒温生理盐水冲洗，并于血肿腔道内留置 ICP 监测或引流管（图 13-5-16）。

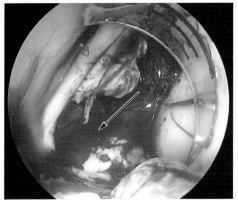

图 13-5-15　丘脑出血破入脑室口

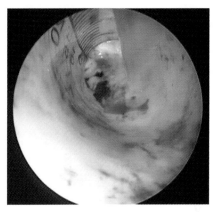

图 13-5-16　延长管连接后恒温水冲洗
（37℃左右）

（20）一般情况下脑室内不放置其他异物。

（21）缓慢退出内镜，边退出边检查导管通道有无出血，如有则用双极电凝彻底止血（图 13-5-17）。

（22）在原有的钻洞口处稍加扩大供引 ICP 或引流管通过，放回骨瓣（图 13-5-18）。

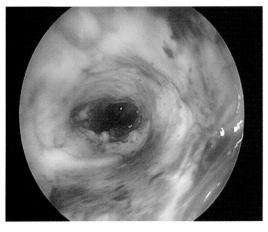

图 13-5-17　退出过程中注意通道有无出血

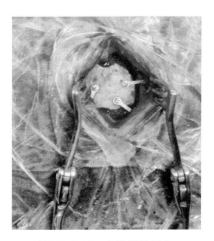

图 13-5-18　术毕骨瓣复位

（23）引流管皮下隧道潜行 5cm 以上，避免感染。

（24）缝合头皮结束手术（视频 13-5-1）。

（二）经侧脑室三角区入路

1. 体位 侧卧位，三角区位于最高点。

2. 位置 耳郭上方和后方约 3cm，垂直于颞叶皮质，稍指向头侧，深度：4~5cm。

3. 余步骤同前。

视频 13-5-1
神经内镜脑
室血肿清
除术

第六节 手术技巧与注意事项

一、手术技巧与术中注意事项

1. 抵近观察，在良好的照明和视野直视下清除血肿（图 13-6-1）。

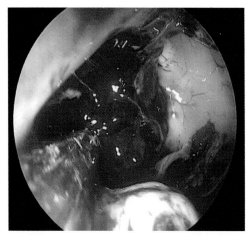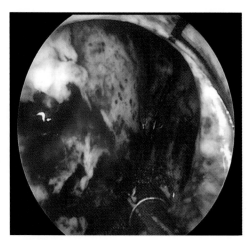

图 13-6-1 良好的照明和视野直视下清除血肿

2. 创伤小，整个手术过程中无脑牵拉，有效地减少了继发性脑水肿的产生。通过以下方法可以清除死角血肿：①不同角度内镜；②带角度的长吸引器；③透明鞘的角度的改变。

3. 手术时间短，失血少，有效地减少了术后肺部感染等并发症的产生。

4. 内镜设备除了神经外科专用内镜外，耳鼻咽喉鼻内镜、普外科的腹腔镜、骨科的关节镜、泌尿外科的膀胱镜及成像系统可以资源共享（直径 4mm）。

5. 如果只有渗血可以用止血纱布或流体凝胶止血，如果是活动性出血可以由助手扶镜，术者双手显微操作使用双极电凝止血。

手术不必强求完全清除血肿，特别是脉络丛粘连紧密的血肿，可予以保留达到减压的目的即可，避免强行清除血肿以造成活动性出血。

6. 第三脑室底造瘘 脑室血肿清除后，可经室间孔进入第三脑室清除血肿后进行第三脑室底造瘘。

7. 透明隔造瘘 对于双侧脑室内积血病例，在清除一侧血肿后，于透明隔外非血管区行电凝后开窗造瘘，使用微吸引器经透明隔窗口将对侧脑室内的血肿吸出。

8. 对于合并尾状核头部出血的，先清除该部分血肿后再清除脑室内部分。

9. 对于合并丘脑出血破入脑室的，清除脑室内血肿后，可探查丘脑破入脑室口，找到破口后同时清除丘脑内血肿。

10. 术后控制血压稳定，复查 CT 无再出血后镇痛镇静治疗。

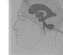

11. 术后如需引流可在内镜直视下放置引流管或颅内压监测。

二、术后处理

1. 术后根据 ICP 监测情况给予脱水治疗,并持续外引流(每天引流量 150ml 左右)。

2. 术后 6 小时、24 小时复查头颅 CT;如血肿清除满意,可 3 天内尽早拔出引流管。

3. 若 CT 提示血肿残留较多或第四脑室铸型,可联合使用 rt-PA(用药方案为 1mg/8h、不超过 12.0mg,连续用药不超过 4 天)。

4. 止血、营养脑神经、对症治疗。神经保护剂、中药制剂的疗效与安全性尚需开展更多高质量临床试验进一步证实(Ⅱ级推荐,C 级证据)。

5. 术后一般建议转 NICU 或 ICU 监护治疗。

6. 定期复查血气等,如出现低氧血症且昏迷程度较深者尽早气管切口。

7. 术后每 3 个月行 GOS 预后评定。

8. 血压的管理

(1)应综合管理脑出血患者的血压,分析血压升高的原因,再根据血压情况决定是否进行降压治疗(Ⅰ级推荐,C 级证据)。

(2)对于收缩压 150~220mmHg 的住院患者,在没有急性降压禁忌证的情况下,数小时内降压至 130~140mmHg 是安全的(Ⅱ级推荐,B 级证据),其改善患者神经功能的有效性尚待进一步验证(Ⅱ级推荐,B 级证据);对于收缩压 >220mmHg 的脑出血患者,在密切监测血压的情况下,持续静脉输注药物控制血压可能是合理的,收缩压目标值为 160mmHg(Ⅱ级推荐,D 级证据)。

(3)在降压治疗期间应严密观察血压水平的变化,避免血压波动,每隔 5~15min 进行 1 次血压监测(Ⅰ级推荐,C 级证据)。

9. 血糖的管理 血糖值可控制在 7.8~10.0mmol/L。应加强血糖监测并相应处理:

(1)血糖超过 10mmol/L 时可给予胰岛素治疗。

(2)血糖低于 3.3mmol/L 时,可给予 10%~20% 葡萄糖口服或注射治疗。目标是达到正常血糖水平。

10. 颅内压的管理 颅内压升高者,应卧床、适度抬高床头、严密观察生命体征(Ⅰ级推荐,C 级证据)。需要脱水降颅压时,应给予甘露醇(Ⅰ级推荐,C 级证据)和高渗盐水(Ⅱ级推荐,B 级证据)静脉滴注,用量及疗程依个体化而定。同时,注意监测心、肾及电解质情况。必要时,也可用呋塞米、甘油果糖和(或)白蛋白(Ⅱ级推荐,B 级证据)。对伴有意识障碍的脑积水患者可行脑室引流以缓解颅内压增高(Ⅱ级推荐,B 级证据)。

11. 深静脉血栓和肺栓塞的防治

(1)卧床患者应注意预防 DVT(Ⅰ级推荐,C 级证据);如疑似患者可做 D- 二聚体检测及肢体多普勒超声检查(Ⅰ级推荐,C 级证据)。

(2)鼓励患者尽早活动、腿抬高;尽可能避免下肢静脉输液,特别是瘫痪侧肢体(Ⅳ级推荐,D 级证据)。

(3)瘫痪患者入院后即应用气压泵装置,可预防深静脉血栓及相关栓塞事件(Ⅰ级推荐,A 级证据);不推荐弹力袜预防深静脉血栓(Ⅰ级推荐,A 级证据)。

(4)对易发生深静脉血栓的高危患者(排除凝血功能障碍所致的脑出血者),血肿稳定后可考虑发病后 1~4 天皮下注射小剂量低分子肝素或普通肝素预防 DVT,但应注意出血的风险(Ⅱ级推荐,B 级证据)。

(5)当患者出现深静脉血栓或肺动脉栓塞症状时,可使用系统性抗凝治疗或下腔静脉滤器植入(Ⅱ级推荐,C 级证据);合适治疗方案的选择取决于多重因素(出血时间、血肿稳定性、出血原因及全身情况)(Ⅱ级推荐,C 级证据)。

第七节　优点与缺点、经验与教训

一、优势

1. 内镜能够提供清晰的视野,术中多角度镜和多角度吸引器的配合使用,可直观脑室全景,直视下手术,能确保最大限度将脑室内的血肿清除,第三脑室壁所受压迫情况得以迅速解除。

2. 可以快速地解决急性脑积水问题,颅内压得以降低。

3. 脑室内壁和血肿间存在脑脊液和空隙,致使脑室内的血肿块易于松动,适用于在神经内镜下进行清除并可减少出血情况的发生。

4. 在神经内镜下能清楚地显示血肿与周围脑室壁、脉络丛的关系,这为术中对血肿清除的取舍提供了参考,从而减少脑组织损伤,更好地保护神经功能。

5. 有更高的血肿清除率,减少了血肿残留降解产生的副产物,配合脑室系统的冲洗,对预防远期分流依赖性脑积水有一定的积极作用。

6. 因血肿清除较彻底,缩短了术后引流管留置时间,减少术后再出血及感染的风险。

7. 术中透明隔造瘘及第三脑室底造瘘,有效地减少了术后脑积水的发生率。

8. 内镜直视下放置引流管,可减轻因盲目置管损伤脑室管膜,并可尽量避开脉络丛,尽可能避免因脉络丛包绕引流管造成的堵塞。

二、缺点

1. 操作空间小,对内镜及显微镜技术双重要求。

2. 图像为平面,非三维成像,立体感较差,可通过镜体移动和训练提高体感产生类似的立体感。

3. 如出血比较凶猛容易失去操作视野。

第八节　术式评价与展望

一、术式评价

单纯脑室穿刺外引流术是治疗脑室铸型血肿的常用手术方法之一。该手术虽然具有创伤小、操作简便等优势,但同时也具有一定的局限性及盲目性;对具有占位效应的血肿不能尽快彻底清除,血肿存在时间较长,脑积水发生的概率明显增高;术后引流管留置时间过长,反复血肿腔灌注 TPA,导致术后并发颅内感染的概率相对增高。

如何快速、安全、有效地清除脑室血肿,减少术后并发症,成为有效降低脑室出血患者致残率和致死率的关键所在。随着神经内镜技术的不断进步,神经内镜设备的不断完善,神经内镜直视脑室血肿清除术已经成为治疗脑室出血(尤其是脑室铸型)的一种重要手段。通过神经内镜能直视下最大范围地清除血肿;可大幅度减少术中视野盲区,视野更为清晰;能够准确辨认脑室壁、神经、血管、脉络丛等结构,达到近距离引导下观察并清除血肿的目的。同时神经内镜直视下放置引流管,可减轻因盲目置管对脑室管膜的损伤,并可尽量避开脉络丛,尽可能地避免因引流管被脉络丛包绕造成的堵塞。

二、术式展望

1. 随着神经内镜技术在神经外科中的迅速发展，神经内镜清除脑室内出血技术水平已经逐渐成熟，并受到了众多的专家学者的高度关注和重视。神经内镜治疗脑室内出血符合神经外科微创发展的趋势和潮流，临床效果确切、前景广阔。

2. 需要操作者进行规范的内镜技术培训，神经内镜仍有部分镜后盲区；套管内位置有限器械"打架"；目前大多数内镜为 2D 的而不是三维的；目前硬镜尚不能进入第四脑室；进镜的同时还存在可能引起脑室壁损伤等风险。上述存在的不足需要操作人员进行规范的内镜技术培训。

第九节 典型病例简介

一、经额入路神经内镜脑室内血肿清除术

（一）简要病史及术前影像学资料

患者，男，41 岁，突发意识不清 6 小时入院，浅昏迷，双瞳孔等大正圆，直径 2.0mm，光反射消失，刺激四肢过伸，右侧巴宾斯基征阳性，GCS 6 分，诊断为左侧尾状核头部出血破入脑室（图 13-9-1）。入院后控制血压、止血、脱水等治疗行 CTA 排外动脉瘤。术前准备后，急诊在全身麻醉下行神经内镜颅内血肿清除术 + 脑室内血肿清除 + 脑室外引流术。

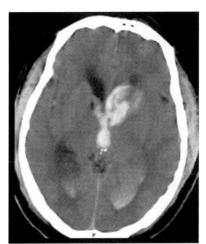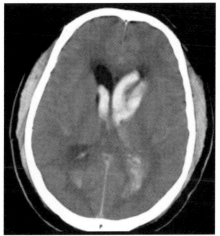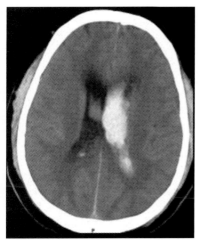

图 13-9-1 术前 CT

（二）手术方式及要点

1. 方式 额中回入路。

2. 要点

（1）先清除尾状核头部出血再清除脑室内部分。

（2）打开脑脊液循环通路（图 13-9-2）。

（3）清除血肿注意不要损伤丘纹静脉等结构。

（三）术后随访影像资料

术后 6 小时复查 CT（图 13-9-3）。

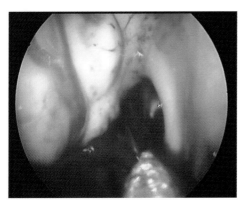

图 13-9-2 术中内镜直视下清除脑室内出血
后开放第三脑室

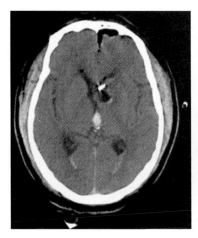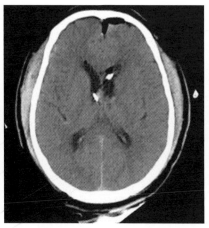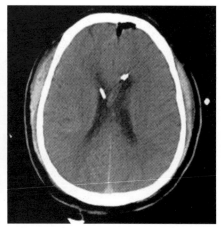

图 13-9-3　术后 6 小时复查 CT

（四）术后神经系统及查体资料

患者术后第 1 天意识清醒，GCS 15 分，可简单对答并正确，双瞳孔等大正圆，直径 2.5mm，光反射灵敏，四肢肌力 Ⅴ 级，无偏瘫。手术后第 3 天拔头部引流管，经抗感染、脱水、营养脑神经、对症支持治疗，早期康复治疗，住院 28 天临床治愈出院。

二、经三角区入路神经内镜脑室内血肿清除术

（一）简要病史及术前影像学资料

患者，男，55 岁，突发意识模糊 8 小时入院，双瞳孔等大正圆，直径 2.5mm，光反射迟钝，刺激四肢定位，GCS11 分。既往有脑出血手术史，2 年前外院行颅内血肿清除 + 去骨瓣减压术。入院诊断为脑室内出血（图 13-9-4）。入院后控制血压、止血、脱水等治疗，急诊在全身麻醉下行神经内镜脑室内血肿清除 + 脑室外引流术。

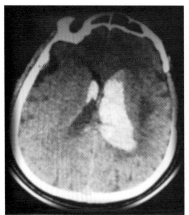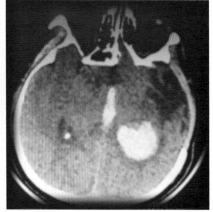

图 13-9-4　入院时头颅 CT

（二）手术方式及要点（附术中高清图片）

1. 手术方式　额中回入路。

2. 手术要点

（1）先清除侧脑室后角的血肿。

（2）打开脑脊液循环通路（图 13-9-5）。

（3）清除血肿注意不要损伤脉络膜上静脉及脉络膜后动脉分支等结构（图 13-9-6）。

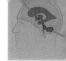

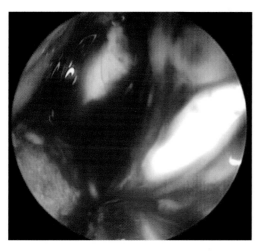

图 13-9-5　清除侧脑室后角血后开放
第三脑室后部

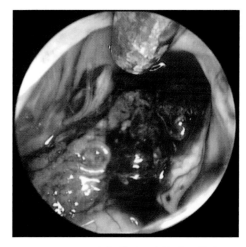

图 13-9-6　脉络膜丛及脉络膜上静脉

（三）术后随访影像资料

术后 6 小时复查 CT（图 13-9-7）。

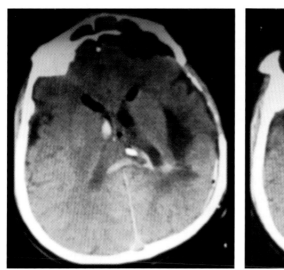
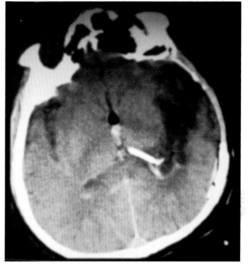

图 13-9-7　术后 6 小时复查 CT

（四）术后神经系统及查体资料

术后给予抗感染、脱水、营养脑神经、支持对症治疗；患者术后第 1 天意识清醒，GCS 15 分，对答可并正确，双瞳孔等大正圆，直径 2.5mm，光反射灵敏，四肢肌力 V 级。术后第 3 天拔除头部血肿腔引流管，并给予早期康复治疗，住院 14 天步行出院。

（洪　涛　段　剑　李旭琴　金点石　葛　新　谢才军）

参考文献

［1］FELETTI A, BASALDELLA L, FIORINDI A. How I do it: flexible endoscopic aspiration of intraventricular hemorrhage [J]. Acta Neurochirurgica, 2020, 162 (12): 3141-3146.

［2］ XU J, MA S, WU W, et al. Heron-mouth neuroendoscopic sheath-assisted neuroendoscopy plays critical roles in treating hypertensive intraventricular hemorrhage. Videosurgery and Other Miniinvasive Techniques [J]. Wideochirurgia i Inne Techniki Maloinwazyjne,. 2021, 16 (1): 199-210.

［3］ OERTEL J, LINSLER S, CSOKONAY A, et al. Management of severe intraoperative hemorrhage during intraventricular neuroendoscopic procedures: the dry field technique [J]. Journal of Neurosurgery, 2018, 131 (2): 1-9.

［4］ DING H, HAN Y, SUN D, et al. Efficacy and safety profile of neuroendoscopic hematoma evacuation combined with intraventricular lavage in severe intraventricular hemorrhage patients [J]. Brain and Behavior, 2020, 10 (9): e01756.

［5］ SCHULZ M, BÜHRER C, POHL-SCHICKINGER A, et al. Neuroendoscopic lavage for the treatment of intraventricular hemorrhage and hydrocephalus in neonates [J]. Journal of Neurosurgery Pediatrics, 2014, 13 (6): 626.

［6］ ALEXOPOULOS G, PRIM M, KHAN M, et al. Minimally Invasive Evacuation of Severe Intraventricular Hemorrhage Using the BrainPath Endoport-Assisted Microsurgical System-ScienceDirect [J]. World Neurosurgery, 2020, 134.

［7］ TOYOOKA T, KAGEYAMA H, TSUZUKI N, et al. Flexible Endoscopic Aspiration for Intraventricular Casting Hematoma [J]. Acta Neurochirurgica Supplement, 2016, 123: 17.

［8］ DU B, SHAN A J, ZHANG Y J, et al. The intra-neuroendoscopic technique: a new method for rapid removal of acute severe intraventricular hematoma [J]. 中国神经再生研究: 英文版, 2018, 013 (006): 999-1006.

［9］ REEVES A, MUHONEN M, LOUDON W. FloSeal Hemostatic Matrix Use for Intraventricular Hemorrhage during a Neuroendoscopic Procedure [J]. Minim Invasive Neurosurg, 2011, 54 (3): 132-134.

［10］ IWAASA M, UEBA T, NONAKA M, et al. Safety and feasibility of combined coiling and neuroendoscopy for better outcomes in the treatment of severe subarachnoid hemorrhage accompanied by massive intraventricular hemorrhage [J]. Journal of Clinical Neuroscience, 2013, 20 (9): 1264-1268.

［11］ NOMURA S, ISHIHARA H, YONEDA H, et al. Neuroendoscopic evacuation of intraventricular hematoma associated with thalamic hemorrhage to shorten the duration of external ventricular drainage [J]. Surgical Neurology International, 2010, 1 (1), 43.

［12］ BASALDELLA L, MARTON E, FIORINDI A, et al. External ventricular drainage alone versus endoscopic surgery for severe intraventricular hemorrhage: a comparative retrospective analysis on outcome and shunt dependency [J]. Neurosurgical focus, 2012, 32 (4): E4.

［13］ IWAASA M, UEBA T, OKAWA M, et al. Analysis of Combined Coiling and Neuroendoscopy in the Treatment of Intraventricular Hemorrhage Due to Ruptured Aneurysm [J]. Acta neurochirurgica Supplement, 2014, 119: 49-52.

［14］ FIORELLA D, GUTMAN F, WOO H, ARTHUR A, et al. Minimally invasive evacuation of parenchymal and ventricular hemorrhage using the Apollo system with simultaneous neuronavigation, neuroendoscopy and active monitoring with cone beam CT [J]. J Neurointerv Surg, 2015, 7 (10): 752-757.

第十四章　神经内镜颞叶血肿清除术

第一节　概　　述

高血压脑出血多发生在基底核区,由于颞部脑组织供血主要来自大脑中动脉 M3、M4 颞叶分支以及脉络丛前动脉、脉络丛后外侧动脉等末端分支(图 14-1-1),高血压性颞叶脑出血较少见。由于中颅凹空间局限,前方有蝶骨嵴阻挡,内侧与脑干紧邻,故颞叶出血后,因血肿占位效应容易形成颞叶钩回疝,故应引起高度重视。颞叶血肿通常位于皮质下,位置相对表浅,易于到达,故手术副损伤较小。

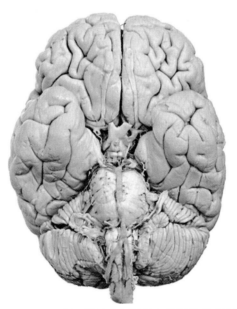

图 14-1-1　显示颞叶内侧结构与脑干关系密切

第二节　临床表现及诊断要点

一、临床表现

通常急性发病,轻型患者起病时意识清楚,常伴有头痛、呕吐等高颅压症状,病灶位于优势半球者可能出现语言功能障碍,可伴有视野缺损,早期可无明显肢体活动障碍,当血肿逐渐增加,严重时可引起脑疝,出现昏迷、呼吸障碍,引发呼吸循环衰竭而死亡。

二、诊断要点

1. 急性起病。

2. 局灶神经功能缺损症状(少数为全面神经功能缺损),常伴有头痛、呕吐、血压升高及不同程度意识障碍,同向视野缺损;优势半球颞叶出血可能伴有语言障碍。

3. 头颅 CT 或者 MRI 检查可显示出血灶。

4. 排除非血管性脑部病因。

第三节　手术适应证与禁忌证

一、手术适应证

1. 血肿体积 ≥ 30ml。

2. 中线结构移位 >5mm,但未超过 10mm,仍未发生脑疝者。

3. 血肿侧侧脑室受压或闭塞 ≥ 50%,同侧脑池或侧裂池、脑沟模糊或消失者。

4. 血肿相对比较集中成团状。

5. 一侧瞳孔散大经强脱水后快速回缩者。

二、手术禁忌证

1. 生命体征极不稳定,出现双侧瞳孔散大固定、伴无呼吸时间超过 30 分钟,全身情况极差者,处于濒死状态或者确认为脑死亡者。

2. 有明确证据显示出血是脑动脉瘤或动静脉畸形引起者。

3. 严重凝血功能障碍、有出血倾向者;有口服抗凝药物病史者。

4. 有严重心、肝、肾功能不全者。

5. 血肿量巨大超过 60ml 者(欧洲发布的各种指南多数是 80ml)。

6. 血肿过于分散,没有体积较大血肿块形成。

7. 出血伴有颅内恶性肿瘤者。

第四节　术前准备与手术器械

1. 一般准备　目标导向的血压管理,有研究显示,发病后 6 小时内收缩压 ≥ 180mmHg 与血肿扩大和神经功能恶化相关,血压强化管理(血压 <140/90mmHg)是安全的;维持呼吸道通畅,伴有呼吸困难或衰竭者给予气管插管或者呼吸机辅助呼吸,维持血氧饱和度 ≥ 94%,PO_2 ≥ 75mmHg;快速建立静脉通道,导尿并记录出入量;维持循环稳定;根据胃内容物行胃肠减压;常规急查血常规、血型、出凝血时间、感染疾病(HIV、梅毒、丙型肝炎等)、肝肾功能、血糖、电解质、床边心电图;脑血管相关检查排除颅内动脉瘤、血管畸形相关出血,常规头部备皮、签手术知情同意书等。

2. 术前定位　因颞叶血肿一般距皮质表面较近,急诊手术多采用简易定位方法。首先标记眶耳线,以外耳道为基点,定位血肿距皮层最近处,或者使用金属标志物(电极片)贴于颞部耳上部位,后行头部 CT

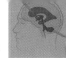

定位复查,根据 CT 来定位血肿。

第五节 手 术 步 骤

麻醉成功后取侧卧位或仰卧头偏位(同侧肩部垫高),取耳上直切口或弧形切口,小骨窗开颅,放射形剪开硬膜,脑穿针试穿,了解血肿深度,切开软膜约 5mm,用球囊导管或者气囊尿管皮质表面造瘘,再行血肿置管(直径约 3mm),在管道导引下缓慢置入套筒,见血肿后退出导引管,如果血肿较硬,可使用吸引器经套筒顶端边碎吸边置入,切记不要强行置入套筒;套筒到位后自中心至周边轻柔吸除血肿,血肿较硬时可使用小取瘤钳碎化血肿后再吸除,边清除血肿边退出套筒,明胶海绵保护术腔,有活动性出血使用双极电凝镊精准止血;清除血肿后留置引流管,退出套筒,明胶海绵保护造瘘口;有条件的可以考虑置入颅内压监测装置,以便术后进行精准的颅内压管理;尽量缝合硬膜,引流管潜行引出头皮,还纳骨瓣并固定,缝合头皮。

第六节 手术技巧与注意事项

颞叶血肿清除术术中不易释放脑脊液减压,故血肿清除前颅内压可能较高,故清除血肿过程中不要轻易退出套筒,一旦血肿腔闭合,再寻找残余血肿会加重组织损伤,必要时行侧脑室穿刺释放脑脊液减压;术中应当严格在血肿腔内操作,避免盲目吸引,过度牵拉,避免损伤血肿周围水肿脑组织,以免引起难以控制的出血;术中较韧的血肿用取瘤钳碎化后再吸除;清除血肿要轻柔、耐心,不可动作过大粗暴;内镜下精准止血,尽量减少盲目电凝灼烧。

第七节 并发症的预防及处理

术后强化目标血压管理,床头抬高 30°,保持静脉回流通畅;所有患者术后气管插管并机械通气 3~6 小时,动脉压监测,控制性降压,有颅内压监测的患者尽量将灌注压控制在 70~90mmHg 之间,同时根据颅内压情况调整脱水药物运用;维持 $PaCO_2$ 35~40mmHg 和指脉氧饱和度 >95%;气道保护情况下镇静、镇痛治疗;维持等容状态的液体量;控制血糖、体温、电解质水平正常化;使用敏感抗生素预防性抗感染治疗;早期预防下肢静脉血栓形成。

第八节 优点与缺点

一、优点

神经内镜治疗脑出血相较于血肿穿刺引流术优点是能够直视下清除血肿,有效缓解血肿占位效应,止血牢靠;相较于骨瓣开颅血肿清除,优点为手术时间短,对颅腔及脑组织创伤更小,术中视野清晰。

二、缺点

对手术操作者的技术要求较高,需要掌握内镜技术,需要专业手术器械。

三、经验与教训

1. 术中内镜通道一次置入到位,头端放置于血肿内,血肿清除时由深到浅,逐步退出套筒;退出后再次置入寻找残余血肿困难,增加脑组织损伤。

2. 血肿的侧裂方向清除要更加轻柔,尽量不突破软膜,一旦进入侧裂,止血困难。血肿若波及拉贝静脉,需小心保护。

3. 术前尽量行血管相关检查,排除血管畸形、动脉瘤等疾病。

第九节　术式评价与展望

一、术式评价

有研究显示,与保守治疗或外科常规开颅手术相比,经过筛选的幕上脑出血患者能够从微创中获益,不同微创技术(立体定向溶栓、内镜等)和不同时间窗内做微创手术(24 小时内或 72 小时内)皆能获益;MISTIE Ⅲ 研究发现血肿清除程度与预后好(mRS 评分 0~3 分),探索性分析发现微创治疗后剩余血肿体积 ≤ 15ml 时,微创组患者预后好的比例较保守治疗组增加 10.5%。神经内镜在幕上脑出血手术中既微创又能快速清除血肿,相信未来会得到逐渐广泛的应用。

二、术式展望

内镜下操作有较长的学习曲线,随着神经内镜器械的不断改进及内镜技术的推广普及,内镜清除血肿创伤越来越小,更加符合神经外科微创发展的趋势和潮流,是一个前景广阔的微创新型手术方式。

第十节　典型病例简介

一、简要病史及术前影像学资料

1. 病史及查体　患者,女性,46 岁,"突发头痛、左眼视物不清 2 天,加重伴意识模糊 2 小时"由外院转入。既往未监测血压。查体:意识模糊,GCS 评分:11 分,血压:150/100mmHg,双侧瞳孔等大等圆,对光反射灵敏。诊断:脑出血,瘤卒中? 血管畸形出血? 高血压病?

2. 术前影像学评估　术前行头颅 CT 检查显示左颞叶皮质下高密度影,提示脑出血,同侧脑室受压变形,中线向对侧偏移;行头颅磁共振平扫及血管成像亦提示左颞叶脑出血伴血肿周边组织水肿,同侧大脑中动脉不显影,疑似烟雾病表现(图 14-10-1)。

二、手术方式及要点

根据术前 CT 定位血肿,左耳上 2.5cm 小骨窗开颅,内镜下清除血肿后,见脑组织塌陷,皮质造瘘口明胶海绵保护(图 14-10-2)(详见本章第五节)。

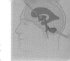

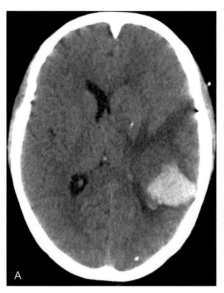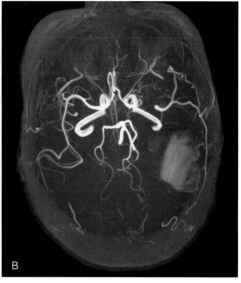

图 14-10-1　术前影像学检查

A. 术前头颅 CT 平扫,可见左侧颞枕部皮质下团状高密度影,周边脑组织水肿,同侧脑室受压变形,中线向对侧移位;B. 术前头颅核磁共振血管成像,可见左侧颞部皮质下出血密度影,同侧大脑中动脉不显影。

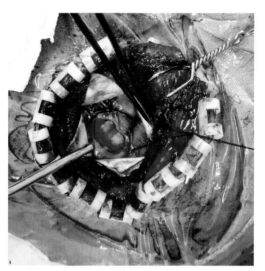

图 14-10-2　内镜下清除血肿后见脑组织塌陷,
皮质造瘘口明胶海绵保护

三、术后影像资料

术后头颅 CT 见图 14-10-3。

四、术后神经系统查体资料

术后第 2 天意识恢复清醒,双眼粗测无明确视野缺损,轻度语言障碍,四肢肌张力正常,肌力 4 级。现术后 23 个月生活自理,无神经功能障碍,患者拒绝进一步治疗类烟雾病综合征。

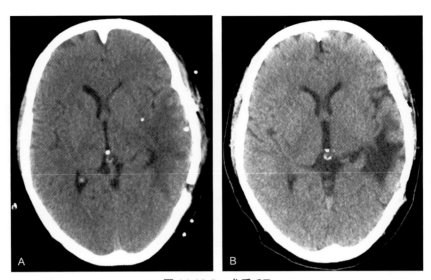

图 14-10-3 术后 CT

A. 术后第 1 天头颅 CT 平扫, 可见血肿清除满意, 中线结构居中; B. 术后 15 个月头
颅 CT 平扫, 可见血肿残腔, 无占位效应。

（赵家鹏　王玉峰　张新中　张志强　李小卡　徐勇刚）

参考文献

［1］张义, 陈衔城, 秦智勇. 脑出血的外科治疗. 见: 周良辅主编. 2 版. 现代神经外科学. 上海: 复旦大学出版社, 2015. 1004-1008.

［2］贺茂林, 脑出血. 见: 贾建平, 陈生弟主编. 神经病学. 7 版. 北京: 人民卫生出版社, 2013: 188-193.

［3］中华医学会神经病学分会, 中华医学会神经病学分会脑血管病学组. 中国脑出血诊治指南 (2019)[J]. 中华神经科杂志, 2019, 52 (12): 994-1005.

［4］MENDELOW A D, GREGSON B, MITCHELL P, et al. Surgical. trial. in. lobar. intracerebralhaemorrhage (STICH Ⅱ) protocol. Trials, 2011, 12: 124.

［5］RODRIGUEZ-LUNA D, PIFIEIRO S, RUBIERA M, et al. Impact of blood pressure changes and course on hematoma growth in acute intracerebral hemorrhage [J]. Eur J Neurol, 2013, 20 (9): 1277-1283.

［6］QURESHI A I, PALESCH Y Y, MARTIN R, et al. Effect of systolic blood pressure reduction on hematoma expension, perihematomaledema, and 3-month outcome among patients with intracerebral hemorrhage: results from the antihypertensive treatment of acute cerebral hemorrhage study [J]. Arch Neurol, 2010, 67 (5): 570-576.

［7］BUTCHER K S, JEERAKATHIL T, HILL M, et al. The Intracerebral Hemorrhage acutely. decreasing. arterial. pressure. trial [J]. Stroke, 2013, 44 (3): 620-626.

［8］ANDERSON C S, HEELEY E, HUANG Y, et al. Rapid blood-preasure lowering in patients. with. acute. intracerebral. hemorrhage [J]. N. Engl. J. Med, 2013, 368 (25): 2355-2365.

［9］SEDER D B, RIKER R R, JAGODA A, et al. Emergency Neurological Life Support: Airway, Ventilation, and Sedation [J]. Neurocritical Care, 2012, 17 (1): 4-20.

［10］SCAGGIANTE J, ZHANG X, MOCCO J, et al. Minimally invasive surgery for intracerebral. hemorrhage [J]. Stroke, 2018, 49 (11): 2612-2620.

［11］HANLEY D F, THOMPSON R E, ROSENBLUM M, et al. Efficacy. and. safety. of. minimally invasive surgery with thrombolysis in intracerebral hemorrhage evacuation (MISTIE Ⅲ): a randomized, controlled, open-label, blinded endpoint. phase. 3trial [J]. Lancet, 2019, 393 (10175): 1021-1032.

第十五章　神经内镜顶叶脑出血清除术

第一节　概　述

大脑顶叶(图 15-1-1)靠近顶骨,与额叶、颞叶、枕叶、岛叶、扣带回联系,通过胼胝体与对侧顶叶发生联系,并发出纤维到丘脑,也接受来自丘脑的纤维。大脑顶叶分为背外侧面与内侧面,背外侧面的前界为中央沟,下界是大脑外侧裂的后支,后界为顶枕沟上端至枕前切迹的连线。内侧面由扣带沟的缘支分为前后两部,前部较小,是中央后回的延续,并形成旁中央小叶的后部;后部较大,称为楔前叶,此叶的前界是扣带沟缘支,后界是顶枕沟,下界则是顶下沟。顶叶的背外侧面有与中央沟平行的中央后沟,此沟将顶叶分为两部分:顶叶前皮层和顶叶后皮层,前皮层主要是中央后回。后皮层借助中央后沟后部的一条前后方向走行的顶间沟,将其分为两个部分:顶间沟以上的部分叫顶上小叶,顶间沟以下的部分叫顶下小叶,顶下叶由围绕外侧裂末端的缘上回和围绕颞上沟终点的角回组成。

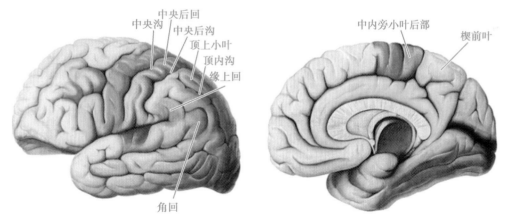

图 15-1-1　大脑顶叶的背外侧面和内侧面解剖结构

前皮层(中央后回)为深浅感觉的皮质中枢,接受对侧肢体的深浅感觉信息,各身体部位代表区呈倒立式排列,头部在下而足在顶端。后皮层最初被认为是体感信息处理的高阶区域,但随着更深层次研究发现:后皮层损伤会引起疼痛感觉不对称、感觉消失、空间忽视、视觉共济失调和肢体失用、失读和失写等症状,现在认为顶上叶是触觉和实体觉的皮质中枢,优势半球的缘上回是运用中枢,与复杂动作和劳动技巧有关;角回为视觉性语言中枢,靠近视觉中枢,为理解看到的文字和符号的皮质中枢。总体说来后皮质是对感官输入、多感官和感觉运动整合、空间注意、意图以及外部空间和身体联合表征的高阶过程的基础。

顶叶形态不规则,与额叶、颞叶、枕叶等均紧密连接,有时在影像上难以明确具体位置,往往需要通过特定的沟回来界定(图 15-1-2)。另外,顶叶体积不大,所占全脑的比例也比较低。国外报道左右侧顶叶体积平均值分别为122cm³和119cm³。马轶等报道，中国汉族男性左侧实测顶叶体积为113.05cm³±11.14cm³，右侧为111.75cm³±10.61cm³；全脑体积为1 605.90cm³±115.05cm³。女性左侧实测顶叶体积为103.75cm³±9.96cm³，右侧为102.22cm³±9.31cm³；全脑体积为1 444.56cm³±93.26cm³，由此粗略估算顶叶约占全脑体积的14%左右。因此，单纯顶叶脑出血比较少见，往往合并有相邻脑叶出血。目前尚无关于顶叶脑出血占比的相关数据，我们的初步数据显示顶叶脑出血约占所有脑出血的2%左右。

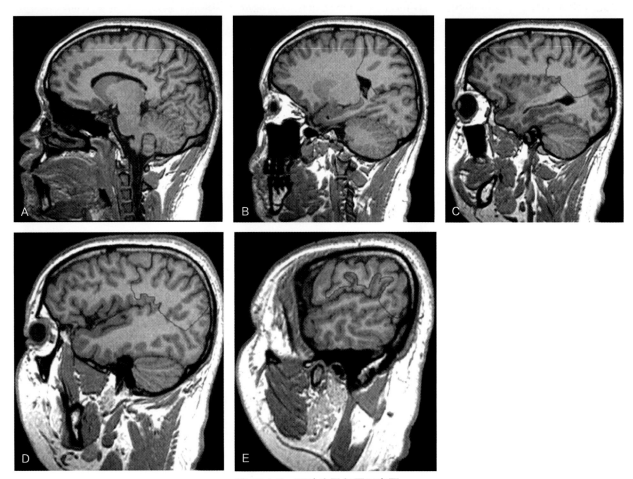

图15-1-2　顶叶边界勾画示意图

A.正中矢状位至扣带沟（顶下沟）消失前层面；B.扣带沟（顶下沟）消失至侧脑室后角消失前层面；C.岛叶逐渐出现层面；D.岛叶大部分出现至侧脑室后角消失层面；E.岛叶消失至颞上沟出现层面（图片来源：马轶，陈楠，李坤成.MRI测量中国汉族不同性别正常人顶叶体积.中国医学影像技术，2019，35（3）：332-336.）。

目前已证实神经内镜手术治疗幕上高血压性脑出血更有效，创伤更小，能改善患者的预后，是治疗幕上脑出血的一种很有前途的方法。本章节主要是对神经内镜治疗高血压性顶叶出血的手术入路、手术方法、优缺点、经验教训和术式评价与展望作详细的介绍。

第二节　临床表现及诊断要点

一、顶叶出血临床表现

（1）一般表现：高血压顶叶出血常见于中老年患者，寒冷季节发病率较高，有高血压病史，多在情绪激动或活动中突然发病,发病后病情常于数分钟至数小时达到高峰,也有少数在安静状态下发病,前驱症状不明显。高血压顶叶出血患者发病后多有血压急剧升高,由于颅内压升高,常有头痛、恶心、呕吐等。伴意识障碍,如恍惚、昏睡等,血肿量较多时可表现昏迷。局部脑组织损伤可出现癫痫症状。

(2)特殊表现:血肿累及中央后回可出现偏身感觉障碍,累及中央前回时可出现偏瘫,累及角回区域可出现对侧同向下象限偏盲症状;累及优势半球的顶叶可出现观念运动性失用,表现为在自然状态下患者可以完成相关动作,可以口述相关动作的过程,但不能按指令去完成这类动作;累及角回及缘上回可出现触觉失认即实体觉缺失,表现为患者无初级触觉和位置觉障碍,闭眼后不能通过触摸辨别以前熟悉的物品,但如睁眼看到或耳朵听到物体发出的声音就能识别;非优势半球顶叶受累可出现体象障碍,结构性失用和穿衣失用等。体象障碍包括:偏侧忽视,病觉缺失,手指失认,自体认识不能,幻肢现象等;结构性失用表现为患者对空间分析和动作概念化的障碍,不能将个体连贯到一个整体。

二、顶叶出血诊断要点

(1)既往有高血压病史,中老年患者。

(2)多在活动中用力,情绪激动时等发病;有突发头痛、恶心和呕吐。

(3)多有肢体感觉和运动障碍,重者可迅速陷入昏迷或脑疝而死亡。

(4)CT、MRI 等影像学检查明确提示顶叶高密度影或者出血。

第三节　手术适应证与禁忌证

一、手术适应证

1. 明确诊断有高血压,即舒张压 >90mmHg,收缩压 >140mmHg,无头部外伤病史。

2. 经 CT 或 MRI 等确诊为顶叶出血且血肿体积≥ 30ml。

3. 有局灶神经功能缺损表现,如不同程度意识障碍,肢体偏瘫,瞳孔对光反应减弱或迟钝,但未发生瞳孔散大。

4. 其他符合中华医学会神经病学分会、中华医学会神经病学分会脑血管病学组制定的《中国脑出血诊治指南(2019)》标准。

5. 患者或家属签署知情同意书。

6. 麻醉评估可以耐受气管插管全麻手术。

二、手术禁忌证

1. 明确动脉瘤破裂、动静脉畸形、脑梗死后、脑淀粉样血管病、肿瘤等脑出血。

2. 长期服用抗血小板或抗凝药物,抗凝和溶栓相关出血。

3. 合并良恶性肿瘤。

4. 严重全身疾病或其他重要器官功能不全。

5. 明确的血液系统或肝脏疾病导致的血小板减少相关出血。

6. 外伤、感染相关出血。

7. 大量出血已形成晚期脑疝。

8. 孕妇及妊娠期患者。

第四节 术前准备与手术器械

一、术前准备

1. 手术人员的准备

(1)一般准备：术前应与患者或者家属签订手术知情同意书、输血治疗知情同意书、委托人授权知情同意书等。进手术室前需更换干净的衣裤和清洁鞋戴好帽子和口罩；进手术室后进行严格的外科手消毒，穿无菌手术衣和戴无菌手套。

(2)术前手术部位定位：随着手术定位技术的发展，目前已有 CT 辅助定位法、立体定向定位法、神经导航定位法、3D 打印定位法等多种术前定位方法（具体定位方法介绍详见第七章"高血压性脑出血神经内镜术前定位"）。可根据患者病情紧急情况及医院定位设备选择合适的定位方式，由于手术患者病情大多发病急，进展快，常选用简易 CT 辅助定位法，随着 3D Slicer 软件的广泛应用，借助 3D Slicer 软件辅助定位也逐渐被应用。

2. 患者的准备

(1)完善术前检查及检验：检查包括头部 CT，胸部平片，心电图，有条件可行头颈部 CTA，排除是否有动脉瘤、动静脉畸形破裂、烟雾病等其他血管疾病的出血；检验包括血常规、尿常规、大便常规、血型、凝血功能、术前病原（HIV、梅毒、乙肝、丙肝等）、肝肾功能、血糖、电解质等。

(2)管理血压和颅内压：建立静脉通道，高血压脑出血患者术前可适当控制血压，使用甘露醇或者呋塞米脱水降低颅内压。

(3)胃肠道准备：患者术前应排空胃肠道避免术中的呕吐引起窒息或者吸入性肺炎，必要时行胃肠减压。

(4)呼吸道管理：急重症患者术前可行气管插管，保持呼吸道通畅，防止患者呕吐时误吸导致吸入性肺炎的发生，伴有呼吸衰竭的患者给予呼吸机辅助呼吸。

(5)内环境稳定：有条件者可维持患者内环境稳定。

(6)术前备皮：患者手术前应理发，做头部标记。

二、手术器械

神经内镜手术常用器械包括内镜成套设备、手术基本器械、透明管鞘和辅助设备。

1. 内镜成套设备　包括光源、神经内镜和信息采集系统，神经内镜目前有硬性内镜和软性内镜；信息采集系统由显示器、摄像系统和成像记录设备组成。

2. 手术基本器械　包括撑开器、组织钳或者颅骨钻和铣刀、弯剪、脑膜剪、显微剪、双极和单极电凝，止血钳，纹钳，吸引器，脑压板等。

3. 透明管鞘　包括各种商品化的透明管鞘和自制的透明管鞘。选取无菌输血器中间的莫非氏滴管，或者是无菌输液袋，裁剪后形成一个长方形薄层透明胶片，然后再卷曲后形成一个管状透明管鞘；另外，这种透明胶片可以根据血肿深度剪切成为大小不同的透明管鞘。

4. 辅助设备　包括影像导航系统，颅内压监测设备，神经内镜支持设备等。

手术器械详细内容详见第八章"神经内镜器械及准备"。

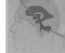

第五节　手术步骤

1. 麻醉　采用气管内插管全麻静脉复合麻醉。

2. 手术体位　患者常取对侧侧俯卧位或者俯卧位,患侧朝上,头圈垫头。

3. 手术切口及止血　根据避开功能区,减少脑组织损伤,血肿腔路径最短和尽量利用自然裂隙的原则,以血肿为中心,标记患者侧顶部直行皮肤切口线,常规消毒铺巾。沿皮肤切口线纵行切开头皮,撑开器撑开切口,用双凝电极电凝止血。

4. 硬脑膜悬吊及测压　止血后用颅骨钻于颅骨上钻孔,铣刀形成大小约 2.0~2.5cm 骨瓣,悬吊硬膜。"十"字形剪开硬膜,可用颅内压探测器测量颅内压。

5. 神经内镜清除血肿　电凝皮质后,置入透明管鞘至血肿腔。神经内镜下探查见血肿具体位置,估计血肿量大小,内镜下予以清除,清除血肿的顺序采取由深及浅的方式,清除过程中应全程保持视野清晰,必要时用生理盐水冲洗镜头或者碘伏纱布擦洗镜头。

6. 止血　清除完全后,缓慢退出套筒,边退边用神经内镜检查穿刺道及术野有无出血,有活动性出血则使用双凝电极电凝,渗血时明胶海绵压迫或者止血纱覆盖止血,无活动性出血后留置血肿腔内引流管一根。

7. 关颅　缝合硬膜,还纳骨瓣,连接片固定颅骨;缝合头皮及固定引流管,接引流袋,术毕(图 15-5-1,视频 15-5-1)。

视频 15-5-1
神经内镜顶
叶脑出血清
除术

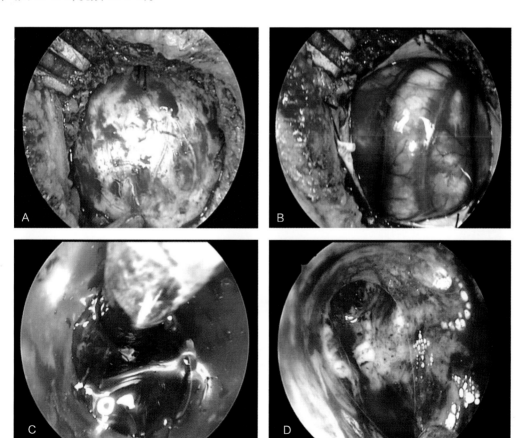

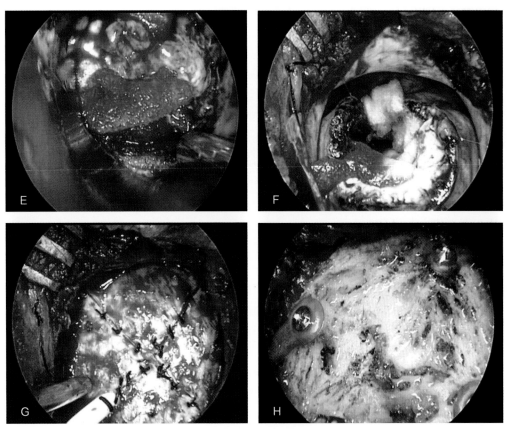

图 15-5-1 顶叶血肿神经内镜手术过程图

A. 切开头皮后,乳头撑开器撑开,铣刀形成直径大小约 2.5cm 的骨瓣,骨窗周围悬吊硬膜;B. "十"字形剪开硬膜并悬吊,发现颅内压较高;C. 神经内镜下直视清除血肿,注意只清除血肿,尽量避免损伤残存功能脑组织;D. 血肿清除完毕后,冲水检查手术视野;E. 血肿清除完毕后可用明胶海绵或止血纱止血;F. 血肿清除完毕后颅内压明显下降;G. 留置血肿腔内引流管,严密缝合硬膜;H. 还纳骨瓣并用链接片固定,分层关颅。

第六节 手术技巧与注意事项

一、手术技巧与术中注意事项

1. 顶叶出血位置较高且靠后,体位尽量选用侧俯卧位或者俯卧位,将操作点置于最上方,便于手术操作。

2. 顶叶出血如突破皮质,则尽量选择从破口处进入血肿;如血肿未突破皮质,则应尽可能避开重要功能区,特别是中央后回区域进入血肿腔。

3. 顶叶出血血肿形态不规则,在清理血肿过程中需要通过透明管鞘沿着血肿轴向小心仔细观察周围残余的血肿,尽可能清理剩下血肿。如血肿出现中断或者被正常脑组织分隔,在大部分血肿已清除,颅内压下降良好的情况下,可终止探查性手术,以最大程度保护残存脑组织功能。

4. 在清理血肿过程中尽量保护好血肿周围脑组织,可将吸引器吸力调小,以免误吸残存脑组织。

5. 顶叶出血清理过程中,遇见大出血的情况比较少见,对于渗血可用明胶海绵或止血纱布压迫止血;对有活动出血者,则需要使用双极电凝止血,但应将功率调到最低,以免热传导损伤周围脑组织。

6. 血肿腔内可以选择留置或者不留置引流管,如果患者为恶性高血压或者术中感觉血管或脑组织脆性较强,或者有残余血肿者,可以留置引流管以引流血肿。

二、术后处理

术后常规于重症监护室给予心电监护、吸氧、止血、降低颅内压、营养神经、预防感染、抗癫痫等对症支持治疗。昏迷或重症患者可行气管插管或者呼吸机辅助呼吸等处理,术后颅内压监测。目前有文献报道接受颅内压监测的患者预后明显改善,有 ICP 监测者平均住院天数明显短于无 ICP 监测者;术后和术后24 小时复查头部 CT,了解血肿清除情况和是否有再出血,必要时复查胸部 CT,关注肺部情况;出院后定期随访。

第七节　并发症的预防及处理

1. 肺部感染　是高血压性顶叶出血神经内镜手术术后最常见的并发症。

(1)原因:术后患者长时间卧床,正常的生理反射如吞咽、咳嗽反射不同程度地减弱或消失,排痰能力下降易导致误吸或不能有效排痰易引起肺部感染;长时间的气管插管损害了呼吸系统正常的防御功能,使空气中的细菌直接进入肺部造成感染,也易将口咽部的细菌带入肺部引起感染。

(2)预防及处理:术后预防性使用雾化吸入,抗生素等;保持呼吸道通畅,及时清除呼吸道分泌物、加强翻身、空心拍背等基础护理,帮助患者排痰;肺部感染者可多次取痰培养,明确病原菌,再根据药敏试验选择合适、敏感的抗生素进行治疗;肺部感染伴有呼吸困难者尽早气管切开可减少插管中多种病原菌繁殖,有利于减少肺部感染的发生。

2. 术后再出血　是高血压性顶叶出血神经内镜手术术后致死的主要并发症之一。

(1)原因:顶叶出血血肿体积越大,压迫脑组织越严重,周围水肿越明显,内镜手术清除血肿后由于空间占位效应短时间内被解除,血肿周围脑组织会迅速膨胀、血流量突然增加,脑血管自身调节功能失调,形成再灌注损伤血管破裂及原破裂处血管血栓不牢,导致再出血;术后多因素影响血压剧烈波动,使原本已关闭凝固的血管末端受血压冲击破裂,导致再出血。

(2)预防及处理:术中严密止血,适当使用止血材料如速即纱,明胶海绵等;术后严密监测血压及颅内压的动态变化,适当使用降压药控制血压,使用颅内压监测仪可动态监测颅内压;适当使用止血药如氨基己酸、蛇凝血酶等进行止血治疗;再出血者根据出血量大小评估,出血量少可行保守治疗,密切观察,出血量大则需再次手术治疗。

3. 脑梗死

(1)原因:高血压患者动脉硬化,血管内壁不光滑、血黏稠度高;术后应用脱水剂降低颅内压和控制液体的入量致机体呈脱水状态,或输入高渗液体使血液处于高黏滞状态;应用止血药物使血管痉挛收缩、血小板聚集,促发脑梗死的形成;患者躁动,血压较高而应用降压药物使血压降得过快过低、血流减慢而发生脑梗死等。

(2)预防及处理:控制血压在合适范围内;适当使用脱水药;使用营养神经及改善循环药物,严格控制止血药用量和时间等。

4. 消化道应激性溃疡或出血

(1)原因:术后脑部水肿,神经功能分泌障碍,可引起胃黏膜异常分泌胃酸,产生应激性溃疡,严重时可造成胃黏膜破溃出血。

(2)预防及处理:术后清醒患者应尽早进食,昏迷患者可用鼻胃管行鼻饲饮食,缓和胃酸;适当使用质子泵抑制剂,减少胃酸分泌;发生消化道应激性溃疡或出血者可行胃肠减压,必要时禁食,出血量大时可行消化内镜止血治疗。

5. 颅内感染

(1)原因:引流管留置时间过长,患者不配合抓弄引流管,手术切口护理不当等滋生细菌进入颅内引起感染等。

(2)预防及处理:控制引流时间,加强对患者及家属的宣教,积极护理手术切口,定期换药;发生颅内感染者需积极行抗感染治疗。

6. 水电解质紊乱

(1)原因:术后患者由于使用脱水药,以及患者内环境紊乱等引起机体水电解质紊乱。

(2)预防及处理:使用脱水药的同时要监测患者出入量及电解质情况,积极补液,补充丢失电解质。

7. 下肢深静脉血栓

(1)原因:重症昏迷患者长时间卧床或者有凝血功能障碍者可诱发下肢深静脉血栓形成。

(2)预防及处理:加强患者术后护理,积极翻身,训练下肢等;鼓励拔除引流管患者下床活动;发生下肢深静脉血栓者早期可抬高患肢,减轻水肿,穿弹力袜,进行适当活动等,必要时可手术取栓。

8. 压疮

(1)原因:术后昏迷重症患者长期卧床及护理不当使臀部、腰骶部等皮肤长期受压引起局部血流不畅,导致缺血,缺氧及营养物质从而引起皮肤受损。

(2)预防:加强护理,定期改变体位,使用气垫床等减轻受压皮肤压力,外用辅料保护皮肤,保证足够的营养等。

第八节 优点与缺点

一、优点

1. 良好的手术视野,大大地将术中空间扩展开来,以方便术者能够彻底、准确清除血肿,尤其是对于位于死角处的血肿,神经内镜的应用可大大提高清除率;术中能有效识别血肿与脑组织,避免残存功能脑组织被误吸。

2. 神经内镜手术属于微创手术,切口仅长 4~5cm,骨窗仅约 2.5cm,创伤小,出血量少,手术时间短,并发症少,恢复快;且手术只在血肿腔中操作,可降低对正常脑组织的破坏性作用。

3. 为直视手术,手术可控性强,安全性高;能在术中有效止血,再出血率低。

二、缺点

1. 内镜成像质量较高,但因其为二维图像,缺少立体感,"鱼眼效应"下容易出现错觉,因此其精细成像效果略差。

2. 操作空间狭小,止血有一定困难。

三、经验与教训

顶叶脑出血血肿形态往往不规则,在清理血肿过程中要尽量沿血肿纵轴进行,手术主要目的在于有效减压,同时最大程度保护脑组织,尽可能多地清除血肿。但在保护脑组织和清除血肿间产生冲突时,应以保护脑组织为主,不强求彻底清除血肿。另外,顶叶脑出血内镜手术中活动性出血的情况比较少见,因此要尽可能少地使用双极电凝,以免热传导损伤脑组织;但如有活动性出血,则需进行可靠止血,防止再出血。

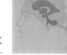

第九节　术式评价与展望

神经内镜在顶叶脑出血的治疗过程中具有安全、微创、高效和再出血概率低等优点。由于顶叶脑出血血肿形态不规则，因此传统的钻孔手术引流管位置难以放置准确，故而对部分顶叶脑出血患者而言并不适合使用钻孔引流，但神经内镜为直视手术，且内镜的自由活动度高，可以有效克服上述缺点，达到高效清除血肿的目的；另外，顶叶位置表浅，相较深部的基底核、丘脑等部位而言更易操作，止血过程也更少一些，手术时间明显短于深部血肿的操作。因此，顶叶脑出血更加适合使用神经内镜。

随着超高清显示系统等神经内镜设备的进一步改进，3D 技术的发展和止血技术和经验的积累，神经内镜在顶叶脑出血中应用前景广阔。

第十节　典型病例简介

一、简要病史及术前影像学资料

患者，男，65 岁；因"突发晕厥 1 天"入院，患者于入院前一日下午 2 时打扑克牌时突然晕倒，立即送至当地医院，行头部 CT 检查提示右侧顶叶均匀高密度影，血肿量不大，予以保守治疗后苏醒(图 15-10-1)。18 小时后患者意识再次变差，复查头颅 CT 提示右侧顶叶出血明显增多(图 15-10-2)，立即转入我院，急诊以"右侧顶叶出血，高血压病"收入神经外科，起病以来，患者昏睡状，未进食，体力下降，体重无明显变化。既往有高血压病史 2 年，口服降压药史不详。

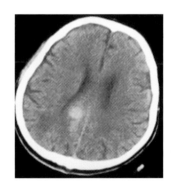
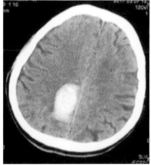
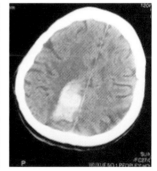
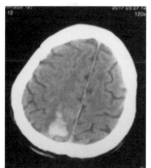

图 15-10-1　发病时头颅 CT
提示：右侧顶叶出血，量不大。

入院时体检：BP 130/90mmHg，神志嗜睡，能应答，双侧瞳孔等大等圆，直径约 2.5mm，光反射存在，左侧肢体肌力 2~3 级，肌张力尚可，右侧肢体肌力 5 级，肌张力尚可，生理反射存在，病理反射未引出。入院后立即复查头颅 CT 提示血肿较当地略有增加，水肿明显(图 15-10-3)。

二、手术方式及要点

患者入院后立即完善相关检查，评估后无明显禁忌，急诊全麻下行神经内镜下右侧顶叶脑内血肿清除术。手术要点：患者取左侧侧俯卧位，右侧朝上，全麻成功后，头圈垫头，以血肿为中心，标记右侧顶部直行皮肤切口线，常规消毒铺巾。沿皮肤切口线纵行切开头皮，撑开器撑开切口，止血后用颅骨钻于颅骨上钻孔,铣刀形成大小约 2.5cm 骨瓣,悬吊硬膜(图 15-10-4)。"十"字形剪开硬膜,见颅内压高(图 15-10-5)。电凝皮质后,置入透明管鞘至血肿腔。神经内镜下探查见血肿位于右侧顶叶,量约 50ml,内镜下予以清除,颅内压下降(图 15-10-6~图 15-10-9)。止血后未见活动性出血,留置血肿腔内引流管一根,缝合硬膜,分层关颅(图 15-10-10、图 15-10-11)。

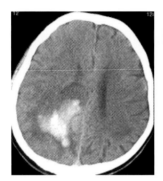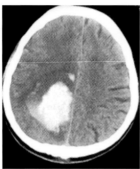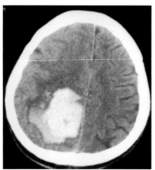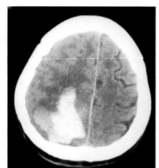

图 15-10-2 发病 18 小时后头颅 CT
提示:右侧顶叶出血血肿明显扩大。

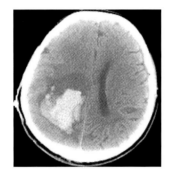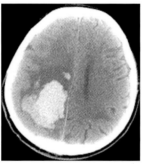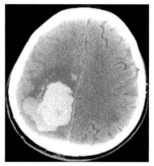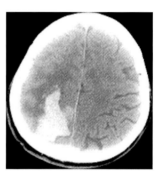

图 15-10-3 术前头颅 CT
提示:右侧顶叶出血血肿较当地略有增加,周围水肿明显。

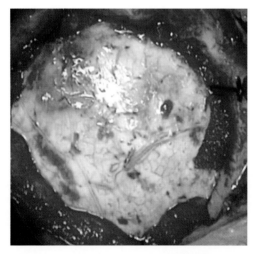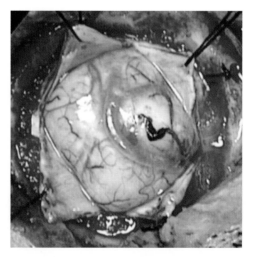

图 15-10-4 切开头皮后,乳头撑开器撑开,铣刀形成直径大小约 2.5cm 的骨瓣,骨窗周围悬吊硬膜

图 15-10-5 "十"字形剪开硬膜并悬吊,发现颅内压较高

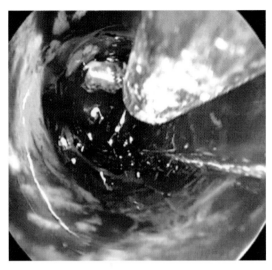

图 15-10-6　神经内镜下直视清除血肿,注意只清除血肿,尽量避免损伤残存功能脑组织

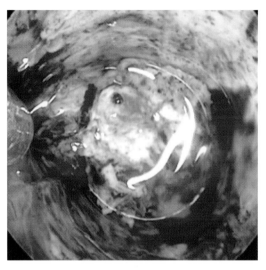

图 15-10-7　血肿清除完毕后,冲水检查手术视野

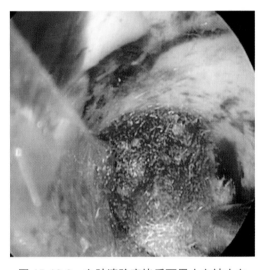

图 15-10-8　血肿清除完毕后可用止血纱止血

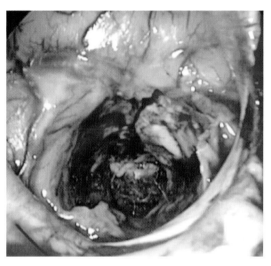

图 15-10-9　血肿清除完毕后颅内压明显下降

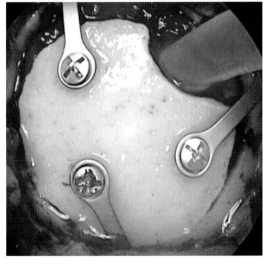

图 15-10-10　留置血肿腔内引流管,还纳骨瓣并用链接片固定

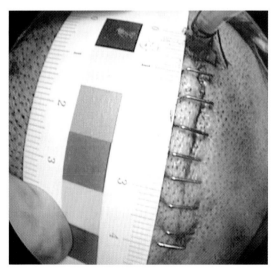

图 15-10-11　缝合头皮,切口长约 4cm

三、术后随访影像资料

术后立即复查头颅 CT 提示血肿清除理想（图 15-10-12），骨瓣大小约为 2.5cm（图 15-10-13）。通过 3D Slicer 软件可以精确计算术前术后血肿量以及血肿在体表投影，计算发现术前血肿量为 59.42ml，术后血肿量为 2.65ml，血肿清除率达 95.54%（图 15-10-14~图 15-10-16）。术后 3 天拔管前 CT 及术后 1 个月复查头颅 CT 提示效果良好（图 15-10-17、图 15-10-18）。

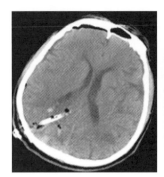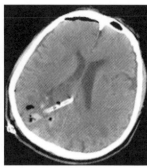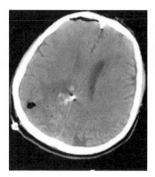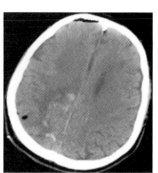

图 15-10-12　术后 CT 复查提示血肿清除理想

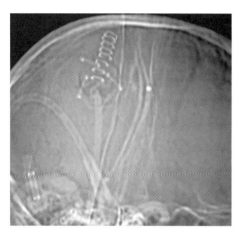

图 15-10-13　术后骨瓣大小约 2.5cm

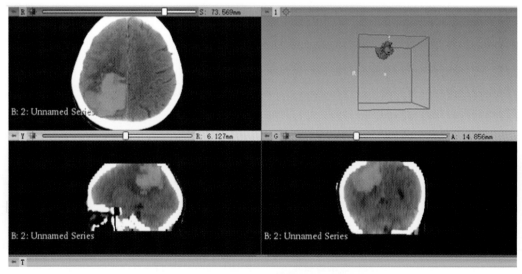

图 15-10-14　3D Slicer 软件进行血肿重建

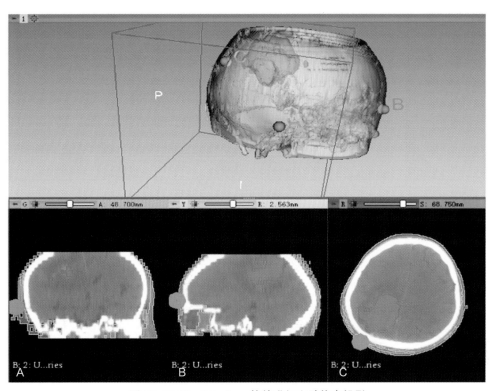

图 15-10-15 3D slicer 软件进行血肿体表投影

A. 耳上缘;B. 眉弓;C. 血肿体表投影点。

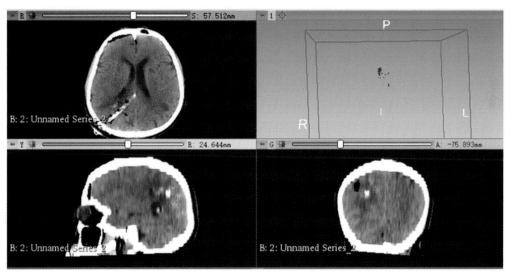

图 15-10-16 3D slicer 软件计算术后血肿量

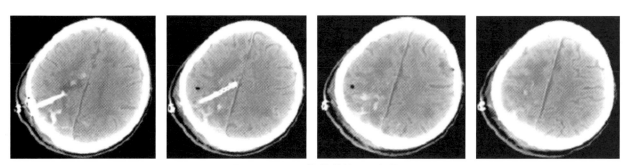

图 15-10-17 拔管前的 CT 表现

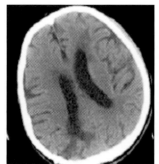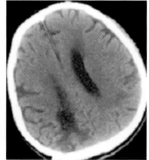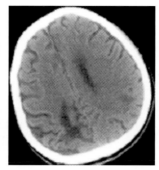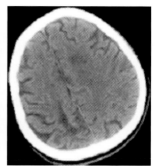

图 15-10-18 术后 1 个月复查的 CT 表现

四、术后神经系统及查体资料

术后患者意识逐步恢复,第 2 天予以拔除气管插管,嗜睡,能应答,双侧瞳孔等大等圆,直径约 2.5mm,光反射存在,左侧肢体肌力 3 级,肌张力尚可,右侧肢体肌力 5 级,肌张力尚可,生理反射存在,病理反射未引出。手术后第 3 天神经系统查体:患者意识清楚,双侧瞳孔等大等圆,直径约 2.5mm,光反射存在,左侧肢体肌力 3 级,肌张力尚可,右侧肢体肌力 5 级,肌张力尚可,生理反射存在,病理反射未引出。术后 20 天神经系统查体:患者意识清楚,语言流畅,双侧瞳孔等大等圆,直径约 2.5mm,光反射存在,听力粗测正常,左侧肢体肌力 4 级,肌张力尚可,右侧肢体肌力 5 级,肌张力尚可,生理反射存在,病理反射未引出。术后 1 个月复查:神志清楚,语言流畅,双侧瞳孔等大等圆,直径约 2.5mm,光反射存在,左侧肢体肌 4~5 级,肌张力尚可,右侧肢体肌力 5 级,肌张力尚可,生理反射存在,病理反射未引出。

(蔡 强 宗 淼 肖健齐 宗绪毅 鄂彤光)

参考文献

[1] 贾建平, 陈生弟. 神经病学 [M]. 7 版. 北京: 人民卫生出版社, 2013, 7: 70-73.

[2] BERLUCCHI G, VALLAR G. The history of the neurophysiology and neurology of the parietal lobe. Handbook of Clinical Neurology, Vol, 2018, 151 (3rd series).

[3] WILD H M, HECKEMANN R A, STUDHOLME C, et al. Gyri of the human parietal lobe: Volumes, spatial extents, automatic labelling, and probabilistic atlases. Plos One, 2017, 12 (8): e0180866.

[4] 马轶, 陈楠, 李坤成. MRI 测量中国汉族不同性别正常人顶叶体积. 中国医学影像技术, 2019, 35 (3): 332-336.

[5] XU XINGHUA, CHEN XIAOLEI, LI FANGYE, et al. Effectiveness of endoscopic surgery for supratentorial hypertensive intracerebral hemorrhage: a comparison with craniotomy.[J]. Neurosurg, 2018, 128: 553-559.

[6] 卓少伟. 神经内镜手术治疗高血压脑出血 25 例临床分析 [J]. 岭南急诊医学杂志, 2020: 237-239.

[7] 钟琪. 神经内镜手术治疗高血压性脑出血的疗效分析 [J]. 中国临床神经外科杂志, 2020: 91-93.

[8] 葛新. 神经内镜微创手术与开颅血肿清除术治疗高血压脑出血疗效比较 [J]. 中国神经精神疾病杂志, 2016: 605-608.

[9] 石海平. 神经内镜微创手术治疗高血压脑出血病人的手术效果及对病人神经功能的影响 [J]. 临床外科杂志, 2019: 1029-1031.

[10] CHE XIAO-RU, WANG YONG-JIE, ZHENG HAI-YAN, et al. Prognostic value of intracranial pressure monitoring for the management of hypertensive intracerebral hemorrhage following minimally invasive surgery [J]. World J Emerg Med, 2020, 11: 169-173.

[11] QIAN GUO-QIANG, PENG XIA, CAI CHUAN, et al. Effect on eNOS/NO Pathway in MIRI rats with preconditioning of GFPC from Dang Gui Si Ni decoction.[J]. Pharmacognosy Res, 2014, 6: 133-137.

[12] CHUNG PIL-WOOK, KIM JOON-TAE, SANOSSIAN NERSES, et al. Association Between Hyperacute Stage Blood Pressure Variability and Outcome in Patients With Spontaneous Intracerebral Hemorrhage.[J]. Stroke, 2018, 49: 348-354.

第十六章　神经内镜额叶脑出血清除术

第一节　概　　述

脑叶出血占脑出血的 10%，额叶出血发病率较低，约占脑叶出血的 5.6%。高血压是诱发脑叶出血的重要因素，占脑叶出血病因的 59%~61.5%，在老年患者中甚至高达 73.9%。这是一种"非死即残"的疾病，不仅严重影响着患者的生命、生活质量，也给国家、社会和家庭带来了沉重的负担。当前对于高血压性脑出血的治疗方法比较多，总体来说，外科干预仍是主导治疗方案。

Auer 于 20 世纪 80 年代初发表内镜下血肿清除手术的报道，证明内镜治疗脑出血的有效性，这为手术治疗高血压性脑出血提供了新颖的、微创的方式。1999 年，上海华山医院在国内首先报道了神经内镜手术治疗高血压性脑出血的病例。

近年来，随着神经内镜技术的普及，内镜下血肿清除术已在国内部分医院开展，并取得了较好的疗效，显示出内镜技术在这类疾病治疗中的优势。与传统开颅相比，内镜手术具有创伤小，手术时间短，术中对血肿周围脑组织的副损伤小等优点。而和立体定向血肿抽吸术相比，内镜手术具有清除血肿速度快，直视下操作、止血彻底可靠的优点。在本章中，将重点论述神经内镜治疗高血压额叶出血的技术要点，分析常见问题及对策。

第二节　临床表现及诊断要点

一、临床表现

由于额叶的主要功能与人的精神、语言和随意运动有关，因此额叶出血会出现精神症状、运动性失语、肢体偏瘫、排尿排便障碍、摸索和强握反射等。高血压性额叶出血，临床上最突出的表现有以下几方面：

1. 精神状态异常　主要是痴呆和人格的改变，可表现为记忆力减退、注意力不集中，自知力、判断力和定向力下降，表情淡漠、反应迟钝，呈无欲状或者行为幼稚，也可表现为易怒、烦躁不安或者欣快感等症状。

2. 头痛　常呈急性起病的持续性头痛，程度中等，位于双侧前额，以出血侧为主，也可发生在肢体瘫痪症状出现后。

3. 可出现肢体活动的异常或者癫痫发作等症状，如肢体瘫痪，对侧上肢单瘫或伴轻微下肢瘫、面瘫，强握反射和摸索反射，运动性失语，共同偏视（双眼向病灶侧凝视）。

4. 也有病例表现为饮食过量，多尿、出汗、嗅觉缺失，排尿排便障碍、不受控制等。

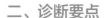

二、诊断要点

1. 头痛和/或呕吐,伴有或不伴有颈项强直的病例,并具有下列情况之一者,首先考虑额叶出血:①运动性失语,不伴偏瘫;②精神和行为异常如摸索、强握现象,表情呆板、反应迟钝,伴或不伴偏瘫;③共同偏视,无视野缺损,伴或不伴偏瘫;④癫痫发作。

2. 不能除外额叶出血的情况 ①临床诊断为蛛网膜下腔出血的病例;②起病后无瘫痪及感觉障碍者。临床表现为头痛、呕吐、脑膜刺激征,有凝视、失语、精神症状。

3. 辅助检查 颅脑 CT 仍是首选检查方法,数字减影血管造影(DSA)是血管病变诊断的金标准,可以明确诊断脑血管畸形、动脉瘤、烟雾病等血管性疾病。

第三节 手术适应证与禁忌证

一、手术适应证

目前,关于内镜治疗 HICH 的适应证,尚缺乏统一的标准,参考《2020 神经内镜下高血压性脑出血手术治疗中国专家共识》,认为额叶脑出血内镜手术的适应证如下:

1. 血肿 ≥ 20ml。
2. 中线结构移位超过 5mm,但未超过 10mm。
3. 环池或侧裂池消失。

二、手术禁忌证

1. 严重凝血功能障碍,有出血倾向者;有口服抗凝药物病史者。
2. 血肿量巨大,一般超过 60ml,脑疝形成。
3. 生命体征极不稳定,处于濒死状态或者确认为脑死亡者。
4. 确定为颅内动脉瘤和动静脉畸形等出血者。

第四节 术前准备与手术器械

一、术前准备

1. 一般准备 额叶脑出血患者除少数出血量较多者需术前行气管插管,保持呼吸道通畅外,多数额叶脑出血患者术前多无深昏迷及呼吸困难,故进入手术室前一般不用气管插管。入院后快速建立静脉通道,导尿并留置尿管,急查血常规、血型、凝血常规、感染标志物系列(HIV、梅毒、乙型肝炎等)、肝肾功能、血糖、电解质、床边心电图,常规头部备皮,签订手术知情同意书、手术部位确认书等。

2. 术前定位 有神经导航定位法、3D 打印定位法、立体定向定位法、金属标志物 CT 辅助定位法等多种术前定位方法。

神经导航定位法、3D 打印定位法、立体定向定位法等定位法详见本书总论部分中神经内镜术前定位章节。本章节主要是补充介绍金属标志物 CT 辅助定位法。

金属标志物 CT 辅助定位法:做好术前准备后,急送 CT 室行术前血肿定位。检查前在其血肿侧额部

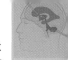

的头皮表面纵行置放一条长约 5cm 的金属导线(通常用金属回旋针或心内金属导管),上下两端用胶布粘贴固定在头皮上,然后送 CT 室行头颅 CT 扫描后,取其额叶区血肿最大的层面;在 CT 机电脑屏幕上调出该层面的 CT 层距数据,打开 CT 光标照射在患者头颅上,用紫色笔沿光标线划出额叶体表定位线,用 2% 的碘酊将划线固定(该定位线位置为神经内镜血肿入路的体表定位处)。

二、手术器械

内镜手术器械包括不同形状和长度的枪式组织钳、造瘘钳、剪刀、双极和单极电凝,以及各种内镜操作通道等。主要用到的器械有:

1. 内镜和操作通道　手术使用的内镜有软性纤维内镜和硬质内镜两种。

额叶出血多采用硬质内镜。关于内镜的选用目前尚无统一的标准,既可以使用专业的神经内镜,也可以使用相对廉价的硬质内镜,原则上只要能提供良好的照明并方便操作即可。一般使用 0° 镜,观察血肿腔死角时也采用 30° 镜。目前有多功能专用于脑出血手术的内镜正在进一步研制中。

进行内镜手术,首先要建立一个从皮质到达血肿腔的人工通道(操作通道),通过该通道进行血肿清除和止血等操作。原则上,这个操作通道外径越小对脑实质的侵袭越少,内径越大器械操作越容易,目前临床上使用的通道外径基本在 1.5~1.8cm 之间。曾有学者报道用不锈钢套筒做操作通道行内镜血肿清除,但普遍认为使用透明的操作通道更有利于观察血肿腔壁的情况。

透明操作通道的优点如下　①手术过程中可同时置入吸引器和电凝等器械,无须内镜持续冲洗,手术操作更加简单、高效;②管壁透明、方便观察血肿腔壁及周围脑组织的渗血情况;③通过操作通道在深部术区贴覆止血纱,使手术止血更加彻底。

2. 吸引器　是内镜清除血肿手术中的重要器械,它的质量直接影响清除血肿的效率和效果。细吸引器对血肿吸引较困难,粗吸引器虽容易吸除血肿,但是直径太大的吸引器会影响通道的操作空间,所以内镜手术所选择吸引器一般以 2.0~2.5mm 直径为主。

3. 电凝　内镜手术所用的电极主要包括双极电凝和单极电凝。对于大多数镜下可见的活动性出血,使用双极电凝均可确切止血,但是,由于双极电凝有两个臂,在内镜通道内操作会受一定限制,尤其是深部血肿止血时,会有明显的操作器械相互"打架"的情况,因此,有些术者使用单极电凝进行止血,或者采用单极电凝器碰触吸引器的方式止血。目前,还有一种器械,将吸引器和单极电凝结合在一起,从而减少了一种手术器械,节省了操作空间。

第五节　手　术　步　骤

一、麻醉

采用气管插管全身麻醉。

二、手术步骤

1. 手术入路　额叶出血遵从幕上血肿内镜入路原则,而体现 "White Matter Recover" 理念的白质纤维束旁入路是现代脑出血精准手术的基本原则。一般从血肿最接近脑表面处的体表投影点穿刺,注意避开功能区。对于常见的椭圆或细长形的血肿,尤其 50ml 左右的血肿,建议置入操作通道的方向贯穿血肿长轴更有利于血肿清除,同时避免多角度观察而频繁移动操作通道,造成脑组织的牵拉,从而将手术操作对脑的损伤降低到最低限度。如果血肿呈近圆形,形态比较规则,则选择距皮质最近的部位为操作通道置入点,同样需要避开功能区和重要血管走行区。

2. 血肿穿刺及建立操作通道 手术切口部位确定后,常规消毒铺巾单,逐层切开头皮和骨膜,乳突牵开器牵开皮瓣。颅骨钻孔一枚,以铣刀形成直径约 2.0cm 的游离骨瓣,也可用直径 2cm 的环钻开颅。开颅后,悬吊硬膜并切开,在皮质表面无血管区选择穿刺点。穿刺针穿刺血肿,穿刺成功、证实血肿位置后,开始置入操作通道。操作通道的置入通常采用球囊导管穿刺扩张方式,即用球囊导管缓慢推挤扩张脑组织,通过导管内芯抽吸出血肿,证实到达血肿位置后,释放球囊内液体,撤出球囊,操作通道建立成功。

3. 血肿清除 是内镜手术最重要的环节,需要一定的技巧。操作通道建立后,由助手固定通道,也可用自动牵开器固定,手术医师操作内镜和吸引器,根据手术需要,调节操作通道的深度和方向。关于清除血肿的方式,主要有两种,一种是"逐步推进法",即将操作通道放置在血肿边缘,清除血肿,随着近端血肿被清除,周围血肿向操作通道移动而被清除,然后,缓慢将通道推进,继续清除深部血肿。这是一种比较常用的方法,血肿被有序清除,占位效应缓解,颅内压降低。另外一种方法是"逐渐退出法",这种方法适用于血肿量不是特别大的出血类型,具体方法是一开始就将工作通道置于血肿最深部,然后一边清除血肿,一边将通道往外退,直至完全退出。这种方式对于深部血肿残留率较小,但是,在向血肿深部置入通道的过程中,可能会导致血肿挤压周围脑组织,有引起脑疝的风险。因此,这种方法对术者的经验和手术技巧要求较高。

4. 止血 是保证血肿清除效果最关键的步骤。清除血肿过程中,创面大多数的出血点均为小渗血,多数可用止血纱布及脑棉轻压数分钟止血,而较大的活动性出血点,可用双极电凝烧灼止血,或用吸引器吸住出血点后,用单极电凝经吸引器头传导止血。血肿吸除大部分后,可用生理盐水冲洗血肿腔。对附着在血肿腔壁上的血块,不必勉强吸除,以免引起新的出血。

5. 操作通道撤出 在内镜监视下,逐渐退出操作通道,同时,生理盐水冲洗,仔细观察皮质隧道是否有较明显渗血或者出血,创面渗血可覆盖止血纱,较大出血点使用小功率电凝止血即可。严密缝合硬膜,骨瓣复位,逐层缝合切口,结束手术。

第六节 手术技巧与注意事项

1. 穿刺方向和穿刺深度 使用 CT 引导、立体定向手术装置、神经导航,可以实现精确的血肿穿刺,而且对测定血肿的深度也有帮助。

2. 血肿清除 有时会遇到质地较韧的血肿,会有吸引困难的情况,应通过适当移动操作通道,寻找容易吸引的血肿部分,这样原先较硬的血肿会逐渐松动变得容易吸除;对较大的质韧凝血块可先用活检钳夹碎后再吸除;在吸引时,如果有小血管和血肿一同被吸引,应先对小血管电凝止血,切忌强行吸引造成大的出血;清除血肿满意后应缓慢退出操作通道,这样做,一方面通过透明鞘壁观察周边脑组织有无活动性出血,另一方面,未能清除干净的血肿有可能从撤出的操作通道边缘进入内镜视野内,从而被清除干净。

3. 止血 ①止血时,电凝的功率应尽可能调低,因为功率过大,可导致局部组织碳化,与双极粘连,抬起双极时会造成小血管撕裂,形成新的出血。②对于可见的小动脉出血,必须在内镜直视下确切止血。始终保持视野清晰是手术操作的关键,可用吸引器配合小的脑棉压住出血点,生理盐水冲洗术野,看清出血点再电凝止血,切忌在看不清出血点的情况下盲目烧灼血肿腔壁。③术野渗血时,用吸引器将团成小球状的止血纱从套管中放入,压迫在出血点上,对于渗出类的出血特别有效。④持续冲水也是另外一种有效的止血方法,不仅能有效止血,还起到预防新的血肿的形成、确认出血点、防止电凝时的组织碳化,清洁镜头的效果。

第七节　并发症的预防及处理

1. 常见并发症主要有术中出血、术后出血、感染、脑脊液漏等。

2. 关于内镜清除高血压性脑出血的术后管理,同常规开颅血肿清除术。术后 1 天复查颅脑 CT,明确血肿清除情况。如果残留血肿较多,可从引流管注入尿激酶 2 万 ~3 万 U/ 次,夹闭引流管 1 小时后开放,以促进血肿排出。血肿引流干净后,尽早拔除引流管。针对术前血肿较大,有明显颅内压增高和脑疝倾向的患者,可行颅内压监测,以防止颅内压过高,形成脑疝,如果颅内压持续升高,应考虑行去骨瓣减压术。

3. 除监测和管理颅内压外,术后血压管理至关重要。建议使用安全、起效迅速的降压药物控制血压。对于既往有高血压病史的患者,建议收缩压调控至 120~140mmHg 即可。

第八节　优点与缺点

一、优点

1. 创伤小　建立通道时用球囊导管穿刺扩张,对脑组织的损伤较小,且手术操作时,可以通过透明的鞘壁观察周围脑组织情况。

2. 操作通道呈环状均匀撑开手术路径上的脑组织,减少脑组织挫伤,而在手术过程中,管壁对手术通道周边脑组织均匀压迫,起到一定的止血作用。

3. 血肿清除迅速　通常清除血肿过程在 15~20 分钟即可完成,可以迅速降低颅内压,解除脑疝症状。

4. 恢复快　由于内镜手术对脑组织几乎无牵拉损伤,并且快速清除血肿,所以,术后患者可以快速恢复,也减少了并发症,缩短了住院时间。

二、缺点

1. 因骨瓣太小,对于巨大血肿,很难达到去骨瓣减压的效果,对术后脑水肿严重、颅内压持续升高的病例,可能需要再次行去骨瓣减压术。

2. 清除血肿时,常需单手持镜,单器械操作,做复杂的操作比较困难。因此,一位训练有素的助手很重要,助手持镜,术者可以双手操作,提高血肿清除效率。

3. 对于术中较迅猛的出血,内镜下止血有一定困难。

第九节　术式评价与展望

神经内镜作为微创手术的重要工具,其适用范围越来越广,优越性日渐明显。随着更好的手术技能研究、内镜器械的改进,内镜手术也会成为神经外科的一项常规操作,内镜下清除高血压性额叶出血手术会得到更进一步的发展,从而更有利于额叶脑出血手术患者的治疗。另外,目前神经内镜治疗脑出血多限于临床的经验总结,尚缺乏前瞻性临床研究评估,这需要多中心、大样本的临床研究。

第十节　典型病例简介

一、简要病史及术前影像学资料

患者男性,52 岁,突发意识模糊 5 小时入院,双瞳孔等大等圆,直径 2.5mm,光反射灵敏,刺激双侧肢体见收缩,双侧肢体上下肢肌力 4 级,双侧巴宾斯基征阴性,诊断为左侧额叶脑出血(图 16-10-1)。

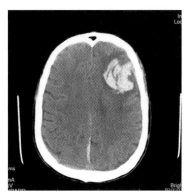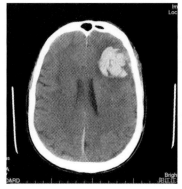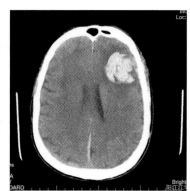

图 16-10-1　术前头颅 CT
扫描见左侧额叶脑出血,出血量约 45ml。

二、手术方式及要点

入院后给硝酸甘油控制血压,经患者家属同意手术并签字,行头颅 CT 扫描定位,用金属标志物 CT 辅助简易定位法,在 CT 下选取额叶血肿最大层面打开光标,用色笔画"十"字线标出定位点(为手术入路处)(图 16-10-2);在气管插管全麻下行神经内镜经左侧额叶血肿清除术,手术骨孔为 2cm(图 16-10-3),术中清除为暗黑色血肿约 35ml(图 16-10-4),清除血肿止血后创面无渗血。

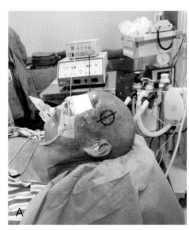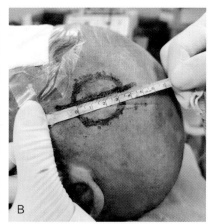

图 16-10-2　色笔标画定位点
A. 手术入路;B. 额叶直切口长约 3cm。

三、术后随访影像学资料

术后第 1 天复查头颅 CT 见左额叶脑血肿已清除,但是左额叶局部(原血肿位置)有一小低密度影,考虑为血肿清除后脑组织仍未完全填充术腔(图16-10-5)。术后第7天再次复查头颅CT见左额叶局部(原血肿位置)低密度影已经消失,局部水肿基本消退(图16-10-6)。

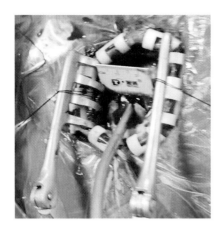

图16-10-3　手术骨孔为2cm

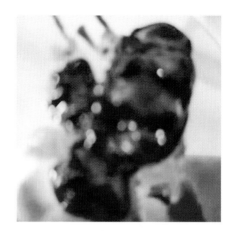

图16-10-4　术中清除血肿为暗黑色

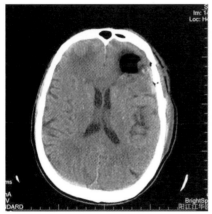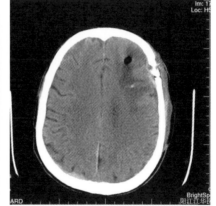

图16-10-5　术后CT片示血肿已清除

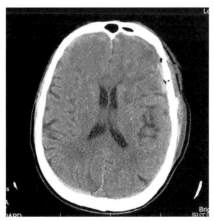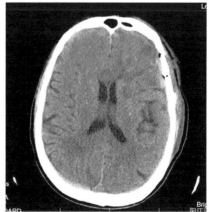

图16-10-6　术后7天复查CT示局部水肿基本消退

四、术后神经系统查体资料

术后给予抗感染、脱水、营养脑神经、支持对症治疗,神经内镜清除术后第1天患者意识清醒,术后第2天拔除头部引流管,并开始高压氧及康复对症治疗,术后第7天双侧肢体肌力5级,但记忆力仍稍差,住院30天出院。患者出院3个多月随访,见患者体重增加,左额部难以看到手术瘢痕。患者生活能自理,语

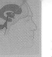

言、记忆力、肢体功能恢复良好，并恢复体力及劳动工作能力，血压有时仍然稍高，继续口服降压药物控制血压。

（毛更生　展如才　谢才军　付茂武　利思敏　刘春暖）

参考文献

［1］杨期东. 神经病学 [M]. 北京: 人民卫生出版社, 2002: 142-144.

［2］赵继宗. 神经外科学 [M]. 2 版. 北京: 人民卫生出版社, 2007: 529-531.

［3］张立军, 荣阳, 吴丹, 等. 脑叶出血的临床特征和影像学诊断价值与前瞻性研究 [J]. 中国医药指南, 2013, 11 (26): 92-94.

［4］潘凯忠. 高血压性脑出血内镜治疗研究进展 [J]. 临床检验杂志 (电子版), 2019, 8 (4): 278-279.

［5］冯华. 脑出血 (冯华 2021 观点)[M]. 北京: 科学技术文献出版社, 2021: 10-11.

［6］ZHIHONG L, YUQIAN L, FEIFEI X, et al. Minimal invasive puncture and drainage versus endoscopic surgery for spontaneous intracerebral hemorrhage in basal ganglia [J]. Neuropsychiatric Disease and Treatment, 2017, 13: 213-219.

［7］LI K W, NELSON C, SUK I, et al. Neuroendoscopy: past, present, and future [J]. Neurosurgical Focus, 2005, 19 (6): 1-5.

［8］AUER L M, DEINSBERGER W, NIEDERKORN K, et al. Endoscopic surgery versus medical treatment for spontaneous intracerebral hematoma: a randomized study [J]. Journal of Neurosurgery, 1989, 70 (4): 530-535.

［9］VESPA P, HANLEY D, BETZ J, et al. ICES (intraoperative stereotactic computed tomography-guided endoscopic surgery) for brain hemorrhage: a multicenter randomized controlled trial [J]. Stroke, 2016, 47: 2749-2755.

［10］CHEN C C, LIN H L, CHO D Y. Endoscopic surgery for thalamic hemorrhage: a technical note [J]. Surgical Neurology, 2007, 68 (4): 0-442.

［11］ORAKCIOGLU B, UOZUMI Y, UNTERBERG A. Endoscopic Intra-Hematomal Evacuation of Intracerebral Hematomas-A Suitable Technique for Patients with Coagulopathies [J]. Acta Neurochirurgica Supplement, 2011, 112 (112): 3-8.

［12］WARAN V, VAIRAVAN N, SIA S F, et al. A new expandable cannula system for endoscopic evacuation of intraparenchymal hemorrhages [J]. Journal of Neurosurgery, 2009, 111 (6): 1127-1130.

［13］HOU Y Z, MA L C, ZHU R Y, et al. iPhone-Assisted Augmented Reality Localization of Basal Ganglia Hypertensive IIcmatoma [J]. world neurosurgery, 2016, 94: 480-492.

［14］ANGILERI F F, ESPOSITO F, PRIOLA S M, et al. Fully Endoscopic Freehand Evacuation of Spontaneous Supratentorial Intraparenchymal Hemorrhage [J]. World Neurosurgery, 2016: 268-272.

［15］NAGASAKA T, INAO S, IKEDA H, et al. Inflation-deflation method for endoscopic evacuation of intracerebral haematoma [J]. acta neurochirurgica, 2008, 150 (7): 685-690.

［16］KOZIOLEK M J, STEPHAN LÜDERS. Blood Pressure Treatment in the Acute Stage of Stroke [J]. DMW-Deutsche Medizinische Wochenschrift, 2015, 140 (21): 1587-1592.

第十七章　神经内镜枕叶脑出血清除术

第一节　概　　述

枕叶高血压性脑出血临床上并不常见,约占脑叶出血的 20%,主要是血压没有很好控制,血管硬化,在一定诱发因素作用下,血压一过性升高,突破血管承受能力,导致出血。由于枕叶除视皮质外,缺乏明显的神经功能定位体征,临床上非常容易误诊。枕叶出血原因除高血压外,其他常见的有动静脉畸形、血管淀粉样变等。其出血位置相对表浅,远离中线结构,无重要神经核团,且手术容易到达,故枕叶出血后选择积极手术治疗往往能取得较好的预后。

第二节　临床表现及诊断要点

一、临床表现

1. 头痛　突发剧烈头痛是脑出血的首发症状,常常位于出血一侧的头部(枕部),可以发展到整个头部。

2. 呕吐　头痛的同时可以伴发头晕和呕吐,与颅内压急剧增高有关。

3. 意识障碍　枕叶出血较少出现意识障碍,除非出血量巨大。

4. 视觉障碍　是枕叶出血比较特征性的症状,常表现为突发视物模糊、视野缺损以及一侧偏盲或象限盲、视物变形等。血肿位于枕叶内侧更容易出现视觉症状。有时出血量少,头痛、呕吐症状不明显,单纯表现为视觉障碍,容易被误诊为眼部疾病。

5. 肢体运动和语言障碍　枕叶出血较少引起肢体运动和语言障碍,除非血肿向顶部和颞部发展。

二、诊断要点

1. 高血压病史。

2. 突然发病,有上述全部或部分症状。

3. CT 显示枕叶出血,CTA、MRA 或者 DSA 排除血管畸形、动脉瘤和肿瘤等疾病。

第三节　手术适应证与禁忌证

一、手术适应证

1. 确诊有高血压病史,无头部外伤史。
2. CT 或 MRI 确诊为枕叶出血且血肿体积≥30ml。
3. 有明显神经功能障碍表现,如不同程度意识障碍,瞳孔对光反应减弱或迟钝,但未发生瞳孔散大。
4. 意识障碍进行性加重。
5. 无严重心肺功能障碍及其他外科手术禁忌证者。

二、手术禁忌证

1. 明确是动脉瘤破裂、动静脉畸形、脑淀粉样血管病、脑梗死或肿瘤等脑出血。
2. 长期服用抗血小板或抗凝药物,抗凝和溶栓相关出血。
3. 有严重全身疾病或其他重要器官功能不全。
4. 明确有血液系统或肝脏疾病导致的血小板减少相关出血。
5. 大量出血的晚期脑疝者。

第四节　术前准备与手术器械

一、术前准备

1. 术前必须行 CT 和/或 MR 检查明确脑出血诊断,并行头颅 CTA 或 MRA(DSA)排除动脉瘤、动静脉畸形和肿瘤等。
2. 计算血肿量,多种方式对血肿进行定位,确定手术方式和手术路径。
3. 完善各项基本检查,若时间紧急,按急诊手术处理。

二、手术器械

基本的显微手术器械和神经内镜器械,镜头以 0° 镜为主,可以备一个 30° 镜,蛇形牵开器和脑撑开器有利于手术顺利进行。

第五节　手　术　步　骤

一、麻醉及体位

1. 全身静脉复合麻醉。
2. 侧腹卧位,根据手术部位旋转头部,尽量突出手术操作部位,便于操作,头位高于胸部水平,有利于静脉回流,降低颅内压。

二、定位及设备

1. 定位　根据 CT 结果选择距皮质最近,顺血肿长轴方向,避开功能区和横窦、矢状窦等重要区域。
2. 设备　神经内镜系统一套,要有录像系统和内镜专用的手术器械和深部操作的显微手术器械。

三、手术操作

1. 开颅　选择距皮质最近,顺血肿长轴方向,避开功能区和横窦、矢状窦等重要区域,去 3cm 骨瓣。
2. 建立手术通道　剪开硬膜,电凝脑皮质,有球囊的可以通过球囊扩张皮质,没有球囊可以切除部分皮质,置入脑撑开器。撑开器末端置入血肿中心偏深处。
3. 清除血肿　建立通道后,牵开器固定通道,或者助手临时固定,术者手持神经内镜和吸引器进入通道,即可见血肿,吸引器先清除深部血肿,然后缓慢将通道向后退,边退边清除血肿。
4. 止血和引流　高血压性脑出血的止血相对容易,对于少量静脉性渗血可以电凝,也可以明胶海绵或者其他止血材料压迫止血,对于动脉性出血必须电凝止血。止血充分后可以不放置引流管。
5. 还纳骨瓣,缝合头皮。

第六节　手术技巧与注意事项

1. 精确定位,顺血肿长轴方向设计手术路径,避开功能区。
2. 置入通道和调整撑开器方向时尽量轻柔,避免继发损伤脑组织,必要时可以适当切除部分脑皮质,减少撑开器对脑组织的牵拉和压迫。
3. 清除血肿时要精准控制吸引器力度,减少人为损伤因素。
4. 不强调彻底清除血肿,重点在有效减压,以最小的损伤快速解决问题为原则。止血要充分,避免术后继发出血。

第七节　并发症的预防及处理

一、术后再出血

1. 原因　术后再出血是较为严重的并发症,其原因与术中止血不充分、术后血压控制不佳或者患者凝血功能异常等有关。
2. 预防措施　①选择合适手术时机:尽量出血稳定后手术,譬如出血后 6 小时。若病情危重,则不受时间限制。②术中术后严格控制血压:术前患者血压往往很高,要积极控制血压,使血压不要高于170mmHg,避免再出血。术中血压维持在比正常稍高水平即可,譬如 140~160mmHg。术后血压维持在正常水平,但不要偏低。③术中止血要充分,除了责任血管,还要处理好渗血。④有凝血功能异常的要积极处理。

二、术后感染

1. 原因　脑出血术后感染概率并不低,重点在于术前预防感染。
2. 预防措施　术中严格无菌操作,术后积极严密观察病情,有异常情况要早做处理,尽早发现感染,并采取相应措施。

三、脑梗死、脑组织损伤

1. 原因　由于脑出血时出血动脉损伤,脑组织的水肿,脑动脉痉挛,出血动脉本身存在有血管的异常病理改变或者血液黏滞度增高等引起脑梗死,导致脑组织损伤。

2. 预防措施　手术动作粗暴,撑开器在调整角度时是可以造成脑组织人为损伤,术中操作要轻柔小心。对于大量出血、颅内压高、手术时机偏晚的患者,术后即使减压充分也会出现继发脑梗死,因此尽早手术,减少脑受压时间显得尤为重要,围手术期保持一定的高血压,维持脑灌注对预防脑梗死有一定帮助。在早期治疗的过程中,也要注意监测血压、血糖和血脂。应用脱水的药物,减轻颅内压。

第八节　优点与缺点

枕叶出血相对表浅,一般选用较短的撑开器即可,术中注意沿血肿长轴设计切口,这样切口不用太大,一般建立直径 3cm 骨窗即可,这样对脑组织损伤也较小,而且容易完全清除血肿。枕叶手术无论是显微还是内镜手术都相对简单,术中遵循手术基本操作原则,一般手术效果较好。

第九节　术式评价与展望

小骨窗神经内镜下清除枕叶血肿具有快速、能一次性清除血肿、损伤小的优点,也可以避免过度减压。然而枕叶出血内镜治疗病例数太少,是否优于软硬通道穿刺引流术和去大骨瓣显微减压有待进一步研究。

第十节　典型病例简介

一、简要病史及术前影像学资料

患者,42 岁,男性,因"突发意识障碍 5 小时"入院。查体:浅昏迷,双瞳孔等大正圆,直径 2.0mm,光反射迟钝,刺激能定位,GCS 10 分,诊断为右侧枕叶脑出血(图 17-10-1)。入院后控制血压、止血、脱水等治疗,行 CTA 排外血管性病变。术前准备后,急诊在全麻下神经内镜颅内血肿清除术。术后予以抗感染、补液、营养支持等对症治疗,早期康复治疗,住院 21 天出院,意识清楚,GCS 15 分。

二、手术方式及要点

入院后给硝酸甘油控制血压,经患者家属同意手术并签字,定位后送手术室在气管插管全麻下行神经内镜经右侧枕叶血肿清除术,手术骨孔为 2cm,术中清除为暗黑色血肿,术后给予抗感染、脱水、营养脑神经、支持对症治疗,手术后第 4 天患者意识清醒,并开始高压氧及康复对症治疗,术后第 10 天双侧肢体肌力 5 级,住院 21 天出院,意识清楚,GCS 15 分(图 17-10-2)。

三、术后影像资料

术后 24 小时复查头颅 CT 见血肿已清除(图 17-10-3)。

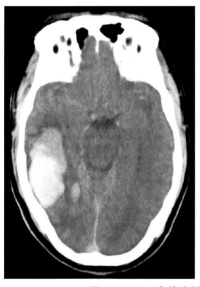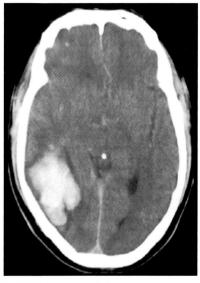

图 17-10-1　术前头颅 CT 示右侧枕叶脑出血

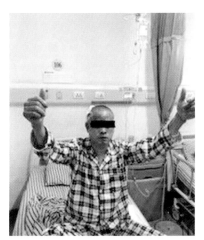

图 17-10-2　术后出院前患者双侧肢体肌力 5 级

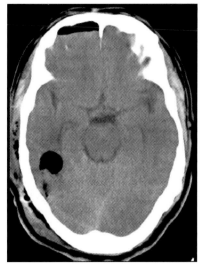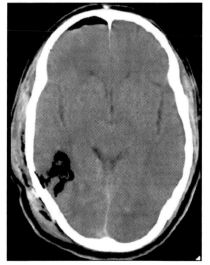

图 17-10-3　术后 24 小时复查 CT 见血肿已清除

（姜晓兵　张建中　吴海滨　段　剑　杨　勇　余晓春）

参考文献

［1］ STACHURA K, CZEPKO R, LIBIONKA W. Wykorzystanie techniki endoskopowej wustaleniu etiologii samoistnego krwotoku śródmózgowego. Opis przypadku [Endoscopic method in etiological diagnosis of spontaneous intracerebral hemorrhage. Case report][J]. Ann Acad Med Stetin, 2004, 50 (1): 69-73.

［2］ RÄTY S, SALLINEN H, VIRTANEN P,, et al. Occipital intracerebral hemorrhage-clinical characteristics, outcome, and post-ICH epilepsy.. ［J］*Acta neurologica Scandinavica* vol，2021，143（1）：71-77.

第十八章 神经内镜脑出血血肿清除术并发症及处理

第一节 并发症的原因

随着神经内镜技术的发展和普及,越来越多的医院开始采用微侵袭技术处理神经外科疾病。脑出血手术治疗逐渐由开颅血肿清除术、硬通道软通道微创置管术向神经内镜微创血肿清除术转变。对于长时间进行传统显微镜手术的神经外科医生而言,转换为内镜下手术存在视觉转换的问题,需要进行更多的基础培训和训练。对于刚刚开展神经内镜治疗的年轻医生而言,器械的适应和操作需要过程。因此,为了更好地开展神经内镜脑出血手术,需要首先了解神经内镜脑血肿清除术的并发症及相关处理方法,提前做好准备和预案,避免术中手忙脚乱导致更严重的后果,避免术后治疗迷失方向。

第二节 并发症的诊治

一、铣刀成骨窗后大小不合适

使用铣刀的过程中难免出现前进不佳导致没有形成预想的骨窗。骨窗形成后需要测量骨窗的大小,以保证通道在手术过程中的活动度(图 18-2-1)。

处理:

1. 骨窗大小务必满足通道活动需求,力争骨窗直径大于通道直径 1cm 以上,否则可能导致侧方深部血肿处理时角度受限。

2. 可以考虑使用咬骨钳扩大骨窗以满足此要求,避免术中角度不足导致拔除通道扩大骨窗造成脑组织二次损伤。

二、选择切口硬脑膜下见粗大回流静脉

通常经额神经内镜手术切口为冠状缝前 1~2cm,中线旁开 3~4cm 的点为中心做切口。使用特殊定位方法的可以按照定位进行选择,并不受常规切口限制,但不能位于功能区。切开硬脑膜后见粗大引流静脉的概率不高,但是损伤此静脉可能造成严重后果。

处理:

1. 根据位置向前后延长切口,扩大骨窗。

2. 使用脑棉片保护此静脉。

3. 提前测算建立的通道距此静脉的距离,避免通道在各个方向调整角度活动的过程中卡压此回流静脉(图 18-2-2)。

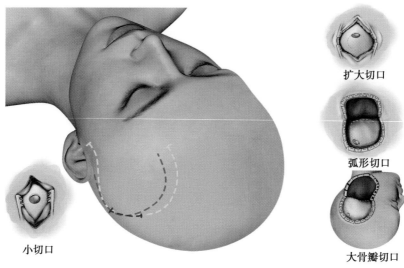

扩大切口

弧形切口

小切口

大骨瓣切口

图 18-2-1　切口方便扩大

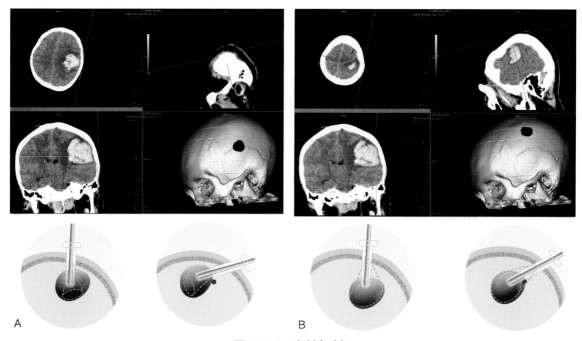

A
B

图 18-2-2　穿刺点选择

A. 太靠近血肿:控制范围受限,较难发现出血和止血;B. 稍远离血肿:控制范围扩大,垂直止血较容易。

(1)通常认为从最近的点清除血肿最容易,这一理念在较深的血肿中效果较好。

(2)钻孔位置与皮层下血肿的距离决定控制范围,因为越近无法看到靠近内镜的血肿部分,较难发现出血和止血,还可能会迷失方向。

(3)皮层下血肿在距离血肿稍上方 1mm 钻孔,术中旋转移动内镜能看到更大的区域,垂直止血也更容易。

三、按照预定穿刺方向没有找到血肿

对于刚刚开展神经内镜手术的医生而言,此种情况是完全可能发生的。

处理：

1. 养成良好习惯,在进行穿刺前均使用脑穿针进行试穿。

2. 建议对于40ml以内的血肿均采用本书推荐的各种定位方法。

3. 仔细查看CT片,是否左右方向错误。

四、术中使用电刀碰触吸引器方式止血导致吸引器和焦痂粘连

在没有神经内镜标准器械的单位,可能在早期使用电凝碰触吸引器来进行止血,碰触瞬间形成的焦痂经常会粘连于吸引器头导致牵拉后再次出血。

处理：

1. 电凝采用微电流的方式,助手和术者配合非常重要,推荐开展此手术早期的一助始终为同一人。

2. 形成焦痂后向术区冲水,冷却后缓慢移动吸引器头,有可能会脱离。

3. 脱离后一旦再出血,不着急进行再次电凝止血,可以考虑使用脑棉片适当压迫,因已经进行了电凝,非严重出血可能通过压迫止血。

4. 尽早配齐神经内镜专用手术器械,推荐配支撑臂,一旦内镜被固定,解放双手后术者可以持双极电凝完善止血。

五、术中反复止血不能满意,短时间内失血多

术中出现动脉出血汹涌,止血困难,短时间内无法解决是常见并发症。

处理：

1. 短时间内失血超过400ml,非双手操作可以双极电凝止血的术者,应立即转为开颅手术,显微镜下完善止血。

2. 双手操作使用双极电凝止血的术者,在麻醉医生良好管理的情况下,可以继续尝试调整角度,双极电凝止血。如果短时间失血超过800ml,建议立即转开颅手术,显微镜下完善止血(图18-2-3)。

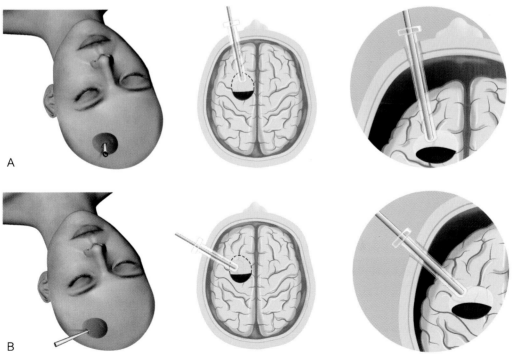

图 18-2-3　注意脑移位

A.垂直穿刺:尽可能使穿刺点在最高位,减压后脑和通道均垂直下沉,也很容易排除空气;B.斜行穿刺:
老年人因脑萎缩硬膜下间隙增大,血肿消除时脑会随着减压而下沉,通道会发生移位。

（1）标记穿刺点时应考虑横断、冠状和矢状位，并在颅骨上放置标记。误差小于 1cm 也可能会迷失方向。

（2）用肩枕、侧板和床的旋转，使头部穿刺点尽可能在最高位置，垂直指向血肿中心。

（3）血肿减压后脑和通道均垂直下沉，通过冲洗很容易排除空气。

（4）如果只注重舒适的体位尽量减少头部旋转，则可能会倾斜穿刺。老年人因脑萎缩硬膜下间隙增大，血肿清除时脑和通道会随着减压而下沉，通道会发生移位。

六、铺明胶海绵或止血纱布止血后仍可见红

术者使用明胶海绵或者止血纱布压迫止血是常用的操作，压迫后仍有可能持续见红。

处理：

1. 推荐早期开展神经内镜手术的医生使用明胶海绵压迫止血，明胶海绵支撑性好，压迫受力均匀。压迫止血不满意明胶海绵见红膨胀快，利于早期识别止血不满意。

2. 使用止血纱布持续见红务必仔细观察，不可放松警惕，不要有侥幸心理，不达到不见红不可以停止止血操作。一定时间压迫后仍明显见红，需要撤除止血纱布进行完善止血（图 18-2-4）。

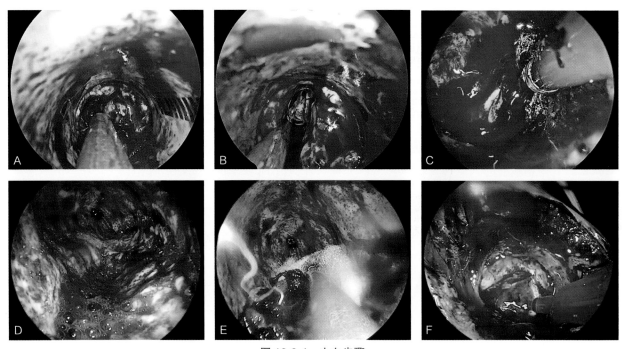

图 18-2-4　止血步骤

A. 界面：缓慢移动护套，边吸边找；B. 较大动脉：使其位于前端，不盲目电凝；C. 小动脉：用吸引器找出后电凝止血；D. 冲洗：将血肿腔扩大，若干净止血完成；E. 渗血：用止血纱布压迫；F. 灌注：直到变清澈为止。

（1）电凝：血肿呈暗红色，新鲜出血呈红色，一旦发现应立即进行止血。发现动脉出血没有工作空间，更换粗吸引器在出血点吸，水环境下多次电凝。

（2）冲洗：如果有少量渗血，用人工 CSF/RL 冲洗就足够了。

（3）压迫：持续渗血和可能出血的可以用止血纱布来压迫控制。

（4）冲洗：再次冲洗人工脑脊液，变清澈为止。

（5）护套周围呈白色，在远端确认血肿，轻柔地移动护套，吸除进入套内的血肿。

（6）使动脉出血位于护套尖端区域，仔细检查出血周围并电凝。如果吸到大血管必须松开，因为血管撕裂就很难止血。

（7）护套周围呈红色，不知道出血点在哪，边找出血点边退回护套到边缘。

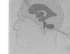

七、残腔摆放引流管不满意导致二次损伤致出血

推荐早期开展神经内镜手术的医生常规摆放引流管,引流管可能因为放置过深或过浅导致引流不满意,甚至出现摆放后导致脑组织二次损伤致出血。

处理:

1. 建议在神经内镜可视下摆放引流管,记录好皮层位置引流管刻度。

2. 可以考虑使用明胶海绵条放置入通道内多个方向支撑住引流管,使用器械顶住明胶海绵条位置不动,缓慢撤除通道,使引流管位置不变,扩张脑组织通道被明胶海绵条部分填塞起到止血的作用。

第三节　术后并发症及处理

1. 切口愈合不良　切口愈合受到多种因素影响,包括患者基础营养状态,术后胃肠功能和营养治疗的实施等。相关内容本书其他章节有介绍。处理如下:

(1)反对使用电刀电凝头皮切口。电刀电凝止血造成的损伤可能导致切口组织血供不足,使切口愈合不良。

(2)不推荐使用电刀电切头皮切口。

(3)术后病情稳定后尽早开启营养治疗,推荐经口进食,经验上看优于肠内营养。胃肠管给予肠内营养患者,根据病情进行营养风险评估,早期给予允许性低热卡治疗,急性胃肠功能损伤(AGI)Ⅱ~Ⅲ级患者,可考虑给予滋养型喂养。

2. 切口皮下积液　皮下积液是神经外科手术术后常见并发症,术中细节处理程度决定其发生率。处理如下:

(1)严密缝合硬膜。

(2)骨瓣回纳固定后骨孔和铣刀形成的缝隙致密填塞明胶海绵。

(3)切口适当加压包扎。

(4)延迟出现的皮下积液,抽吸后做加压包扎。抽吸标本送检脑脊液常规生化及培养。腰穿检查无绝对禁忌证的情况下,行腰穿检查测颅内压力并送检脑脊液标本。若皮下积液和脑脊液标本均不支持颅内感染,颅内压允许情况下可行腰大池置管引流术或反复腰穿释放脑脊液,减轻切口周边压力促进切口愈合。

3. 切口渗液　颅内压力明显增高及切口缝合时操作不规范等可能导致切口渗液。处理如下:

(1)颅内高压患者进行神经外科常规治疗,包括抬高床头促进血液回流;加强气道管理,避免二氧化碳潴留;使用甘露醇、甘油果糖、高渗盐、呋塞米、白蛋白等药物降低颅内压;依达拉奉有强效清除自由基抑制氧化应激损伤的作用,可减轻脑水肿,右莰醇则能抑制多种炎症因子,发挥抗炎效果,且两者具有协同作用;强化镇静镇痛治疗;应用控温技术进行治疗等。

(2)遵循神经外科手术规范,必须缝合帽状腱膜下层,皮下缝合不可过于稀松。反对全层缝合切口。

(3)头皮外缝合推荐使用标准丝线,不推荐使用可吸收缝线。

(4)一旦发现切口渗液,积极寻找原因并积极处置,不可掉以轻心。持续渗液可使头皮细菌逆行造成颅内感染,必要时回手术室重新处理切口。

4. 术后颅内感染　颅内感染是神经外科手术后常见并发症,预防重于治疗。处理如下:

(1)术中严格无菌操作。

(2)术前30分钟使用预防抗生素,手术超过3小时或者失血超过800ml术中追加一剂抗生素。

(3)术前术中遗漏抗生素使用,可考虑补救性使用万古霉素2剂(术后24小时内)。

（4）一旦考虑有颅内感染可能，应尽早行腰穿检查并将标本送检培养。经济允许情况下可考虑进行高通量测序技术检查，更早更准确地获取感染信息及致病菌序列数量，避免抗生素滥用出现美罗培南加万古霉素导致二重感染。

（5）可以行腰大池置管持续引流或者每天两次腰穿引流脑脊液，辅助进行抗生素椎管内注射进行治疗。

5. 腰大池引流管置入后致颅内感染及脑疝　本不是脑出血术后并发症，但随着腰大池置管的广泛开展，其并发症不容忽视。腰大池引流与腰穿相比较，优缺点十分明显。腰大池置管一次穿刺，减少了反复腰穿给患者带来的痛苦；持续引流更符合外科感染处置的原则，利于患者的感染控制。但是引流管穿刺操作和护理并发症严重影响患者预后。处理如下：

（1）穿刺皮肤时不推荐使用破皮针，可能导致皮肤穿刺点漏液渗液致颅内感染。

（2）腰大池引流护理十分重要，避免快速引流使幕上幕下压力失衡导致脑疝。腰大池引流量每小时不应超过 30ml，24 小时总量最好控制在 300ml 以内。一旦发现引流量过多，应立即调整引流袋高度同时加强管理。

6. 术后再次出血　再出血是神经外科手术常见并发症，对内镜脑出血手术而言，是排名第一的并发症，需足够予以重视。内镜手术通道狭窄，手术部位深，内镜手术器械不足时影响止血，不完善止血可导致再次出血。术后的管理也很重要，血压控制不佳是再次出血的主要原因。处理如下：

（1）术中操作轻柔，静脉渗血采用压迫止血尽量不使用电凝止血，非双手操作双极电凝止血有时电凝可损伤周围脑组织导致更多的出血。

（2）仔细判断电凝止血和压迫止血后的效果。

（3）撤离通道后脑组织塌陷不良多提示再次出血，不可过分自信结束手术。有条件可复查头部 CT，推荐使用床旁彩超确认血肿清除率。

（4）术后再次出血多发生在术后 24 小时，因此术后需要加强管理。推荐术后给予丙泊酚镇静 6 小时，给予镇痛药避免患者呛管，术后血压通过镇静镇痛药，降压药将血压控制在 140/90mmHg 以内，避免血压有较大波动。

（5）一旦确认再次出血，应给予止血药物治疗；若引流管位置好可以引流到血肿，可在血肿稳定后给予尿激酶药物溶解引流治疗；若血肿量大，引流效果不满意推荐立即进行再次手术。

7. 术后癫痫或者癫痫持续状态　脑出血术后发现癫痫率不高，目前不推荐术后常规给予抗癫痫治疗。处理如下：

（1）术后出现痫样发作，可单次给予苯二氮䓬类药物抗癫痫治疗。可给予苯巴比妥肌内注射应用 3 天，口服抗癫痫药物 7 天。7 天内无再次发作口服药可停药。

（2）术后出现癫痫持续状态，给予苯二氮䓬类药物持续泵入抗癫痫治疗，使得脑电图达到爆发抑制状态持续 24 小时，稳定后停药。给予静脉泵入丙戊酸钠治疗，稳定后改为口服治疗。由于苯巴比妥是脂溶性药物，起效慢但是持续时间长，可给予苯巴比妥肌内注射应用 3~5 天，使口服药良好建立血药浓度。口服抗癫痫药物持续 3~6 个月，稳定后减量停用。

8. 术后应激性溃疡　危重患者由于脑出血应激可导致出现应激性溃疡，程度不同处理不同。处理如下：

（1）术后禁食情况下，可给予质子泵抑制剂和 H_2 受体阻断剂治疗。一旦病情稳定，开启进食或者肠内营养，质子泵抑制剂和 H_2 受体阻断剂应停用或者改为口服。

（2）考虑应激性溃疡可能应进行实验室检查，隐血 1+ 属于急性胃肠损伤（AGI）Ⅰ 级，在使用保护胃黏膜药物的基础上推荐开启肠内营养，予以观察。隐血 2+ 属于 AGI Ⅱ 级，在使用药物的基础上可考虑开启肠内营养滋养型喂养。隐血 3+ 或者 4+ 应给予禁食水，使用胃黏膜保护剂，必要时给予冰盐水加去甲肾上腺素胃管注入治疗。3 天内患者胃肠功能不恢复，可考虑加用肠外营养治疗。

9. 术后下肢深静脉血栓　神经系统损伤后将会激发凝血系统，由于脑出血后短时间不能给予标准抗

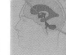

凝治疗,使下肢深静脉血栓发生率高。处理如下:

(1)术后进行下肢彩超检查,确认无血栓后给予下肢抗血栓压力泵治疗。

(2)可考虑使用压力梯度抗血栓弹力袜,目前有的指南并不推荐。

(3)一旦发生深静脉血栓,可考虑置入下腔静脉滤器,避免发生肺栓塞。

(4)待脑出血病情稳定后,可开启标准抗凝治疗。

10. 术后急性肾损伤甚至肾衰竭　脑出血术后肾损伤多为肾性损伤,少部分为肾前性损伤。应监测肾功能,注意甘露醇、可导致肾损伤药物使用的适应证。处理如下:

(1)肾前性损伤多为肾灌注不足所致,需精细管理患者液体出入量,使平均动脉压(MAP)维持在65mmHg 以上。

(2)注意甘露醇使用剂量和疗程,关注老年患者肾功能指标变化。非必要不给予老年患者(≥ 75 岁)使用甘露醇。

(3)关注高血压患者的基础血压,预估患者的基础肾灌注压,在血肿稳定的基础上将血压控制在140/90mmHg 左右,不要早期控制的太低。在患者控制性降压的治疗过程中,患者的 MAP 与尿量多成线性关系,在非利尿情况下 MAP 下降尿量多明显下降,应关注患者肾功能指标,胱抑素 C 可给予一定指导。

(4)一旦出现急性肾损伤达到 AKI2 级或者 3 级,应开启床头 CRRT 治疗。推荐使用枸橼酸局部抗凝治疗,滤器使用时间长,治疗效果好,液体量管理更到位。无枸橼酸只能采用无肝素化抗凝,多数时间滤器寿命不超过 6 小时,必要时可以更换滤器继续治疗。

神经内镜手术治疗脑出血作为较新的微创手术技术,推荐在开展手术前做好基本准备,强化神经内镜的基础训练,做好急诊手术的各种预案。本章节介绍的内容多为经验总结,具体治疗细节请参照本书术后重症管理治疗及其他章节。

(葛　新　王　汉)

参考文献

［1］中华医学会神经病学分会, 中华医学会神经病学分会脑血管病学组. 中国脑出血诊治指南 (2019)[J]. 中华神经科杂志, 2019, 52 (12): 994-1005.

［2］中华医学会神经外科学分会, 中国医师协会急诊医师分会, 国家卫生和计划生育委员会脑卒中筛查与防治工程委员会. 自发性脑出血诊断治疗中国多学科专家共识 [J]. 中华急诊医学杂志, 2015, 24 (12): 1319-1323.

［3］中华医学会神经外科学分会, 中国神经外科重症管理协作组. 中国神经外科重症患者感染诊治专家共识 (2017)[J]. 中华医学杂志, 2017, 97 (21): 1607-1614.

［4］中华医学会神经外科学分会. 神经外科围术期出血防治专家共识 (2018)[J]. 中华医学杂志, 2018 (7): 483-495.

［5］中华医学会重症医学分会. 中国成人 ICU 镇痛和镇静治疗指南 [J/CD]. 中华重症医学电子杂志, 2018, 4 (2): 90-113.

［6］中国抗癫痫协会专家组. 颅脑疾病手术后抗癫痫药物应用的专家共识 (试行)[J]. 中华神经外科杂志, 2012, 28 (7): 751-754.

［7］中华医学会神经外科学分会, 中国神经外科重症管理协作组. 中国神经外科重症管理专家共识 (2020 版)[J]. 中华医学杂志, 2020, 100 (19): 1443-1458.

［8］中华医学会外科学分会血管外科学组. 深静脉血栓形成的诊断和治疗指南 (第三版)[J]. 中华普通外科杂志, 2017, 32 (9): 807-812.

［9］GLAUSER T, SHINNAR S, GLOSS D, et al. Evidence-Based Guideline. Treatment of Convulsive Status Epilepticus in Children and Adults: Report of the Guideline Committee of the American Epilepsy Society [J]. Epilepsy Curr. Jan-Feb, 2016, 16 (1): 48-61.

［10］GRZYBOWSKI A, BRONA P. Why routine prophylactic use of vancomycin should be recommended against.[J] Clin Exp Ophthalmol. 2017, 45 (3): 318-319.

［11］ STEINER T, AL-SHAHI SALMAN R, BEER R, et al. European Stroke Organisation (ESO) guidelines for the management of spontaneous intracerebral hemorrhage [J]. Int J Stroke. 2014, 9 (7): 840-855.

［12］ MORGENSTERN LB, HEMPHILL JC 3RD, ANDERSON C, et al. Guidelines for the management of spontaneous intracerebral hemorrhage: a guideline for healthcare professionals from the American Heart Association/American Stroke Association [J]. Stroke. 2010, 41 (9): 2108-2129.

［13］ GANAU M, PRISCO L, CEBULA H, et al. Risk of Deep vein thrombosis in neurosurgery. State of the art on prophylaxis protocols and best clinical practices [J]. J Clin Neurosci. 2017, 45: 60-66.

［14］ KHALDI A, HELO N, SCHNECK M J, et al. Venous thromboembolism. deep venous thrombosis and pulmonary embolism in a neurosurgical population [J]. J Neurosurg. 2011, 114 (1): 40-46.

［15］ Gastrointestinal bleeding prophylaxis for critically ill patients: a clinical practice guideline [J]. BMJ. 2020, 6 (368): l6722.

［16］ Shi K, Tian DC, Li ZG, et al. Global brain inflammation in stroke [J]. Lancet Neurol. 2019, 18 (11): 1058-1066.

［17］ Wu H Y, Tang Y, Gao L Y, et al. The synergetic effect of edaravone and borneol in the rat model of ischemic stroke [J]. European Journal of Pharmacology, 2014, 740: 522-531.

［18］ DAISUKE SUYAMA. Aiming for reproducible surgery, Basics of endoscopic inferior brain hematoma removal key hole approach in brain hemorrhage [J]. 2015, 25: 924-930.

［19］ NIHIHARA T, TERAOKA A, MORITA A. A transparent sheath for endoscopic surgery and its application in surgical evacuation of spontaneous intracerebral hematomas [J]. Neurosurgery, 2000, 92: 1053-1055.

第十九章 脑出血神经内镜清除术后
重症管理治疗

第一节 概　　述

随着神经内镜设备的发展及手术技巧的提高,脑出血神经内镜清除手术能够减少手术出血量、缩短手术时间、缩短住院天数,使患者临床获益。然而,脑出血的临床救治是一项系统性的疾病管理过程,手术仅仅是患者救治成功的重要环节之一,疾病的良好转归还需规范化、精细化的重症管理策略。

脑出血患者术后早期病情尚不稳定,应在神经重症监护病房或专门的卒中单元接受治疗,包括:常规生命体征监测、神经功能监测、血糖管理、血压管理、气道管理、止血药物的应用、镇静/镇痛治疗、癫痫的防治、颅内压/脑灌注压的管理、营养支持治疗、静脉血栓的防治及早期床旁康复治疗。本章节内容是对脑出血神经内镜手术后的神经重症管理方案进行综合论述。

第二节 体 温 管 理

体温异常包括发热和低体温。发热会加重脑出血患者的继发性脑损伤,增加病死率与残疾率,并且发热的起病时间与持续时间同样与临床转归相关。脑出血术后常见发热原因:感染性发热(包括呼吸系统、中枢神经系统、泌尿系统等)、中枢性发热、吸收热等。手术患者大量输注低温液体或成分血,术中散热过多、失血过多、周围环境过低、体温调节中枢受损等因素可导致低体温。长时间的低体温同样加重继发性脑损伤,导致预后不良。

一、异常体温管理目标

一般建议将体温控制在正常范围 36.0~37.0℃。低温治疗具有降低颅内压和神经保护的作用,但目前尚缺乏明确循证医学证据支持脑出血患者的低温治疗。

二、发热患者降温方案

1. 体表物理降温　主要有 30%~50% 乙醇擦浴、冰帽降温、冰水灌肠、电动降温冰毯等措施。药物降温方案:非甾体抗炎药是治疗中枢性发热的首选,常用药物包括对乙酰氨基酚、布洛芬等。非甾体抗炎药解热的主要机制是通过阻断前列腺素 E 的合成,使下丘脑体温调定点下移,起到降低体温的作用。

2. 高级降温措施　血管内降温、体表降温。脑出血发热患者在控制发热症状的同时应该综合分析病因,同时纠正导致发热的病因。低体温患者给予充气式保温毯、呼吸器加温、调控室温、液体或成分血加温输注,减少散热等措施。

第三节　血　糖　管　理

脑出血患者常合并糖尿病,或因手术应激、输液等因素均可导致术后血糖水平异常。无论患者是否有糖尿病病史,发病早期高血糖均预示脑出血患者的死亡和不良转归风险增高;低血糖同样可导致继发性脑损伤,严重时导致不可逆性脑损伤。因此脑出血后应当严密监测患者血糖水平,避免发生高血糖或低血糖,不过还需进一步研究明确脑出血患者的最佳血糖管理方案和阈值。

一、血糖管理原则

密切监测,尽早发现,及时纠正,血糖管理目标是控制血糖水平在 7.8~10.0mmol/L。

二、血糖水平异常处理

急性期血糖 ≥ 10mmol/L 时,减少含糖液体的输注,必要时给予胰岛素及其他降糖药物治疗;鼻饲匀浆膳食的患者可给予皮下胰岛素治疗,监测空腹及餐后 2 小时血糖,及时进行调整。持续泵入肠内营养液的患者可给予胰岛素泵入,每 2 小时监测一次血糖,稳定后减低监测频次;血糖 ≤ 3.3mmol/L 时给予 10%~20% 葡萄糖口服或注射治疗。

第四节　血　压　管　理

脑出血患者常合并高血压病史,且发病后应激反应、疼痛、高颅压等因素均可使血压升高,且血压升高(>180mmHg,1mmHg=0.133kPa)与血肿扩大和预后不良相关。

关于血压管理目标,近来发表的多项高级别临床研究证据为脑出血早期强化降压治疗提供了依据。其中,急性脑出血强化降压研究(INTERACT 2)证实了早期强化降压的安全性,并且早期强化降压能够改善生存患者的生活质量。该研究结论被欧洲卒中组织(European Stroke Organisation,ESO)纳入《自发性脑出血管理指南》(2014 版),推荐"急性脑出血发病后 6 小时内强化降压(1 小时内收缩压低于 140mmHg)是安全的,且可能优于 180mmHg 的目标值。2015 年美国心脏协会 / 美国卒中协会(AHA/ASA)指南亦基于该研究修改了血压管理的目标值;同年,我国对高血压脑出血血压管理方案结合国内的实际情况进行了理念更新。

对脑出血患者的血压水平进行综合管理,排除诱导血压升高的原因后:①对收缩压 150~220mmHg 的住院患者,在没有急性降压禁忌证时,数小时内降压至 130~140mmHg 是安全的。②收缩压 >220mmHg 时,密切监测血压的情况下,持续静脉输注药物控制血压可能是合理的,收缩压目标值 160mmHg 作为参考。③为防止过度降压导致脑灌注压不足,可在高收缩压基础上每日降低 15%~20%,这种阶梯式的降压方法可供参考。④降压治疗期间应严密监测血压水平的变化,避免血压剧烈波动,每隔 5~15 分钟进行 1 次血压监测;降压过程中避免收缩压 ≤ 110mmHg。⑤病情稳定时,血压管理尽早由静脉给药过渡到口服给药。⑥对手术后颅内压监测的脑出血患者,血压管理目标应当兼顾颅内压水平(<20mmHg)和脑灌注压水平(60~70mmHg)。

不同种类降压药物的疗效、禁忌证、不良反应均存在差异,在选择降压药物时,应综合考虑其对血压、颅内压及脑灌注压的影响。当前常用的静脉降压药物主要包括:α 肾上腺素受体拮抗药(如乌拉地尔)、钙通道阻滞剂(如尼卡地平、硝苯地平)、α 和 β 受体阻断剂(如拉贝洛尔)及硝酸甘油、利尿剂、硝普钠等。其中乌拉地尔是高选择性的 α 肾上腺素受体拮抗药,具有独特的中枢、外周双重降压作用机制,是良好的一线静脉降压药。尼卡地平是二氢吡啶类钙通道阻滞剂,与 β 受体拮抗药或血管紧张素转换酶抑制剂等其他降压药相比,该药突出的特点是降压迅速、平稳,在降低血压变异性方面均优于其他降压药物。拉贝洛尔是选择性 $α_1$ 肾上腺素受体和非选择性 β 肾上腺素受体拮抗药,通过抑制交感神经兴奋所引起的心肌及血管平滑肌的收缩而降低血压,在降低血压的同时也可减慢心率。常用降压药物的作用机制、药代动力学参数及不良作用参照表 19-4-1。

表 19-4-1　常用降压药物的作用机制、药代动力学参数及不良作用

药物	机制	剂量	起效、峰值时间	半衰期/持续时间	代谢/清除	主要不良反应
美托洛尔	选择性 $β_1$ 受体拮抗药	负荷剂量:5mg 静推,每 3min(1~30min) 最大剂量:15mg 静脉泵入:无推荐	起效:5~10min	3~7h/5~8h	肝脏/尿液	低血压、心力衰竭、心脏传导阻滞、头晕、乏力、抑郁、支气管痉挛、腹泻、皮肤瘙痒、皮疹
拉贝洛尔	$α_1β_1β_2$ 受体拮抗药	负荷剂量:20~80mg 静推,每 10min 最大剂量:300mg 静脉泵入:0.5~2.0mg/min	5~10min/5~15min	6h/3~18h	肝脏/尿液 50%,粪便 50%	恶心、头皮发麻、支气管痉挛、头晕、心脏传导阻滞、直立性低血压
艾司洛尔	选择性 $β_1$ 受体拮抗药	负荷剂量:500μg/kg 静推(超过 1min) 最大剂量:300μg/(kg·min) 静脉泵入:50~300μg/(kg·min)	1~2min/6~10min	9min/10~30min	血浆酯酶/尿液 70%~90%	低血压、支气管痉挛、心力衰竭、心脏传导阻滞
乌拉地尔	外周 α 受体拮抗药、中枢 5-HT 激动剂	负荷剂量:25mg 最大剂量:50mg 静脉泵入:5~40mg/h	3~5min/0.5~6h	2~4.8h/4~6h	肝脏/尿液为主,粪便 10%	头痛、低血压、头晕
右美托咪定	浅镇静、镇痛、抗谵妄,中枢 $α_2$ 受体激动剂	负荷剂量:1μg/(kg·min) 超过 10min(镇静患者可不用) 最大剂量:1.5μg/(kg·min) 静脉泵入:0.2~0.7μg/(kg·min)	6~15min/1h	2~2.5h/4h	肝脏/尿液	低血压、心动过缓、发热、恶心、呕吐、低氧、贫血
尼卡地平	二氢吡啶类钙通道阻滞剂	负荷剂量:不推荐 最大剂量:30mg/h 静脉泵入:5~15mg/h	5~10min/30min	2~4h/4~6h	肝脏细胞色素 P450/尿液 60%,粪便 35%	心动过速、头疼、脸红、外周水肿、心绞痛、恶心、房室传导阻滞、头晕
地尔硫䓬	非二氢吡啶类钙通道阻滞剂	负荷剂量:0.25mg/kg(超过 2min) 最大剂量:15mg/h 静脉泵入:5~15mg/h	2~7min/7~10min	3.4h/30min~10h(平均 7h)	肝脏细胞色素 P450/胆汁、尿液	心动过缓、房室传导阻滞、心力衰竭、外周水肿、头疼、便秘、肝毒性
硝普钠	血管扩张剂,作用于小动脉,小静脉	负荷剂量:不推荐 最大剂量:10μg/(kg·min)(<1h) 静脉泵入:0.25~4μg/(kg·min)	1~2min/15min	<10min(硝普钠),3d(硫氰酸盐)/1~10min	红细胞、肝脏/尿液	低血压、心动过速、头疼、氰化物和硫氰酸盐中毒

续表

药物	机制	剂量	起效、峰值时间	半衰期/持续时间	代谢/清除	主要不良反应
硝酸甘油	血管扩张剂,作用于小静脉	负荷剂量:不推荐 最大剂量:300μg/min 静脉泵入:5~300μg/min	2~5min/5min	1~3min/5~10min	红细胞、肝脏、血管壁/尿液	低血压、头疼、头晕、呕吐、耐药性、高铁红蛋白血症
呋塞米	利尿剂、抑制髓袢升支粗段 Na、Cl 吸收	负荷剂量:20~40mg 最大剂量:200mg/剂或160mg/h 静脉泵入:10~40mg/h	5min/1~2h	30~60min/2h	肝脏/尿液 88%,胆汁/粪便 12%	低血钾、低血容量、低血压、代谢性碱中毒
布美他尼	利尿剂、抑制髓袢升支粗段 Na、Cl 吸收	负荷剂量:0.5~1mg/剂,每天 2 次 最大剂量:10mg/d 静脉泵入:0.5~2.0mg/h	2~3min/1~4h	1~1.5h/4~6h	肝脏/尿液 81%,胆汁 2%	低钾血症、低血容量、低血压、代谢性碱中毒

第五节 气 道 管 理

脑出血患者发病后自主排痰能力下降,意识障碍伴舌后坠,术后麻醉药物残留或持续应用镇静、镇痛药物,术前误吸导致肺部炎症等外周和中枢因素均可导致呼吸异常,进而引起通气/换气功能障碍。气道管理的主要目的是预防和纠正缺氧,改善呼吸功能。主要措施包括气道评估、氧疗、人工气道的建立、维护和撤除,呼吸支持治疗及人工气道并发症的防治等。

对病情稳定,呼吸中枢功能正常、气道通畅的患者可以通过自主呼吸或采用鼻导管或面罩吸氧等措施预防缺氧。手术患者建议术后保留气管插管,如果预计短期内可以恢复自主呼吸,撤除人工气道后可不必进行气管切开;如果预计需要较长时间(>2 周)的人工气道和呼吸支持,则建议早期气管切开。

为避免口鼻腔分泌物和消化道反流物沿人工气道进入下呼吸道,建议使用带有声门下吸引的人工气道导管。需要定期对人工气道进行评估并监测人工气道的气囊压力,一般气囊压力应控制在 25~30cmH$_2$O(1cmH$_2$O=0.098kPa)。气囊压力过低会出现漏气和误吸,而气囊压力过高则可导致气管痉挛和气管壁缺血、坏死和穿孔。建立人工气道后吸入气体应该保持相对湿度 100%,温度保持在 37.0℃。

符合雾化吸入指征的患者,根据原发病情况、气道状态、意识清醒程度等选择不同类型的雾化器或加压定量吸入装置给予雾化吸入治疗。临床常用雾化吸入药物包括吸入用糖皮质激素(布地奈德)、β$_2$ 受体激动剂(特布他林、沙丁胺醇)、抗胆碱药(异丙托溴铵)、祛痰药物(N- 乙酰半胱氨酸)、部分抗生素(庆大霉素、多黏菌素)。通过定时更换体位、拍背和辅助排痰装置、床旁纤维支气管镜技术等措施促进痰液引流来预防肺部感染,不推荐常规使用抗生素预防肺部感染。注意吸痰时气道内刺激可导致血压和颅内压大幅度升高,甚至诱发脑内血肿增大或术后再出血。因此,吸痰操作前可给予镇静、镇痛治疗,如操作时出现大幅度生命体征波动则需立刻停止操作。对呼吸功能不全,建立人工气道后仍不能保证正常氧供;呼吸频率过快(>35 次/分)或过慢(<6~8 次/分),呼吸节律异常,通气不足和/或氧合障碍[PaO$_2$<50mmHg(1mmHg=0.133kPa)],动脉血 PaCO$_2$ 进行性升高,心脏功能不全等情况需给予机械通气。依据患者病情、基础心肺功能、呼吸机类型等选择个体化的通气模式。

术后患者意识障碍减轻,能够遵嘱伸舌;痰液稀薄,能够把痰液咳到人工气道内或咳出提示拔除人工气道的成功率增加。在拔除气管插管前需评估声带有无水肿,常规进行漏气实验,如果抽空气囊后,漏气量超过 110ml 或大于潮气量的 15.0% 则提示可安全拔管。营养状态也是呼吸机撤机和气管插管拔管能否成功的重要指标,操作前需进行营养状况评估。拔管后亦可能发生声带水肿或咳痰、呼吸肌负荷增加,因此,必要时可在拔管后给予无创通气支持和人工辅助吸痰等。

　　肺部感染包括医院获得性肺炎(hospital acquired pneumonia,HAP)和呼吸机相关性肺炎(ventilator-associated pneumonia,VAP),是神经重症患者最常见的医院内感染,可导致 ICU 住院时间延长,住院费用增多和死亡率升高。HAP 是指患者入院时不存在、也不处于感染潜伏期,而于入院 48 小时后在医院发生的肺炎。VAP 是指机械通气 48 小时后至拔管后 48 小时内出现的肺炎,是 HAP 的重要类型之一。对肺内出现新的或进展性浸润影,且同时存在以下两种症状:发热、中性粒细胞增多($>10 \times 10^9$/L)或减少($<4 \times 10^9$/L)、脓性痰,排除肺栓塞、肺出血、肺水肿、急性呼吸窘迫综合征、肺血管炎、肺部肿瘤、放射性肺炎等,或病原学诊断为阳性的患者,要警惕 VAP 和 HAP 的发生。VAP 和 HAP 诊断明确后根据标准的诊疗方案进行治疗(表 19-5-1~ 表 19-5-3)。

表 19-5-1　医院获得性肺炎(HAP)经验性抗生素治疗

无多重耐药菌感染高风险因素	有多重耐药菌感染高风险因素	有感染耐甲氧西林金黄色葡萄球菌高危因素	有死亡高风险因素或合并有结构性肺病
选择 1 种覆盖耐甲氧西林金黄色葡萄球菌的 β 内酰胺类抗生素:三代、四代头孢,三代头孢 / 酶抑制剂、半合成青霉素 / 酶抑制剂	选择 1 种覆盖抗假单胞菌的 β 内酰胺类抗生素:三代、四代头孢,三代头孢 / 酶抑制剂、半合成青霉素 / 酶抑制剂	联合万古霉素 15mg/kg 静脉滴注,每天 2~3 次或者利奈唑胺 600mg 静脉滴注,每天 2 次	选择下列 1 种:覆盖抗假单胞菌的普通 β 内酰胺类抗生素或碳青霉烯类抗生素或单环 β 内酰胺类抗生素

注:医院获得性肺炎——多重耐药菌感染高危因素:90 天内使用过静脉抗生素;感染耐甲氧西林金黄色葡萄球菌危险因素:90 天内使用过静脉抗生素且入住病区耐甲氧西林金黄色葡萄球菌分离株中的流行趋势未知或 >20%;死亡高风险因素包括:医院获得性肺炎需呼吸机支持或合并脓毒症休克;结构性肺病:支气管扩张、囊性纤维化。

表 19-5-2　呼吸机相关性肺炎(VAP)的经验性抗生素治疗

无多重耐药菌感染高危因素	有多重耐药菌感染高危因素或合并需要联合治疗的影响因素
选择下列 1 种药物:抗假单胞菌的普通 β 内酰胺类抗生素、碳青霉烯类抗生素或单环 β 内酰胺类	选择下列 1 种药物:覆盖抗假单胞菌的普通 β 内酰胺类抗生素、碳青霉烯类抗生素或单环 β 内酰胺类 联合用药:覆盖抗假单胞菌的氨基糖苷类或喹诺酮类抗生素;万古霉素 15mg/kg 静脉滴注,每天 2~3 次或利奈唑胺 600mg 静脉滴注,每天 2 次

注:呼吸机相关性肺炎——多重耐药菌感染高危因素:90 天内使用过静脉抗生素、呼吸机相关性肺炎同时有感染性休克、呼吸机相关性肺炎前发生急性呼吸窘迫综合征、呼吸机相关性肺炎前住院时间 ≥ 5 天、呼吸机相关性肺炎前需肾脏替代治疗;联合治疗影响因素:所在地区 >10% 革兰氏阴性菌对单药治疗耐药,或当地抗菌谱未知。

表 19-5-3　肺部感染的目标性抗生素治疗

目标病原菌	治疗方案	可选方案
耐甲氧西林金黄色葡萄球菌	万古霉素 15mg/kg 静脉滴注每天 2~3 次或利奈唑胺 600mg 静脉滴注,每天 2 次	具有以下 1 项者,首选利奈唑胺:万古霉素 MIC 值 ≥ 1mg/L;年龄 ≥ 65 岁;肥胖患者 BMI>30;既往使用过万古霉素治疗;肾功能下降;同时使用其他肾毒性药物
产超广谱 β 内酰胺酶的肠杆菌科细菌	β 内酰胺类 / β 内酰胺酶抑制剂复合制剂或碳青霉烯类药物	可联合氨基糖苷类或喹诺酮类抗生素

续表

目标病原菌	治疗方案	可选方案
产碳青霉烯酶的肠杆菌科细菌	替加环素联合碳青霉烯类或双碳青霉烯类抗生素	联合黏菌素或多黏菌素 B,多黏菌素可雾化吸入
铜绿假单胞菌	抗假单胞菌的 β 内酰胺类 /β 内酰胺酶抑制剂、头孢菌素、碳青霉烯类或黏菌素	可联合抗假单胞菌氨基糖苷类或喹诺酮类
鲍曼不动杆菌	非耐药:β 内酰胺类 多重耐药:β 内酰胺类或碳青霉烯类抗生素 泛耐药:含舒巴坦制剂药物为基础的联合;多黏菌素为基础的联合;替加环素为基础的联合 全耐药:多黏菌素	联合氨基糖苷类或喹诺酮类抗生素 联合米诺环素或多西环素;联合舒巴坦或碳青霉烯类或替加环素;联合舒巴坦、碳青霉烯类 联合多黏菌素雾化吸入
嗜麦芽窄单胞菌	磺胺甲噁唑、β 内酰胺类 /β 内酰胺酶抑制剂复合制剂	联合喹诺酮类、备选方案为黏菌素或替加环素

第六节 止血药物的应用

颅内出血是神经外科手术的常见并发症之一,术中止血不彻底、术后颅内血流动力学改变、既往高血压病史、术后躁动等因素是导致术后颅内出血的主要原因。出血部位通常发生在手术野,但也可发生在远隔部位,如幕上开颅手术并发小脑出血,常在术后即刻或数小时内发生,可威胁生命。

对术前口服抗凝、抗血小板药物的脑出血手术患者,原则上不建议行神经内镜下脑内血肿清除手术,如情况特殊采取急诊手术,应当在手术前对口服抗凝、抗血小板药物进行拮抗,纠正凝血异常(表 19-6-1),术后需动态监测凝血系列、血栓弹力图普通图及血小板图。

对术中渗血明显,止血困难或术后有凝血功能障碍者,术后可短期(24~48 小时内)应用止血药物。根据作用部位及机制的不同,常用止血药物包括:①酚磺乙胺(止血敏),能降低毛细血管的通透性,使血管收缩,缩短出血时间;还能增强血小板的聚集和黏附能力,加快凝血块收缩。静脉注射后 1 小时血药浓度达到高峰,术前 15~30 分钟应用,利于术中止血。②注射用巴曲酶,是从蛇毒中分离提取的,通过在血管破损处加速正常凝血机制而促进止血,而在正常血管内不会形成血栓。需注意不同蛇种来源的巴曲酶疗效及安全性差异可能会比较大,应用时需谨慎,要根据药品说明书使用。术前 12~24 小时肌内注射 1~2U 或术前 30 分钟静脉注射 1~2U,可预防及减少术中及术后出血。③维生素 K,是凝血酶原前体转变为凝血酶的必需物质,可防止维生素 K 缺乏引起的出血;由肝功能减退引起的凝血因子 Ⅱ、Ⅶ、Ⅸ 及 Ⅹ 等合成减少,可通过补充维生素 K 来增强凝血功能。静脉用药 24~48 小时起效,但可能发生严重的过敏反应。④重组活化凝血因子(rF Ⅶa),是一种依赖维生素 K 的凝血因子,可参与凝血酶的产生,加速凝血过程。rF Ⅶa 治疗脑出血的临床疗效尚不确定,且可能增加血栓栓塞的风险,不推荐常规使用。⑤氨甲环酸,为抗纤溶酶药,其化学结构与赖氨酸相似,能竞争性地阻滞纤溶酶原在纤维蛋白上吸附,阻止纤溶酶原激活,保护纤维蛋白不被纤溶酶所降解。

血液制品包括血小板悬液、新鲜冰冻血浆、冷沉淀、纤维蛋白原及凝血酶原复合物。自发性颅内出血的患者,血小板计数需维持在 $>100 \times 10^9$/L;新鲜冰冻血浆主要用于拮抗华法林等的抗凝治疗;凝血酶原复合物主要含有凝血酶原、凝血因子Ⅶ、Ⅸ 与 Ⅹ,适用于华法林所致出血的治疗;冷沉淀富含纤维蛋白、[凝血]因子 Ⅰ、Ⅶ 因子、Ⅷ 因子和 vWF 因子,适用于血浆[凝血]因子 Ⅰ <1g/L 的患者。

表 19-6-1　口服抗凝、抗血小板药物的凝血功能障碍的管理

抗凝、抗血小板药物	实验室评估	逆转方案	备注
维生素 K 拮抗剂	国际标准化比值（INR）	静脉维生素 K 10mg + 含 4 因子凝血酶原复合物（PCC）	PCC 的剂量应给予 INR 值；如 PCC 不可用，可考虑基于体重的 rF Ⅶa
普通肝素（UFH）	活化部分凝血活酶时间（APTT）	在 2~3 小时内每 100 单位 UFH 给予 1mg 鱼精蛋白，最大剂量 50mg	监测缓激肽反应：低血压
低分子量肝素（LMWH）	特定抗 Xa 因子发色底物法	8 小时内每 1mg LMWH 给予 1mg 鱼精蛋白，最大剂量 50mg	鱼精蛋白对依诺肝素的逆转作用约为 66%，但对其他肝素的作用可达 95%
直接凝血酶抑制剂	活化部分凝血活酶时间（APTT）凝血酶时间（TT）稀释凝血酶时间（dTT）蛇静脉酶凝结时间（ECT）	达比加群：静脉依达赛珠单抗 5g 静脉药物：静脉 aPCC 50 单位 /kg 或 Ⅳ 因子 PCC 50 单位/kg	如果在 2~3 小时内使用抗凝药且患者误吸风险降低，则可考虑药用炭
直接 Xa 因子抑制剂	肝素凝固法检测试剂盒凝血酶原诱导的凝血时间特定抗 Xa 因子发色底物法	静脉药物：静脉 aPCC 50 单位 /kg 或 Ⅳ 因子 PCC 50 单位 /kg	如果在 2~3 小时内使用抗凝药且患者误吸风险降低，则可考虑药用炭
溶栓药	[凝血]因子 Ⅰ、D- 二聚体	血小板 6~8U+ 冷沉淀 6~10U；若冷沉淀不能及时获得，可考虑解冻血浆	如果在手术中联合使用了纤维蛋白溶解剂和 UFH，则考虑逆转 UFH 的抗凝
抗血小板药物	血小板计数，血小板功能分析，血栓弹力图	去氨加压素 0.3~0.4mg/kg 或静脉输注血小板	不常规推荐输注血小板，但是需要神经外科手术的，患者可考虑输血

第七节　镇静镇痛治疗

　　脑出血术后患者常出现不同程度的疼痛、躁动、焦虑、谵妄及睡眠障碍，这些因素会增加临床不良事件的发生，影响临床转归。脑出血患者镇静镇痛治疗的目的：①消除或减轻疼痛、躁动、焦虑及交感神经系统过度兴奋，防止无意识行为干扰治疗，保护患者的生命安全；②降低各器官代谢负荷，减少氧耗，减少各种应激和炎性损伤，减轻器官损害，维持机体内环境的稳定；③改善睡眠，诱导遗忘；④辅助控制血压及颅内压。

一、镇静、镇痛评估

　　疼痛强度评估常用数字评分法（numerical rating scale，NRS），即"十分法"疼痛量表。其疼痛良好的评价目标值为 <4 分。昏迷但行为可观察的患者，推荐重症监护疼痛观察量表（critical care pain observation tool，CPOT）和行为疼痛量表（behavioral pain scale，BPS）（表 19-7-1，表 19-7-2）。镇静评估常用的主观镇静评分系统有 Richmond 躁动 - 镇静评分（Richmond agitation-sedation scale，RASS）和 Riker 镇静 - 躁动评分（sedation-agitation scale，SAS）等（表 19-7-3，表 19-7-4）。

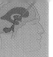

表 19-7-1　重症监护疼痛观察量表（CPOT）

疼痛行为相关指标	描述	状态	评分（分）
面部表情	未观察到肌肉紧张	自然、放松	0
	表现出皱眉、眉毛放低、眉眶紧绷和提肌收缩	紧张	1
	以上所有的面部变化加上眼睑轻度闭合	扮怪相	2
动作	不动（并不代表不存在疼痛）	无体动	0
	缓慢、谨慎的运动，触碰或抚摸疼痛部位，通过运动寻求关注	保护性体动	1
	拉拽管道，试图坐起来，运动肢体、猛烈摆动，不遵从指令	烦乱不安	2
	攻击工作人员，试图从床上爬起来		
肌张力（通过被动的弯曲和伸展来评估）	对被动的运动不作抵抗	放松	0
	对被动的运动作抵抗	紧张和肌肉僵硬	1
	对被动的运动作剧烈抵抗，无法将其完成	非常紧张或僵硬	2
对机械通气顺应性（气管插管患者）	无警报发生，舒适地接受机械通气	耐受呼吸机或机械通气	0
	警报自动停止	咳嗽但是耐受	1
	不同步：机械通气阻断，频繁报警用	对抗呼吸机	2
或发声（拔管后的患者）	正常强调讲话或不发声	正常强调讲话或不发声	0
	叹息，呻吟	叹息，呻吟	1
	喊叫，啜泣	喊叫，啜泣	2

表 19-7-2　行为疼痛量表（BPS）

疼痛行为相关指标	1 分	2 分	3 分	4 分
面部表情	放松	部分紧张	完全紧张	扭曲
上肢运动	无活动	部分弯曲	手指、上肢完全弯曲	完全回缩
机械通气顺应性（插管）	完全能耐受	呛咳、大部分时间能耐受	对抗呼吸机	不能控制通气
发声（非插管）	无疼痛相关发声	呻吟 ≤ 3 次 / 分且每次持续时间 ≤ 3s	呻吟 >3 次 / 分且每次持续时间 >3s	咆哮或使用"哦""哎呦"等言语抱怨或屏住呼吸

表 19-7-3　Richmond 躁动 - 镇静评分（RASS 评分）

评分（分）	分级	描述
4	有攻击性	非常有攻击性，暴力倾向，对医务人员造成危险
3	非常躁动	非常躁动，拔出各种导管
2	躁动焦虑	身体剧烈移动，无法配合呼吸机
1	不安焦虑	焦虑紧张，但身体活动不剧烈
0	清醒平静	清醒自然状态
−1	昏昏欲睡	没有完全清醒，声音刺激后有眼神接触，可保持清醒超过 10s
−2	轻度镇静	声音刺激后能清醒，有眼神接触，<10s
−3	中度镇静	声音刺激后能睁眼，但无眼神接触
−4	深度镇静	声音刺激后无反应，但疼痛刺激后能睁眼或运动
−5	不可唤醒	对声音及疼痛刺激均无反应

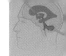

表 19-7-4　镇静 - 躁动评分（SAS 评分）

评分（分）	分级	描述
7	危险躁动	拉拽气管内插管,试图拔除各种导管,翻越窗栏,攻击医护人员,在床上辗转挣扎
6	非常躁动	需要保护性束缚并反复语言提示劝阻咬管
5	躁动	焦虑或身体躁动,经言语提示劝阻可安静
4	安静合作	容易唤醒,服从指令
3	镇静	嗜睡,言语刺激或轻轻摇动可唤醒并能服从简单指令,但又迅速入睡
2	非常镇静	对躯体刺激有反应,不能交流及服从指令,有自主运动
1	不能唤醒	对恶性刺激无或仅有轻微反应,不能交流及服从指令

二、镇静深度目标值

浅镇静时,RASS –2~1 分,SAS 3~4 分;深镇静时,RASS –4~–3 分,SAS 2 分;合并应用神经 - 肌肉阻滞剂时 RASS –5 分,SAS 1 分。深镇静患者,必要时可以实施每日镇静中断治疗,减少镇静药物应用,缩短 ICU 住院时间及呼吸机应用时间,但可能导致显著的颅内压升高和脑灌注压降低,对于颅内高压的患者不宜应用。

谵妄的识别与处理:谵妄是多种原因引起的一种意识混乱状态并伴有认知障碍。改善睡眠、改善觉醒、早期康复与活动等多元化非药物干预措施能降低部分谵妄的发生。右美托咪定可以减少谵妄的发生,建议在成人机械通气谵妄患者中使用,不建议应用抗精神病药物来预防及治疗谵妄。

三、镇静与镇痛药物

苯二氮䓬类、右美托咪定、丙泊酚为镇静治疗的基本用药。阿片类药物是镇痛管理的首选主要药物。阿片类药物包括吗啡、芬太尼、瑞芬太尼、舒芬太尼、布托啡诺等,可以联合应用非阿片类镇痛剂,以减少阿片类药物的剂量及不良反应(表 19-7-5,表 19-7-6)。

表 19-7-5　阿片类镇痛药物的药物学特性

药物	起效时间	半衰期	负荷剂量	维持剂量	不良反应
芬太尼	1~2 分钟	2~4 小时	0.35~0.5μg/kg	0.7~10.0μg/(kg·h)	比吗啡更少的低血压;累积有肝损害
吗啡	5~10 分钟	3~4 小时	2~4mg	2~30mg/h	累积剂量有肝损害;有一定的组胺释放
瑞芬太尼	1~3 分钟	3~10 分钟	0.5~1.0μg/kg（>1 分钟）	0.02~0.15μg/(kg·h)	没有肝肾损害;体重 >130% 理想体重时按照理想体重计算
舒芬太尼	1~3 分钟	约 784 分钟	0.2~0.5μg/kg	0.2~0.3μg/(kg·h)	剂量个体差异性大,分布半衰期短,代谢半衰期时间长,长期使用可能延长机械通气时间

表 19-7-6　镇静药物的药物学特性

药物	起效时间	清除半衰期	负荷剂量	维持剂量	不良反应	备注
咪达唑仑	2~5 分钟	3~11 小时	0.01~0.05μg/kg	0.02~0.1μg/(kg·h)	呼吸抑制、低血压、可能导致谵妄	对循环影响小;酒精、药物戒断反应的一线选择
地西泮	2~5 分钟	20~120 小时	5~10mg	0.03~0.10mg/kg	呼吸抑制、低血压	半衰期过长、不容易实现"浅镇静"策略;不推荐作为镇静一线选择

续表

药物	起效时间	清除半衰期	负荷剂量	维持剂量	不良反应	备注
丙泊酚	1~2 分钟	快速清除 34~64 分钟 缓慢清除 184~382 分钟	5μg/(kg·min)	1~4μg/(kg·h)	低血压、呼吸抑制、高甘油三酯、输注点疼痛、丙泊酚输注综合征	儿童镇静时要特别注意丙泊酚输注综合征；高甘油三酯血症患者慎用；可以降低颅内压；谵妄发生率低
右美托咪定	5~10 分钟	1.8~3.1 小时	1μg/kg，超过 10 分钟缓慢输注	0.2·0.7μg/(kg·h)	心动过缓、低血压	可以预防、治疗谵妄；对循环影响小

第八节　癫痫的预防及管理

出血性脑卒中发病 2 周内的癫痫发生率为 2.7%~17.0%。脑出血后癫痫发生的危险因素包括出血量、皮质血肿和迟发的首次癫痫发作。对脑出血患者预防性抗癫痫的获益 / 风险的平衡点尚不明确，因此不建议对发病后无癫痫发作患者常规预防性抗癫痫。预防性抗癫痫治疗只能对即刻癫痫（发病 24 小时内）有预防作用。对术前没有癫痫发作的患者，但血肿靠近颞叶、大脑皮质、术中损伤引流静脉或皮质供血动脉，预期会有明显脑水肿或皮质脑梗死时可考虑预防性抗癫痫，时程为 1 周，1 周之后继续应用抗癫痫药并不能很好地预防癫痫发作。

对术前或术后有临床癫痫发作或意识状态改变且脑电图有痫性放电的脑出血患者进行抗癫痫药物治疗；与脑损伤程度不吻合的意识障碍加深者应予以持续脑电监测。早发癫痫（发病 1 周内）多由脑出血所致的组织损伤诱发，但并不影响临床转归，可考虑给予 3~6 个月规范性抗癫痫治疗，以预防癫痫再发作；如正规服用抗癫痫药后再无癫痫发作，脑电图无癫痫表现时逐渐停药。如果手术 1 周后反复发作或临床症状结合脑电图确诊癫痫或脑出血后 2~3 个月再次出现癫痫发作的患者应接受长期、规律的抗癫痫药物治疗；并且建议至少维持 2 年无癫痫发作时，逐渐减药后癫痫无发作者可停药。CAVE 评分一定程度上可用以预测晚发癫痫（发病 7 天后）的风险，包括皮质受累（C）、年龄 <65 岁（A）、小出血（V）及早发癫痫（E），变量各赋值 1 分，0~4 分预测晚发癫痫的发生率分别为 0.6%、3.6%、9.8%、34.8%、46.2%。

抗癫痫药物的选择应考虑对患者的意识影响小、副作用少、起效快、药物间相互作用小、剂型多样、费用低廉、药效人群差异性小的药物。对术前无癫痫患者，国外推荐使用苯妥英钠注射剂或左乙拉西坦注射剂预防癫痫发作，国内则可使用苯妥英钠注射剂进行预防，无该剂型的地区，可选用丙戊酸钠注射剂替代，但应密切关注该药的不良反应，术后过渡为口服剂型时可考虑使用左乙拉西坦片剂，但由于该药在中国人群中研究较少，仍需进一步的临床观察。发病早期抗癫痫药物的应用选择静脉注射，恢复胃肠道进食后，改为口服抗癫痫药物，换药过程中有 12~24 小时的时间重叠，监测血药浓度，避免药物过量及中毒问题。不同癫痫类型及具体抗癫痫药物选择参考见表 19-8-1，表 19-8-2。

表 19-8-1　不同发作类型的抗癫痫药物选择

发作类型	一线药物	可考虑的药物	可能加重发作的药物
全面强直阵挛发作	丙戊酸 拉莫三嗪 卡马西平 奥卡西平		卡马西平 奥卡西平 苯妥英钠（加重同时存在的失神或肌阵挛发作）
强直或失张力发作	丙戊酸	托吡酯	卡马西平 奥卡西平

续表

发作类型	一线药物	可考虑的药物	可能加重发作的药物
失神发作	丙戊酸 拉莫三嗪	氯硝西泮 左乙拉西坦 托吡酯	卡马西平 奥卡西平 苯妥英钠
肌阵挛发作	丙戊酸 左乙拉西坦 托吡酯	氯硝西泮	卡马西平 奥卡西平 苯妥英钠
局灶性发作	卡马西平 拉莫三嗪 奥卡西平 左乙拉西坦 丙戊酸	苯妥英钠 苯巴比妥	

表 19-8-2　常用抗癫痫药物的临床应用

药物名称	半衰期(h)	起始剂量	平均剂量	血药浓度 (μg/ml)	主要副作用
卡马西平	22~25	200mg,2/d	分次剂量 400~1 600mg	6~12	白细胞减少、复视、共济失调、抗利尿激素分泌失调综合征、肝炎、粒细胞缺乏症、恶心、呕吐、史-约(Steven-Johnson)综合征
加巴喷丁	5~7	300mg,2/d	分次剂量 900~3 600mg	-	头晕、嗜睡、震颤、食欲增加
拉科酰胺	12~13	50mg,2/d	分次剂量 50~400mg	-	头晕、复视力、皮疹、注意力不集中、食欲差
拉莫三嗪	24	25mg,1/d	25~400mg	-	头晕、嗜睡、复试、皮疹、史-约(Steven-Johnson)综合征、肌阵挛增加
左乙拉西坦	6~8	250mg,2/d	分次剂量 1 000~3 000mg	-	嗜睡、肾衰、肾功能障碍、情绪失控、情绪低落
苯巴比妥	120	0.5~1.3mg/kg,3/d	每日剂量 60~180mg	15~30	镇静、认知障碍、呼吸抑制、药物耐受、药物依赖、共济失调、巨幼红细胞贫血
苯妥英	约24	300~400mg,2/d	每日剂量 300~500mg	10~20	肝功能障碍、巨幼红细胞贫血、小脑变性、史-约(Steven-Johnson)综合征、牙龈增生、皮疹、认知功能下降、骨软化症、维生素 D 缺乏病
托吡酯	15~25	25mg,1/d	每日剂量 25~400mg	-	体重下降、头晕、共济失调、肾结石、注意力不集中、少汗、体温升高
丙戊酸钠	8~20	300mg,3/d	每日加量 600~2 000mg	50~100	致畸、嗜睡、脱发、震颤、体重增加、血小板功能异常、胰腺炎、肝衰竭
喹尼沙胺	63~69	25mg,2/d	每日剂量 50~500mg	10~40	体重下降、肾结石

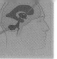

第九节　颅内压及脑灌注压管理

颅内压（intracranial pressure，ICP）是指颅腔内容物对颅腔壁所产生的压力。成人静息状态下正常颅内压为 5.26~15.00mmHg（1mmHg=0.133kPa），平卧位时颅内压持续超过 15mmHg 为颅内压增高。颅脑损伤、脑肿瘤、脑血管疾病等均可导致脑组织移位或继发缺血、缺氧性改变，进而引起颅内压增高。颅内压增高的临床分度为：轻度 15~20mmHg、中度 21~40mmHg、重度 >40mmHg。持续颅内压 <5.26mmHg 被称为低颅内压。

针对脑出血术后颅内压管理及治疗的研究证据较少，现有结论多借鉴于脑外伤后颅内压相关研究。脑出血后颅内压监测指征包括：大量出血（>30ml），GCS 评分 ≤ 8，且与血肿占位有关，临床考虑小脑幕切迹疝，严重脑室出血合并脑积水。

一、颅内压（ICP）和脑灌注压（cerebral perfusion pressure，CPP）目标

ICP/CPP 目标导向性治疗与良好转归关系密切，CPP<50mmHg 时脑缺血的发生率增加，CPP>70mmHg 时急性呼吸窘迫综合征的发生率增加，建议维持 ICP 目标 ≤ 20mmHg，CPP 的管控目标 60~70mmHg。慢性高血压性脑出血患者的脑自动调节曲线右移，受损脑组织失去自动调节功能，常规的 CPP 管理方案可能增加脑缺血的风险，临床实践仍需个体化的治疗。

二、颅内压增高的处理意见

抬高床头 30°~45°，严密观察生命体征。需要脱水降颅内压时，应给予甘露醇（0.5~1.0g/kg，4~6 小时）和高渗盐水静脉滴注，用量及疗程依个体化而定。同时，注意监测心、肾及电解质情况。必要时可应用呋塞米、甘油果糖和 / 或白蛋白。镇静、镇痛治疗。监测血气防止高碳酸血症及缺氧；控制体温正常，避免使用低渗液体维持容量；对伴有意识障碍的脑积水患者可行脑室引流以缓解颅内压增高；常规颅内压管理措施无效时可考虑行亚低温治疗或去骨瓣减压手术。

第十节　消化系统管理及营养支持治疗

脑出血重症患者常并发胃肠局部黏膜缺血坏死而致消化道溃疡、出血及肠蠕动减慢等因素可导致胃肠道运动功能障碍。国内多中心回顾性研究证实神经外科重症患者发病 2 周内上消化道出血的发生率为 12.9%。因此需要对脑出血患者常规进行消化系统管理。

应激性消化道黏膜病变多表现为呕吐咖啡色或血性胃内容物或解柏油样黑便，结合血红蛋白、红细胞、血细胞比容等实验室检查结果易于诊断。危险因素包括：① GCS 评分 <10 分；②机械通气超过 48 小时；③严重的颅脑或脊髓损伤；④手术时间 >4 小时；⑤抗凝剂应用；⑥大剂量糖皮质激素应用；⑦ 1 年内曾有消化道出血史；⑧心、肺、脑复苏术后；休克；严重颅内压增高；颅内感染；严重缺血性或出血性卒中。

应激性消化道黏膜病变的非药物预防包括尽早开始肠内营养，早期启动肠内营养治疗可减少预防用药的疗程，但单纯使用肠内营养预防效果证据不足。药物预防主要包括质子泵抑制剂（如埃索美拉唑等）、H$_2$ 受体抑制剂、胃黏膜保护剂等。一般不推荐使用碱性抗酸剂药物预防，用药疗程一般建议 3~7 天，危险因素越多，预防药物使用时间应越长。预防用药应注意所用药物副作用，同时也要警惕因胃液 pH 改变及反流导致的院内获得性肺炎。

治疗方案包括：①使用质子泵抑制剂或 H_2 受体拮抗剂治疗,若血性胃内容物 >100ml,应暂停胃肠道内喂养,持续胃肠减压,监测胃液 pH 值以及局部止血治疗;②合并有消化道溃疡、胃底食管静脉曲张等原发疾病时,如出现上消化道大出血,应组织相关科室会诊,必要时紧急行胃镜检查及镜下止血。

患者营养状态与脑卒中的预后密切相关,营养不良患者的神经功能预后更差、并发症发生率更高、ICU 住院时间延长,死亡风险也相应增加。应积极对脑出血术后患者进行营养风险评估,制定营养支持方案。及早评估患者的吞咽功能,确定营养支持途径。目前营养风险筛查量表可参考 NRS 2002(nutrition risk score 2002)和 NUTRIC 评分量表。建议入院 48 小时内即启动肠内营养治疗,如因胃肠功能不全使得胃肠营养不能提供所需的全部目标热量,可考虑肠内、肠外营养联合或肠外营养支持。具体支持方案:初期 1~3 天可供给的目标能量建议 40%~70%,随后增加到 80%~100%。当遇到严重营养不良或肠内营养不足以满足患者营养需要时,3~7 天内应该启动肠外营养。实施肠内营养时,蛋白质能量比为 16%,脂肪能量比 20%~35%,其余是碳水化合物,热氮比在 130∶1 左右。实施肠外营养时建议糖脂比 5∶5,热氮比 100∶1;碳水化合物最低需求 2g/(kg·d)并维持血糖在适当水平,静脉脂肪混乳剂 1.5g/(kg·d),复方氨基酸 1.3~1.5g/(kg·d)。重症患者建议 20~25kcal/(kg·d)作为能量供应目标。发病早期也可以采取低热卡方案[15~20kcal/(kg·d)],但对蛋白的补充必须足量,待机体全身情况稳定或需要长期营养治疗时,再补充足量能量,蛋白供给量达到 1.2~1.5g/(kg·d)即可视为达到全能量目标。

营养支持治疗原则包括:肠内营养治疗应早期启动、缓慢增加和重视蛋白补充,先低渗后高渗,喂养速度先慢后快(首日输注速度 20~50ml/h,次日后可调至 60~100ml/h),建议使用专用加温胃肠营养泵。每 4 小时检查胃管位置,抽吸胃液检查潴留情况,如果抽吸胃液 >200~250ml,结合当日喂养总量、颜色和性状以及患者情况,可暂停喂养。如胃内容物颜色和性状可疑出血,则应当送检排除。

第十一节　深静脉血栓和肺栓塞的防治

脑出血患者发生深静脉血栓形成(deep vein thrombosis,DVT)和肺栓塞的风险很高。两项全球性的临床试验显示脑出血后 DVT 和肺栓塞的 3 个月发生率分别为 1.1%~1.7% 和 1.1%~1.8%,且常于发病后 2 周内发生,明显增加病死率。

常规对脑出血患者筛查 DVT 危险因素见表 19-11-1。对疑似 DVT 形成的脑出血患者或合并静脉血栓形成危险因素的患者做 D- 二聚体检测及肢体多普勒超声检查。鼓励患者尽早活动、腿抬高;尽可能避免下肢静脉输液,特别是瘫痪侧肢体。具有危险因素的脑出血患者入院后即应用气压泵装置,可预防深静脉血栓及相关栓塞事件;不推荐弹力袜预防深静脉血栓。对易发生深静脉血栓的高危患者(排除凝血功能障碍所致的脑出血患者),血肿稳定后可考虑发病 1~4 天皮下注射小剂量低分子量肝素或普通肝素预防DVT,不推荐给予抗血小板药物预防,使用抗凝药物时应注意出血的风险。当患者出现深静脉血栓或肺动脉栓塞症状时,可使用系统性抗凝治疗或下腔静脉滤器置入;合适治疗方案的选择取决于多重因素(出血时间、血肿稳定性、出血原因及全身情况)。

表 19-11-1　深静脉血栓形成的原发性及继发性危险因素

原发性危险因素	继发性危险因素
抗凝血酶缺乏	髂静脉压迫综合征
蛋白 C 缺乏	血小板异常
先天性异常纤维蛋白原血症	损伤 / 骨折
V 因子 Leiden 突变(活化蛋白 C 抵抗)	手术与制动

续表

原发性危险因素	继发性危险因素
高同型半胱氨酸血症	脑卒中、瘫痪或长期卧床
纤溶酶原缺乏	长期服用雌激素或避孕药
抗心磷脂抗体阳性	高龄
异常纤溶酶原血症	恶性肿瘤、化疗患者
纤溶酶原激活物抑制剂过多	中心静脉留置导管
蛋白 S 缺乏	肥胖
凝血酶原 20210A 基因变异	下肢静脉功能不全
Ⅷ、Ⅸ、Ⅹ 因子增高	心肺功能衰竭
Ⅻ因子缺乏	吸烟
	妊娠 / 产后
	Crohn 病、肾病综合征、重症感染
	狼疮抗凝物
	人工血管或血管腔内移植物
	血液高凝状态(红细胞增多症、Waldenstrom 巨球蛋白血症、骨髓增生异常综合征)

第十二节　口服抗凝／抗血小板药物的重启

　　口服抗凝药物相关性脑出血病后恢复抗凝治疗的最佳时机,目前尚没有临床试验进行研究,缺乏高级别的循证医学证据。建议对抗凝适应证为房颤、深静脉血栓的患者,为预防再次出现脑出血,建议手术 4 周之后再考虑恢复术前抗凝药物。抗凝适应证为人工机械性瓣膜置换术后的患者,肺动脉栓塞的患者,因其是发生血栓栓塞事件的高危因素,可考虑手术 2 周恢复术前的抗凝药物。恢复用药后需反复交代、充分告知再次发生脑出血的风险较高。

　　脑出血后恢复口服抗血小板药物时机,对于冠状动脉支架置入术后患者,若脑出血发生于支架置入术后 6 个月内,抗血小板药物对于预防支架血栓形成非常重要,当影像学检查明确无血肿增大后应尽快恢复抗血小板治疗,建议最晚不超过 1 周,同时向家属充分告知再出血风险。脑出血发生于支架置入术后 6 个月以上,恢复抗血小板药物时间可适当推迟,最晚可推迟到 2 周。对于进行动脉粥样硬化血栓疾病一级预防的患者,停用抗血小板药物并不增加缺血性卒中风险,可推迟到出血后 2 周再恢复用药。预防外周动脉血栓的患者,停用抗血小板药物后即使疾病进展也没有生命危险,可推迟至出血后 2 周再恢复用药。

第十三节　其他并发症防治

　　脑出血患者还可能出现重度水电解质紊乱、泌尿系统感染、血流感染等多种并发症,同样需采取有效的防治措施进行临床管理。此外,脑出血患者常合并高血压、糖尿病、冠心病等基础性病史,围手术期容易发生心、肺、肾等脏器功能障碍,因此应同时关注周围脏器并发症的防治。

(李立宏　黄齐兵　常　涛)

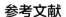

参考文献

［1］ 中华医学会神经病学分会, 中华医学会神经病学分会脑血管病学组. 中国脑出血诊治指南 (2019)[J]. 中华神经科杂志, 2019, 52 (12): 994-1005.

［2］ HEMPHILL J C 3RD, GREENBERG S M, ANDERSON C S, et al. Guidelines for the Management of Spontaneous Intracerebral Hemorrhage: A Guideline for Healthcare Professionals From the American Heart Association/American Stroke Association [J]. Stroke, 2015, 46 (7): 2032-2060.

［3］ 中华医学会神经外科学分会, 中国医师协会急诊医师分会, 国家卫生和计划生育委员会脑卒中筛查与防治工程委员会. 自发性脑出血诊断治疗中国多学科专家共识 [J]. 中华急诊医学杂志, 2015, 24 (12): 1319-1323.

［4］ 中国急诊高血压诊疗专家共识 (2017 修订版)[J]. 中国实用内科杂志, 2018, 38 (5): 421-433.

［5］ 中华医学会神经外科学分会, 中国神经外科重症管理协作组. 中国神经外科重症患者气道管理专家共识 (2016 版)[J]. 中华医学杂志, 2016, 96 (21): 1639-1642.

［6］ 中华医学会神经外科学分会, 中国神经外科重症管理协作组. 中国神经外科重症患者感染诊治专家共识 (2017 版)[J]. 中华医学杂志, 2017, 97 (21): 1607-1614.

［7］ 中华医学会神经外科学分会. 神经外科围手术期出血防治专家共识 (2018 版)[J]. 中华医学杂志, 2018 (7): 483-495.

［8］ ESTCOURT L J, BIRCHALL J, ALLARD S, et al. British Committee for Standards in Haematology. Guidelines for the use of platelet transfusions [J]. Br J Haematol, 2017, 176 (3): 365-394.

［9］ TOMASELLI G F, MAHAFFEY K W, CUKER A, et al. 2017 ACC expert consensus decision pathway on management of bleeding in patients on oral anticoagulants: a report of the american college of cardiology task force on expert consensus decision pathways [J]. J Am Coll Cardiol, 2017, 70 (24): 3042-3067.

［10］ 中华医学会重症医学分会. 中国成人 ICU 镇痛和镇静治疗指南 [J]. 中华重症医学电子杂志, 2018, 4 (2): 90-113.

［11］ ANGRIMAN F, TIRUPAKUZHI VIJAYARAGHAVAN B K, DRAGOI L, et al. Antiepileptic Drugs to Prevent Seizures After Spontaneous Intracerebral Hemorrhage [J]. Stroke, 2019, 50 (5): 1095-1099.

［12］ 中国抗癫痫协会专家组. 颅脑疾病手术后抗癫痫药物应用的专家共识 (试行)[J]. 中华神经外科杂志, 2012, 28 (7): 751-754.

［13］ 彭文星, 徐春敏, 徐蓓. 神经外科围手术期抗癫痫药的合理使用 [J]. 中华神经外科杂志, 2015, 31 (11): 1178-1180.

［14］ CORDONNIER C, DEMCHUK A, ZIAI W, et al. Intracerebral haemorrhage: current approaches to acute management [J]. Lancet, 2018, 392 (10154): 1257-1268.

［15］ 中国抗癫痫协会专家组. 颅脑疾病手术后抗癫痫药物应用的专家共识 (试行)[J]. 中华神经外科杂志, 2012, 28 (7): 751-754.

［16］ HAAPANIEMI E, STRBIAN D, ROSSI C, et al. The CAVE score for predicting late seizures after intracerebral hemorrhage [J]. Stroke, 2014, 45 (7): 1971-1976.

［17］ 中华医学会神经外科学分会, 中国神经外科重症管理协作组. 中国神经外科重症管理专家共识 (2020 版)[J]. 中华医学杂志, 2020, 100 (19): 1443-1458.

［18］ 中华医学会神经外科学分会, 中国神经外科重症管理协作组. 中国神经外科重症患者消化与营养管理专家共识 (2016 版)[J]. 中华医学杂志, 2016, 96 (21): 1643-1647.

［19］ 中华医学会外科学分会血管外科学组. 深静脉血栓形成的诊断和治疗指南 (第三版)[J]. 中华普通外科杂志, 2017, 32 (9): 807-812.

［20］ MASOTTI L, GODOY DA, DI NAPOLI M, et al. Pharmacological prophylaxis of venous thromboembolism during acute phase of spontaneous intracerebral hemorrhage: what do we know about risks and benefits？[J]. Clin Appl Thromb Hemost. 2012, 18 (4): 393-402.

［21］ 中华医学会神经外科学分会, 中国神经外科重症管理协作组. 抗栓药物治疗中颅内出血患者神经外科围手术期管理中国专家共识 (2018 版)[J]. 中华医学杂志, 2018, 98 (21): 1640-1645.

第二十章 神经内镜脑出血血肿清除术后中医治疗

第一节 概 述

脑出血是指非外伤性脑实质内血管破裂引起的出血,包括原发性自发性脑出血和继发性自发性脑出血。有研究报道,中国脑出血患者发病 3 个月的死亡率为 20.0%,发病 1 年的死亡率为 26.1%。脑出血的死亡率随年龄增加而升高,年龄 ≥ 75 岁脑出血患者死亡率明显高于年龄 <75 岁患者。引起脑出血的原因较多,其中高血压是主要原因之一,因此,高血压脑出血(hypertensive intracerebral hemorrhage,HICH)逐渐受到关注。

HICH 与中医的中风、暴厥、风痱等疾病相对应,传统中医认为,中风是由于阴阳失调,气血逆乱,上犯于脑所致;表现为突然昏仆、半身不遂、口舌歪斜;或无昏仆,仅表现为半身不遂、口舌歪斜、言语不利、偏身麻木等为主的一种病证。自《黄帝内经》始,不同时期不同年代对中风的病因学认识不甚相同,经历了从外风学说、内风学说到非风学说的漫长阶段。以元代王履《医经溯洄集》"中风者,非外来风邪,乃本气自病也,凡人年逾四旬气衰之际,或因忧、喜、忿、怒、伤其气者,多有此疾,壮岁之时无有也,若肥盛则兼有之"与现代病因学最为贴切。

当今所称之中风则定义为:"中风病是在气血内虚的基础上,因劳倦内伤、忧思恼怒、饮食不节等诱因,引起脏腑阴阳失调,气血逆乱,直冲犯脑,导致脑脉痹阻或血溢脑脉之外;临床以突然昏仆,半身不遂,口舌歪斜,言语謇涩或不语,偏身麻木为主症;或以突发眩晕,或视一为二,或言语不清,或不识事物及亲人,或步履不稳,或偏身疼痛,或肢体抖动不止等为主要表现,或兼见其中一两个症状但较轻者;具有起病急,变化快的特点;多发于中老年人的一种常见病。是一组以急性起病,局灶性或弥漫性脑功能缺失为共同特征的脑血管疾病。

HICH 在中医理论中属于"出血性中风"的范畴,其病因病机多属风、火、痰、瘀,诸邪化毒,损伤脑髓。该病四季均可发病,以冬春多发,致死率、致残率极高,给家庭和社会造成了沉重的负担。HICH 一旦产生,病情均较为凶险,具备手术机会的一般都应尽早采取手术治疗。而中医对 HICH 术后患者的治疗具有良好的辅助甚或主导作用,HICH 术后患者在保证生命体征平稳的情况下应大力开展中医治疗,促进患者的恢复。下面将对 HICH 的中医病因病机、诊断、治疗等展开阐述。

第二节　病 因 病 机

头为清阳之府、诸阳之会,五脏之精血、六腑之清气皆上注于脑。若年老体弱,积劳内伤,情志过度,饮食不节,房室劳累,致使机体阴阳失调,气血逆乱,脑脉瘀阻不畅,脑失所养;或阴亏于下,肝阳上亢,阳化风动,血随气逆,挟火挟痰,蒙蔽清窍,甚则血溢脉外而发为中风。其病位在脑,与心、肝、脾、肾密切相关。

1. 阴损及阳,阴阳两虚　《内经》中提到:"年四十而阴气自半,起居衰矣"。年老体弱,或久病气血亏损,或劳累过度气血再衰,气虚则血行不畅,脑脉瘀阻;阴血亏虚则阴不制阳,风阳动越,挟痰浊、淤血上壅清窍而致本病。

2. 阴血亏虚,肝风内动　"阳气者,烦劳则张",烦劳过度,易使阳气升张,引动风阳,内风旋动,则气火俱浮,气血痰火上冲于脑,蒙蔽清窍而发病。

3. 脾失健运,痰浊内生　《内经》有"肥贵人则膏粱之疾"之说,过食肥甘厚味,脾失健运,气不化津,反聚湿生痰,痰瘀化热;或肝木素旺,木旺乘土,致脾不健运,痰浊内生;或肝火内热,炼津成痰,痰热互结,风阳挟痰而横窜经络,发为本病,即《丹溪心法·中风》之所谓"湿生痰,痰生热,热生风也"。

4. 五志所伤,情志过极　《素问玄机原病式·火类》曰:"多因喜怒思恐悲五志有损过极而卒中者,由五志过极,皆为热甚故也"。七情失调,肝失条达,气机郁滞,血行不畅;或素体阴虚,水不涵木,复因情志所伤,肝阳骤亢;或五志过极,心火暴盛,风火相煽,血随气逆,上冲犯脑而发为中风。

第三节　诊 断 要 点

1. 急性起病,渐进加重,或骤然起病,发病年龄多在 40 岁以上,常有烟酒嗜好。

2. 多有劳累、酗酒等诱因,且常有先兆症状如头晕目眩,头痛,耳鸣,突然出现一过性言语不利或肢体麻木,视物昏花,1 天内发作数次,或几日内多次复发。

3. 神志昏蒙,半身不遂,口舌歪斜,言语謇涩或词不达意,甚或言语不利,偏身麻木,饮水呛咳,步履不稳等症状。

4. 具有典型的全脑症状或局限性神经体征。

5. CT、MRI 等现代影像学检查显示相应征象。

第四节　鉴 别 诊 断

1. 痫病　痫病发作时起病急骤,突然昏仆倒地,与中风相似。但痫病为发作性神志异常的疾病,猝发仆地时常口中作声,如猪羊啼叫,四肢频抽而口吐白沫;中风则仆地无声,一般无四肢抽搐及口吐涎沫的表现。痫病之神昏多为时短暂,移时可自行苏醒,醒后一如常人,无半身不遂、失语等,但可再发,常见于青少年患者;中风患者昏仆倒地,其神昏症状严重,持续时间长,难以自行苏醒,需及时治疗方可逐渐清醒,且中风多伴有半身不遂、口眼歪斜等症,亦与痫病不同。

2. 厥证　厥证与中风均有突然昏仆、不省人事之表现,一般而言,厥证神昏时间短暂,发作时常伴有四肢逆冷,移时多可自行苏醒,醒后无半身不遂、口眼歪斜、言语不利等表现。而中风患者昏仆倒地,持续时间长,难以自行苏醒,需及时治疗方可逐渐清醒,醒后多伴有半身不遂、口眼歪斜等症状。

3. 痉证　痉证以四肢抽搐、项背强直甚至角弓反张为主症,发病时也可伴有神昏,需与中风闭证相鉴别。但痉证之神昏多出现在抽搐之后,而中风患者多在起病时即有神昏,而后可以出现抽搐。痉证抽搐时间长,中风抽搐时间短。痉证患者无半身不遂、口眼㖞斜等症状。

4. 口僻　口僻与中风均可见口眼歪斜。口僻俗称吊线风,主要症状是口眼歪斜,但口僻之口眼歪斜,常伴耳后疼痛,而无半身不遂或神志障碍等表现,多因正气不足,风邪入于脉络,气血痹阻所致,不同年龄均可罹患。

第五节　辨 证 施 治

一、辨证要点

1. 辨中经络、中脏腑
(1)中经络:中风病而无神志昏蒙者。
(2)中脏腑:中风病伴有神志昏蒙者。
2. 辨分期
(1)超急性期:发病 6 小时以内。
(2)急性期:发病 2 周以内,神昏者可延长至发病 4 周。
(3)恢复期:发病 2 周至 6 个月。
(4)后遗症期:发病 6 个月以后。

二、治疗原则

中风为本虚标实、上实下虚之证,急性期虽有本虚,但以标实为主,故应以急则治其标为原则,治当以驱邪为主,常用平肝熄风、清化痰热、活血通络、醒神开窍等治法;重症脑出血手术多在急性期内,故术后早期当以急性期治疗为主;恢复期及后遗症期,多为虚实夹杂,邪实未清,正虚已现,治宜扶正驱邪,并配合针灸、按摩及其他康复治疗。

三、分证论治

(一) 急性期(HICH 术后早期)

1. 中药汤剂
(1)风痰淤血,痹阻脉络
症见:半身不遂,口舌㖞斜,舌强言謇或不语,偏身麻木,头晕目眩,舌质黯淡,舌苔薄白或白腻,脉弦滑。
治法:熄风涤痰,活血通络。
方药:半夏白术天麻汤加减。
组成:法半夏 12g,茯苓 15g,白术 12g,胆南星 9g,天竺黄 12g,天麻 12g,香附 12g,丹参 15g,大黄 6g(后下)。每日 1 剂,水煎服。
方解:方中法半夏燥湿化痰、降逆止呕;天麻入肝经,善于平肝熄风而止眩晕,二者配合,起化痰熄风之效;茯苓、白术健脾燥湿,以治生痰之本,加强半夏、天麻化痰熄风功效;胆南星、天竺黄清热豁痰开窍;香附、丹参行气活血通络;大黄通腑醒神;诸药合用,共奏熄风涤痰,活血通络之效。
加减法:淤血重,舌质紫黯或有瘀斑者,加桃仁 10g、红花 10g、赤芍 15g 以活血化瘀;舌苔黄腻、烦躁不安等有热象者,加黄芩 15g、栀子 10g 以清热泻火;头晕、头痛,加菊花 15g、夏枯草 9g 以平肝熄风;风痰互结,淤血阻滞,日久易从阳化热,故临床上用药不宜过于温燥,以免助热生火。

(2)肝阳暴亢,风火上扰

症见:半身不遂,偏身麻木,舌强言謇或不语,眩晕头痛,面红目赤,口苦咽干,心烦易怒,尿赤便干。舌红或红绛,舌苔薄黄,脉弦有力。

治法:平肝泻火通络。

方药:天麻钩藤饮加减。

组成:天麻 15g,钩藤 15g,生石决明 30g(先煎),川牛膝 18g,黄芩 12g,山栀子 12g,夏枯草 12g,益母草 15g,海藻 15g,全蝎 6g。每日 1 剂,水煎服。

方解:方中天麻、钩藤平肝熄风;生石决明镇肝潜阳;川牛膝引血下行;黄芩、山栀子、夏枯草清肝泻火;益母草活血利水;海藻消痰利水;全蝎熄风止痉;诸药合用,共奏平肝泻火通络之效。

加减法:伴头晕头痛者,加菊花 15g、桑叶 15g 以清利头目;心烦易怒,加牡丹皮 15g、白芍 15g 加强清泻肝火之力;便干便秘,加生大黄 9g(后下)以清热通腑;若症见神识恍惚、迷蒙者,为风火上扰清窍,由中经络向中脏腑转化,配合灌服牛黄清心丸或安宫牛黄丸以开窍醒神;若风火之邪挟血上逆,加用凉血降逆之品以引血下行。

(3)痰热腑实,风痰上扰

症见:半身不遂,口舌喝斜,言语謇涩或不语,偏身麻木,便干便秘,头晕目眩,咳痰或痰多。舌质黯红,苔黄或黄腻,脉弦滑或偏瘫侧脉弦滑而大。

治法:清热涤痰,通腑泄热。

方药:星蒌承气汤加减。

组成:大黄 10~15g(后下),芒硝 10g(分冲),瓜蒌 15~30g,胆南星 6~10g。每日 1 剂,水煎服。

方解:方中瓜蒌、胆南星清热化痰;大黄、芒硝荡涤肠胃、通腑泻热。

加减法:热象明显者,加山栀子 10g、黄芩 8g 清热泻火;年老体弱津亏者,加生地黄 15g、麦门冬 10g、玄参 10g 以增液行舟。

(4)痰火闭窍

症见:起病骤急,神昏或昏愦,半身不遂,鼻鼾痰鸣,项背强痉,肢体拘急,身热,躁扰不宁,甚则手足厥冷,频繁抽搐,偶见呕血。舌质红绛,舌苔黄腻或干腻,脉弦滑数。本证属闭证之阳闭。

治法:清热化痰,醒神开窍。

方药:羚羊角汤加减,配合安宫牛黄丸治疗。

组成:羚羊角 30g(先煎),珍珠母 30g(先煎),竹茹 12g,天竺黄 15g,石菖蒲 9g,远志 6g,夏枯草 12g,牡丹皮 15g。每日 1 剂,水煎服。

方解:方药中羚羊角为主药,配合夏枯草以清肝熄风;珍珠母滋阴潜阳;竹茹、天竺黄、石菖蒲、远志清热豁痰开窍;牡丹皮清热凉血。安宫牛黄丸有辛凉开窍醒脑之功。合用有清热熄风、育阴潜阳、开窍醒神之效。

加减法:痰多者,加竹沥 50ml、胆南星 15g 以清热涤痰;热甚者,加黄芩 10g、栀子 10g 加强清热;神昏重,加郁金 10g 以醒神开窍。

(5)痰湿蒙窍

症见:素体阳虚,痰湿内蕴,发病神昏,半身不遂,肢体松懈,瘫软不温,甚则四肢厥冷,面白唇黯,痰涎壅盛。舌质黯淡,舌苔白腻,脉沉滑或沉缓。本证属闭证之阴闭。

治法:温阳化痰,醒神开窍。

方药:涤痰汤加减,配合苏合香丸治疗。

组成:法半夏 12g,陈皮 9g,茯苓 15g,胆南星 12g,竹茹 12g,石菖蒲 9g。每日 1 剂,水煎服。

方解:方中半夏、陈皮、茯苓、竹茹化痰燥湿;胆南星、石菖蒲豁痰开窍;甘草健脾益气、杜绝生痰之源。

苏合香丸有辛香解郁开窍之功。合用有燥湿化痰、醒神开窍之效。

加减法:寒象明显,加桂枝 9g 温阳化饮;兼有风象者,加天麻 10g、钩藤 30g 平肝熄风。

(6)元神衰败

症见:突然昏仆,不省人事,汗出如珠,木合口张,肢体瘫软,手撒肢厥,汗多,大小便自遗。舌质淡紫或舌体萎缩,苔白腻,脉细弱或脉微欲绝。

治法:益气回阳,扶正固脱。

方药:立即用大剂参附汤合生脉散。

组成:人参(另煎兑服)15g、附子(先煎半小时)9g、五味子 15g。

方解:方中以人参大补元气,附子回阳救逆,五味子收敛固脱。

加减法:汗多不止者加黄芪、龙骨、牡蛎、山萸肉以敛汗固脱。

2. 中药注射剂

(1)清开灵注射液:40~60ml 加入 5%~10% 葡萄糖 500ml 静脉滴注,每日 1~2 次。适用于肝阳暴亢,痰热腑实证。

(2)醒脑静注射液:10~20ml 加入 5% 葡萄糖 250~500ml 静脉滴注,每日 1~2 次。适用于肝阳暴亢,痰热腑实证;或中脏腑实证。

(3)血塞通注射剂:200~400mg 加入 25%~50% 葡萄糖 40~60ml 静脉注射或加入 5%~10% 葡萄糖 250~500ml 静脉滴注,每日 1 次。适用于各种证型。

(4)丹参注射液或复方丹参注射液:20~40ml 加入 5%~10% 葡萄糖 250ml 中静脉滴注,每日 1~2 次。适用于各种证型。

(5)血栓通注射液:4~6ml 加入 5%~10% 葡萄糖 250~500ml 静脉滴注,每日 1~2 次。适用于各种证型。

(6)参麦注射液:20ml 加入 50% 葡萄糖 40ml 中静脉注射,或 40~60ml 加入 10% 葡萄糖 250ml 静脉滴注,每日 2 次。适用于中风之脱证,或由闭而脱,气阴俱伤的危急证。

(7)参附注射液:5~20ml 加入 50% 葡萄糖 40ml 静脉注射,或 20~100ml 加入 5%~10% 葡萄糖 500ml 静脉滴注,每日 1~2 次。适用于脱证或由闭而脱,阳气暴脱之危急证。

3. 针灸疗法

(1)中经络

治法:以通经活络为法。

取穴:上肢:肩髃、曲池、手三里、外关、合谷。

　　　下肢:环跳、阳陵泉、足三里、解溪、昆仑。

随证配穴:筋脉拘挛者肘部配曲泽,腕部配大陵,膝部配曲泉,踝部配太溪,吞咽不利可点刺金津、玉液及舌体两侧;语言謇涩配哑门、廉泉、通里;口歪配地仓、颊车、合谷;肢体麻木可皮肤针叩刺;肢端浮肿可十宣放血。并可按辨证配穴:肝肾阴虚配太溪、三阴交;肝阳上亢配太冲、行间;痰热配丰隆、内庭。

(2)中脏腑

治法:以醒脑开窍为法。

主穴:内关、人中、三阴交。

辅穴:极泉、委中、尺泽。

随证配穴:吞咽障碍加风池、翳风、完骨;手指握固加合谷;言语不利加上廉泉,配合金津、玉液放血;足内翻加丘墟透照海。

操作方法:双侧内关,先直刺 0.5~1.0 寸,采用捻转、提插结合泻法,施手法 1min;再刺人中,向鼻中隔方向斜刺 0.3~0.5 寸,用雀啄法,至眼球湿润或流泪为度;继刺三阴交,沿胫骨内侧缘与皮肤呈 45° 角斜刺,进针 1~1.5 寸,用提插补法,以患侧下肢抽动 3 次为度;极泉:原穴沿经下移 1 寸,避开腋毛,直刺 1~1.5 寸,用提插泻法,以患侧上肢抽动 3 次为度。尺泽:屈肘成 120° 角,直刺 1 寸,用提插泻法,使患者前臂、手指抽动 3 次为度。委中:仰卧直腿抬高取穴,直刺 0.5~1 寸,施提插泻法,使患侧下肢抽动 3 次为度。风池、完骨、翳风针向结喉,进针 2~2.5 寸采用小幅度高频率捻转补法,每穴施手法 1min;合谷针向三间穴,进针 1~1.5 寸,采用提插泻法,使患者第二手指抽动或五指自然伸展为度;上廉泉穴针向舌根 1.5~2 寸,用提插泻法;金津、玉液用三棱针点刺放血,出血 1~2ml;丘墟透向照海穴,约 1.5~2 寸,局部酸胀为度。

4. 推拿按摩 以温经通络、行气活血为原则,选穴参照常规针刺取穴,常用推拿手法包括擦法、按法、揉法、搓法、擦法、叩击法、拍法等。可取穴有风池、肩井、肩髃、天井、手三里、环跳、委中、承山等;部位:面部、背部及四肢,以患侧为重点。各关节,特别是肩关节、腕关节不宜使用拔伸法、扳法、抖法,以免造成韧带、肌肉损伤,甚至引起关节脱位。

可按以下分型进行推拿治疗:

(1)中经络

基本操作:推拿肩井,点按风池、风府、肩贞、天宗,点按足三里、脾关、梁丘。

辨证加减:经脉空虚,风邪入中者,加用揉拿手三阳,提拿足三阳,点按曲池、合谷、环跳、委中、承山;肝肾阴虚、风阳上扰者,加用搓、运夹脊,推、运印堂,点按肝俞、肾俞、云门、承扶、丰隆。

(2)中脏腑

基本操作:掐点人中、十宣,揉拿手三阴。

辨证加减:闭证者,加揉拿手三阳,提拿手三阴,点按劳宫、太冲、丰隆、涌泉;脱证者,加提拿足三阳,补泻神阙,点按内关、足三里。

如患者兼有面色萎黄无华,气短乏力,声低息微,食少便溏,舌紫黯,脉细涩,属气虚血瘀,治宜补气养血,疏通经络,按摩取穴以任脉和足太阴脾经穴位为主,辅以患肢穴位,以疏通患肢气血。如患者兼有肢体僵硬拘紧,面红耳赤,口干口苦,舌红苔黄,脉弦有力者,属肝阳上亢,治宜平肝潜阳,熄风通络,按摩取穴以足厥阴肝经为主,辅以患肢穴位,重点手法放在腕关节及掌指部分,可用拇指捻掌指关节和指关节,以改善屈伸功能。如患者纳呆脘闷,喉间痰鸣,口角流涎,舌紫黯,苔白滑腻,脉弦滑,属痰瘀阻络,治宜除湿化痰、化瘀通络,按摩取穴以足阳明胃经、足太阴脾经为主。

(二)恢复期及后遗症期

1. 中药汤剂

(1)气虚血瘀

症见:半身不遂,口舌㖞斜,言语謇涩或不语,偏身麻木,面色白,气短乏力,口角流涎,自汗出,心悸便溏,手足肿胀。舌质黯淡,舌苔薄白或白腻,脉沉细、细缓或弦细。

治法:益气活血,扶正祛邪。

方药:补阳还五汤加减。

组成:黄芪 60g,当归尾 12g,川芎 12g,桃仁 9g,地龙 12g,赤芍 12g,红花 9g,石菖蒲 9g。每日 1 剂,水煎服。

方解:方中黄芪着重补气;当归、川芎、桃仁、地龙、赤芍、红花养血活血祛瘀;石菖蒲化痰开窍。

加减法:方中黄芪宜量大,可从小剂量开始,逐渐增至 120g,恐其性温过升,可酌加知母、天花粉凉润之品以制之;痰象明显者,加陈皮 15g、法半夏 15g 等燥湿化痰。

(2)阴虚风动

症见:半身不遂,口舌㖞斜,舌强言謇或不语,偏身麻木,失眠,手足心热。舌质红绛或黯红,少苔或无苔,脉细弦或细弦数。

治法:滋阴潜阳,活血通络。

方药:虎潜丸。

组成:熟地黄 18g,龟甲 13g,黄柏 9g,知母 9g,白芍 12g,锁阳 12g,陈皮 12g,石斛 9g,牛膝 12g,当归 12g,生龙牡各 12g,桃仁 9g,红花 9g。每日 1 剂,水煎服。

方解:方中熟地黄、龟甲、黄柏、知母、石斛滋补肝肾之阴、清降虚火,起滋阴潜阳之功;白芍、锁阳、陈皮、生龙牡等补血养肝;牛膝引血下行;当归补血活血;桃仁、红花活血化瘀通络;全方合用,可奏滋阴潜

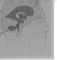

阳、活血通络之效。

加减法：夹有痰热者，加天竺黄 10g、竹沥 50ml、川贝母 6g 以清化痰热；虚热明显者，去当归，加地骨皮 30g、青蒿 15g、白薇 15g 等清虚热。

（3）风痰阻窍

症见：舌强言謇，肢体麻木，或口舌歪斜，舌黯苔腻，脉弦滑。

治法：熄风化痰，活血通络。

方药：解语丹。

组成：白附子 9g，石菖蒲 9g，远志 6g，天麻 12g，全蝎 6g，木香 6g，甘草 6g，丹参 15g，当归 12g，赤芍 9g，地龙 10g。每日 1 剂，水煎服。

方解：方中白附子祛风化痰通络；石菖蒲、远志、木香等开窍行气通络；天麻、全蝎、地龙平肝熄风；丹参、当归、赤芍活血化瘀；甘草调和诸药。

加减法：淤血重，舌质紫黯或有瘀斑者，加桃仁 10g、红花 6g 以活血化瘀；舌苔黄腻、烦躁不安等有热象者，加黄芩 9g、栀子 9g 以清热泻火；头晕、头痛，加菊花 9g、夏枯草 15g 以平肝熄风。

2. 中药外治　临床常采用中药熏洗疗法、中药熏蒸疗法、中药热敷疗法、中药穴位贴敷疗法、耳穴压豆等促进血液、淋巴液回流，改善局部组织营养，缓解疼挛，以达调理脏腑、活血通络、温中散寒、畅通气机、镇痛消肿目的，促进肢体功能恢复。中药外治法具有操作简便、费用低廉、疗效迅捷、安全无痛等优势。可根据患者具体病情及功能障碍，辨证选用适宜的中医外治法。

3. 针刺疗法

（1）体针

1）常规针刺法：以内关、极泉、尺泽、委中、三阴交、足三里为主穴；辨证加减，辅以相应配穴。上肢不遂加肩髃、曲池、手三里、合谷；下肢不遂加环跳、阳陵泉、阴陵泉、风市；足内翻加绝骨、纠内翻、丘墟透照海；足外翻加中封、太溪、纠外翻；足下垂加解溪、胫上。

2）分期针刺法：①弛缓性瘫痪，治疗应尽快提高肌张力，促进肌力恢复，使患者尽早摆脱弛缓状态。针刺时上肢以手阳明经穴为主，下肢以足阳明经穴为主，小腿部以足太阳、足少阳经穴为主。常以肩髃、曲池、手三里、外关、合谷、环跳、阳陵泉、足三里、解溪、昆仑为主穴。②痉挛性瘫痪，以"拮抗肌取穴"为基本原则。上肢取肩髃、肩中、手三里、外关、合谷；下肢取阴陵泉、漏谷、三阴交；可参照常规针刺法，随症加减相应配穴。

（2）电针

1）取穴：肩髃、曲池、外关、合谷、环跳、风市、阳陵泉、悬钟。

2）操作方法：根据瘫痪部位，每次选 2~3 对穴，刺入后进行提插手法，使感应向远处扩散，然后加电刺激，刺激量逐渐加大，通电时间为半分钟，稍停后继续通电半分钟，可重复 3~4 次，使患者产生酸胀、麻电或热烫等感觉，并使有关肌群出现节律性收缩。对中风后遗症期肢体恢复有较好的治疗作用。

（3）头针：治疗中风选偏瘫对侧运动区、感觉区、足运感区，进针后转 3min。偏侧运动障碍，取对侧运动区；下肢瘫，取对侧运动区上 1/5、对侧足运区；下肢瘫，取对侧运动区上 2/5；头面部瘫痪，流涎，舌歪斜，运动性失语，取对侧运动区下 2/5；偏身感觉障碍，取对侧感觉区；下肢感觉障碍，取对侧感觉区上 1/5，对侧足感区；上肢感觉障碍，取对侧感觉区中 2/5；头面部感觉障碍，取对侧感觉区下 2/5；失语，选瘫痪对侧运动区下 2/5；精神障碍，强哭强笑，刺正中线两侧胸腔以上，横刺；肢体浮肿，取对侧血管舒缩区。

（4）眼针：治中风偏瘫取上、下焦区穴，可使患侧肢体逐渐恢复自主运动。

4. 艾灸疗法　灸法具有温经散寒、消瘀散结、扶阳固脱等功效，一般适用于寒证及阳虚证。根据 HICH 术后患者具体病情，参照石学敏院士主编《针灸学》，辨证选取相应穴位，采用直接灸、间接灸、隔物灸、热敏灸等方法，促进脑出血术后患者功能恢复或改善不适症状。

5. 按摩推拿　针对不同的肌群部位采用不同的手法，可以调节患肢肌肉和神经功能，诱发正常运动模式的建立，有利于促进主动运动和分离运动的完成，提高整体功能的恢复。推拿手法多以揉、拿、滚为主,并配合上下肢各关节的被动屈伸。常用的推拿手法包括拿揉法、点穴法、一指禅推法、关节屈伸摇动法、弹拨法、擦法、叩击法等。

（李　聪　郭韩玉　张志强）

参考文献

［1］邢锡熙, 吴绍钦, 王益俊, 等. 高血压脑出血的中西医治疗进展 [J]. 医学综述, 2020, 26 (5): 997-1001.

［2］王文娟, 王春雪, 杨中华, 等. 中国脑出血医疗现状及死亡相关因素分析 [J]. 中国卒中杂志, 2013, 8 (9): 703-711.

［3］VAN ASCH C J, LUITSE MJ, RINKEL G J, et al. Incidence, case fatality, and functional outcome of intracerebral haemorrhage over time, according to age, sex, and ethnic origin: A systematic review and metaanalysis [J]. Lancet Neurol, 2010, 9 (2): 167-176.

［4］周仲瑛. 中医内科学 [M]. 北京: 中国中医药出版社, 2003.

第二十一章 脑出血神经内镜清除术后功能康复治疗

第一节 概 述

脑出血术后常见的功能障碍有意识障碍、运动障碍、感觉障碍、认知障碍、言语障碍、睡眠障碍、二便障碍等。利用各种康复措施及时介入治疗因脑出血后遗留的功能障碍,可以减轻脑出血术后所致的神经损伤,最大限度地降低脑出血术后的残疾率,提高患者的日常生活能力及生存质量。

在及时抢救治疗脑出血的同时,应尽早有效地开展康复干预。对于伴有各种功能障碍的脑出血术后患者尽早进行康复评定及康复治疗,开展科学有效的康复宣教、积极管理影响脑出血术后功能障碍恢复的可干预因素,减少各种脑出血术后并发症。为患者提供系统、全面、安全、高效、优质的康复治疗,促进患者早日重返家庭及社会。

第二节 脑出血神经内镜术后常见功能障碍

一、意识障碍

部分脑出血患者在早期存在意识障碍,表现为嗜睡、昏睡、浅昏迷、昏迷等,意识障碍程度和脑出血程度成正比,主要采用格拉斯哥昏迷量表来评定脑损伤的严重程度。意识障碍超过 28 天仍未苏醒则定义为慢性意识障碍(pDOC),不属本章陈述内容,pDOC 评定与治疗方法请参看第二十四章。

1. 嗜睡(drowsiness) 程度最浅的一种意识障碍,表现为病理性过多的睡眠状态,能被各种刺激唤醒,醒后意识活动接近正常,能基本正确回答问题,尚能配合检查,对周围环境的鉴别能力较差,反应迟钝,刺激一旦停止又进入睡眠状态。

2. 昏睡(sopor) 比嗜睡更深的意识障碍,不易唤醒,在较强刺激下才能睁眼、呻吟、躲避,只能做简单、含糊、不完整的应答,各种反射活动存在,当刺激停止后即处于昏睡状态。

3. 浅昏迷(mild coma) 意识丧失,对疼痛刺激有躲避动作和痛苦表情,可有无意识的自发动作,各种生理反射(吞咽、咳嗽、角膜反射、瞳孔对光反应等)存在,体温、脉搏、呼吸、血压等生命体征多无明显改变,可伴谵妄和(或)躁动。

4. 中度昏迷(medium coma) 介于浅昏迷和深昏迷之间,对强烈刺激可有逃避的防御反应。

5. 深昏迷(deep coma) 对各种刺激皆无反应,随意活动消失,各种生理反射消失,生命体征明显改变

（呼吸不规则、血压下降），大小便失禁，全身肌肉松弛，去皮质强直等。

6. 脑死亡（brain death）　又称极度昏迷或不可逆昏迷，患者处于濒死状态，无自主呼吸，各种反射消失，脑电图呈病理性电静息，脑功能丧失持续在 24 小时以上，排除了药物因素的影响。

二、运动障碍

运动功能障碍是脑出血术后最突出的功能障碍问题，因病灶部位的不同会引起各种不同的运动功能障碍现象。从躯体瘫痪的部位和数量特点上分别有偏瘫、单瘫、交叉瘫、四肢瘫和神经麻痹；从瘫痪的性质上分别有弛缓性瘫痪和痉挛性瘫痪。

在各种运动障碍中最典型的是偏瘫。其特点是随着脑功能的改变和病情发展，偏瘫部位出现肌张力和运动模式的不断改变，表现为曲线性转化。早期多表现为弛缓性瘫痪，在恢复过程中逐渐出现痉挛性瘫痪，肌张力由弛缓逐渐增强而后很快进入痉挛期，随后再逐渐减弱向正常肌张力状态恢复。在进入痉挛期后，同时伴随着共同运动、联合反应等异常运动模式的出现和反射活动的异常，如屈肌屈曲反射、非对称性紧张性颈反射、对称性紧张性颈反射、对称性紧张性迷路反射等。并因反射活动和肌张力的异常导致姿势异常、协调功能和平衡功能的障碍。此转化过程可能会因各种病理因素的存在而长期停滞在某一阶段。

1. 典型的痉挛模式（图 21-2-1）

（1）头部：颈向患侧屈曲并旋转，面朝向健侧。

（2）患侧上肢：肩胛骨回缩，肩带下降，肩关节内收、内旋；肘关节屈曲伴前臂旋后或旋前；腕关节屈曲并向尺侧偏斜；拇指对掌、内收、屈曲；其余四指手指屈曲内收。

（3）患侧下肢：骨盆旋后上提，髋关节后伸、内收、内旋，膝关节伸展，踝跖屈、足内翻，趾屈曲、内收。

（4）躯干：向患侧侧屈并后旋。

2. 共同运动　在脑组织损伤后出现的一种肢体异常活动，表现为患侧肢体某一关节进行主动运动时，会引发相邻的关节甚至同一肢体的所有关节出现不可控制的运动，并形成特有的活动模式，称其为共同运动。在主动地用力运动时共同运动表现典型。

（1）上肢共同运动：包括上肢屈肌共同运动模式和上肢伸肌共同运动模式。上肢屈肌共同运动模式是以上肢屈肌功能占优势，表现为肩胛骨回缩、上提，肩关节后伸、外展、外旋，肘关节屈曲，前臂旋后，腕和手指屈曲；上肢伸肌共同运动模式是以上肢伸肌功能占优势，表现为肩胛骨前伸，肩关节屈曲、内收、内旋，肘关节伸展，前臂旋前，伸腕伸指。

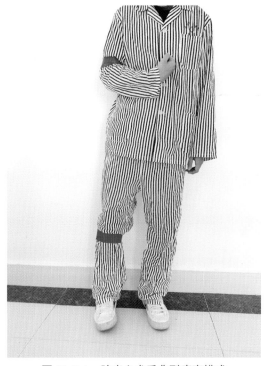

图 21-2-1　脑出血术后典型痉挛模式

临床上以上肢屈肌功能占优势者多见，屈曲共同运动出现早且明显。

（2）下肢共同运动：下肢共同运动有伸展共同运动和屈曲共同运动模式的不同。下肢伸展共同运动表现为髋关节后伸、内收、内旋，膝关节伸直，踝跖屈、内翻，足趾跖屈；下肢屈曲共同运动表现为髋关节屈曲、外展、外旋，膝关节屈曲，踝背屈、内翻，足趾背屈。下肢由于伸肌功能占优势，因此临床上多表现为伸展的共同运动模式。

3. 联合反应　偏瘫患者在进行健侧肢体的抗阻力收缩运动时，其兴奋可以波及患侧而引起患侧肢体相应部位的反射性肌张力增高。健侧抗阻运动强度越大，患侧联合反应越明显，肌张力增高程度越强，持续时间也越长，常表现为对称性和不对称性两种反应状态。

（1）上肢联合反应：健侧肩关节进行抗阻力外展运动，当阻力达到一定强度后，患侧肩关节可以出现外展动作;健侧肘关节抗阻力屈曲或伸展,患侧肘关节可出现相同的屈曲或伸展动作;健侧腕关节抗阻力屈曲或伸展,患侧腕关节可出现相同的屈曲或伸展动作。

(2)下肢联合反应:非对称性联合反应是健侧下肢抗阻力屈曲时,患侧下肢出现相反的伸展;健侧下肢抗阻力伸展时,患侧下肢出现相反的屈曲;对称性联合反应是健侧下肢抗阻力外展或内收时,患侧下肢可出现相同的外展或内收运动。

(3)同侧联合反应:患侧上肢抗阻力屈曲,引发患侧下肢伸肌张力增高或伸展;患侧上肢抗阻力伸展,引发患侧下肢屈肌张力增高或屈曲。

(4)步态异常:脑卒中后,由于患者在没有足够的肌力、肌张力异常和协调平衡功能障碍的情况下,过早地强行站立及步行,导致行走姿势出现异常状态。常见的脑卒中后步态有划圈步态、长短步态和膝过伸步态。

三、言语障碍

言语功能障碍主要表现有失语症和构音障碍。

1. 失语症　脑出血术后患者脑功能受损所致的语言能力障碍,多发生在优势半球,表现为对后天所获得的各种语言符号(听、说、读、写等)的表达及认识能力的受损或丧失。因患者脑功能的损害,在失语症发生的同时常合并有认知障碍、构音障碍及其他高级神经功能障碍,使得失语症较难确定。单纯的失语患者表现为在意识清醒、无精神障碍及严重智力障碍,无视觉和听觉缺损,无口、咽、喉等发音器官肌肉瘫痪和共济失调情况下,却听不懂别人和自己的讲话,说不出自己要表达的意思,不理解也写不出患病前会读、会写的字句等。单纯的失语症主要有运动性失语、感觉性失语、传导性失语、命名性失语、经皮质性失语、完全性失语等。

2. 构音障碍　脑出血患者出现脑组织病损后,与言语产生有关的肌肉出现麻痹、肌力减弱和运动不协调而引发的言语障碍。表现为患者听和理解能力正常,可正确地选择词汇,按语法排列词汇,但在说话时出现发音困难,说话费力,音调、音量急剧变化,吐字不清,严重者完全不能讲话或丧失发声能力。

四、吞咽障碍

吞咽障碍也是脑出血术后的常见功能障碍。正常的吞咽运动过程可分为三阶段:即口腔期、咽喉期、食管期。脑出血患者因脑组织病损影响可出现流口水、进食呛咳、误咽、口腔失用等障碍。

五、感觉障碍

偏身感觉障碍包括一般感觉障碍,如浅感觉的痛、温、触觉;深感觉的关节位置觉、震动觉、运动觉等;复合感觉障碍,如皮肤定位感觉、两点间辨别觉、体表图形觉、实体觉和重量觉障碍;特殊感觉障碍最常见有偏盲。偏盲是因为患者半侧视野缺陷导致,表现为看不到盲侧空间的物体,因此产生身体姿势异常和生活的困难。

六、认知障碍

感知是客观事物通过感觉器官及其传入系统对所接受的刺激在大脑中的直接反映。脑出血术后大脑不同部位出现不同程度损伤时将会导致相应的感知功能障碍,主要类型有失认症和失用症等。而认知是大脑对感知信息进行处理、储存、记忆和应用的过程,是脑的高级功能,包括注意、记忆、思维等心理活动。脑出血术后患者可出现多种认知功能障碍,主要有注意障碍、记忆障碍、思维障碍等。严重的认知障碍表现为痴呆。认知功能障碍致使该类患者日常生活活动能力下降,工作和家庭生活受限,是患者康复治疗和回归社会主要障碍之一。

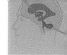

七、其他——心理等

1. 心理障碍 抑郁症是脑血管疾病患者最多见的心理障碍,表现为情绪低落、对事物缺乏基本的兴趣、做事动作迟缓、长期失眠、体重下降、常伴有焦虑,各种症状常有夜晚较轻白天严重等特点。抑郁症若存在会明显影响康复的疗效。

2. 其他障碍 除以上各方面的典型障碍外,还常见有二便失控、性功能障碍、肩关节半脱位、肩手综合征、废用综合征、误用综合征等。

第三节 脑出血神经内镜术后常见功能障碍康复评定

一、意识障碍评定

1. 格拉斯哥昏迷量表(Glasgow coma scale,GCS)(表21-3-1) GCS 是目前国际上使用频率最高的意识障碍评定量表,由 Glasgow 大学神经科学研究所的 Jennett、Teasdale 研制,包括睁眼反应(E)、言语反应(V)、运动反应(M)三大部分,共 15 条子项,总分为 3~15 分,其中最高为 15 分,表示意识清楚;12~14 分为轻度意识障碍;9~11 分为中度意识障碍;8 分以下为昏迷;分数越低表示意识障碍越严重。

表 21-3-1 格拉斯哥昏迷量表

内容	标准	评分	得分
睁眼反应	自动睁眼	4	
	听到言语、命令时睁眼	3	
	刺痛时睁眼	2	
	对任何刺激无睁眼	1	
运动反应	能执行简单命令	6	
	刺痛时能指出部位	5	
	刺痛时肢体能正常回缩	4	
	刺痛时躯体出现异常屈曲(去皮层状态)	3	
	刺痛时躯体异常伸展(去大脑强直)	2	
	对刺痛无任何运动反应	1	
言语反应	回答正确	5	
	回答错误	4	
	用词不适当但尚能理解含义	3	
	言语难以理解	2	
	无任何言语反应	1	
	总得分:		
	时 间:		
	评定者:		

2. 全面无反应性量表(full outline of unresponsiveness,FOUR)(表21-3-2) 美国罗契斯特市 Mayo 临床医学中心 Eelco F.M.Wijdicks 博士等撰文介绍该中心于 2005 年提出的 FOUR。FOUR 分为睁眼、运动、脑干反射和呼吸功能四个主要评估项目,每项目满分为 4 分,总分 16 分,分数越低,死亡和残疾的可能性越大。FOUR 的脑干反射和呼吸功能比 GCS 的语言评分预测 ICU 患者死亡风险更敏感。

表 21-3-2　全面无反应性量表

评分	睁眼反应	自主呼吸	肢体反应	脑干反射
4	自动睁眼,且眼球可以随检查物移动	无气管插管,自主呼吸平稳	遵嘱做握拳或示指动作	角膜、对光反射均存在
3	自动睁眼,但眼球不能随检查物转	无气管插管,陈式呼吸	疼痛定位	一侧瞳孔散大固定
2	呼之睁眼	无气管插管,呼吸不规律	刺痛肢体屈曲	角膜或对光反射一种消失
1	刺痛睁眼	机械通气,呼吸频率大于设定参数	刺痛肢体过伸	角膜、对光反射均消失,但咳嗽反射存在
0	不睁眼	机械通气,呼吸频率小于设定参数或无自主呼吸	无运动或全身肌痉挛状态	角膜、对光、咳嗽反射均消失

二、运动功能评定

1. Fugl-Meyer 评定法(Fugl-Meyer assessment,FMA)(表 21-3-3)　FMA 是临床常用的综合躯体功能评定量表,其内容包括运动、平衡、感觉、关节活动度及疼痛,总分为 226 分,其中运动占 100 分、平衡占 14 分、感觉占 24 分、关节活动度 44 分及疼痛 44 分,按照得分可分为 4 个等级(表 21-3-4)。具有内容详细并量化,信效度和敏感度较高的特点,适用于脑出血患者上、下肢功能的评估。

表 21-3-3　简化 Fugl-Meyer 运动功能评分法

评估内容＼评分	0 分	1 分	2 分	得分
Ⅰ上肢(共 33 项,各项最高分为 2 分,共 66 分)				
坐位与仰卧位				
1. 有无反射活动				
(1)肱二头肌	不能引起反射活动		能引起反射活动	
(2)肱三头肌	同上		同上	
2. 屈肌协同运动				
(3)肩上提	完全不能进行	部分完成	无停顿地充分完成	
(4)肩后缩	同上	同上	同上	
(5)肩外展 ≥ 90°	同上	同上	同上	
(6)肩外旋	同上	同上	同上	
(7)肘屈曲	同上	同上	同上	
(8)前臂旋后	同上	同上	同上	
3. 伸肌协同运动				
(9)肩内收、内旋	同上	同上	同上	
(10)肘伸展	同上	同上	同上	
(11)前臂旋前	同上	同上	同上	
4. 伴有协同运动的活动				
(12)手触腰椎	没有明显活动	手仅可向后越过髂前上棘	能顺利进行	
(13)肩关节屈曲 90°,肘关节伸直	开始时手臂立即外展或肘关节屈曲	在接近规定位置时肩关节外展或肘关节屈曲	能顺利充分完成	
(14)肩 0°,肘屈 90°,前臂旋前、旋后	不能屈肘或前臂不能旋前	肩、肘位正确,基本上能旋前、旋后	顺利完成	

续表

评估内容 \ 评分	0分	1分	2分	得分
5. 脱离协同运动的活动				
(15)肩关节外展 90°,肘伸直,前臂旋前	开始时肘就屈曲,前臂偏离方向,不能旋前	可部分完成此动作或在活动时肘关节屈曲或前臂不能旋前	顺利完成	
(16)肩关节前屈举臂过头,肘伸直,前臂中立位	开始时肘关节屈曲或肩关节发生外展	肩屈曲中途、肘关节屈曲、肩关节外展	顺利完成	
(17)肩屈曲 30°~90°,肘伸直,前臂旋前旋后	前臂旋前旋后完全不能进行或肩肘位不正确	肩、肘位置正确,基本上能完成旋前旋后	顺利完成	
6. 反射亢进				
(18)检查肱二头肌、肱三头肌和指屈肌三种反射	至少 2~3 个反射明显亢进	1 个反射明显亢进或至少 2 个反射活跃	活跃反射 ≤1 个,且无反射亢进	
7. 腕稳定性				
(19)肩 0°,肘屈 90° 时,腕背屈	不能背屈腕关节达 15°	可完成腕背屈,但不能抗拒阻力	施加轻微阻力仍可保持腕背屈	
(20)肩 0°,肘屈 90°,腕屈伸	不能随意屈伸	不能在全关节范围内主动活动腕关节	能平滑地不停顿地进行	
8. 肘伸直,肩前屈 30° 时				
(21)腕背屈	不能背屈腕关节达 15°	可完成腕背屈,但不能抗拒阻力	施加轻微阻力仍可保持腕背屈	
(22)腕屈伸	不能随意屈伸	不能在全关节范围内主动活动腕关节	能平滑地不停顿地进行	
(23)腕环形运动	不能进行	活动费力或不完全	正常完成	
9. 手指				
(24)集团屈曲	不能屈曲	能屈曲但不充分	能完全主动屈曲	
(25)集团伸展	不能伸展	能放松主动屈曲的手指	能完全主动伸展	
(26)钩状抓握	不能保持要求位置	握力微弱	能够抵抗相当大的阻力	
(27)侧捏	不能进行	能用拇指捏住一张纸,但不能抵抗拉力	可牢牢捏住纸	
(28)对捏(拇食指可挟住一根铅笔)	完全不能	捏力微弱	能抵抗相当的阻力	
(29)圆柱状抓握	同(26)	同(26)	同(26)	
(30)球形抓握	同上	同上	同上	
10. 协调能力与速度(手指指鼻试验连续 5 次)				
(31)震颤	明显震颤	轻度震颤	无震颤	
(32)辨距障碍	明显的或不规则的辨距障碍	轻度的或规则的辨距障碍	无辨距障碍	
(33)速度	较健侧长 6s	较健侧长 2~5s	两侧差别<2s	

续表

评估内容\评分	0分	1分	2分	得分
Ⅱ下肢(共17项,各项最高分为2分,共34分)				
仰卧位				
1. 有无反射活动				
(1)跟腱反射	无反射活动		有反射活动	
(2)膝腱反射	同上		同上	
2. 屈肌协同运动				
(3)髋关节屈曲	不能进行	部分进行	充分进行	
(4)膝关节屈曲	同上	同上	同上	
(5)踝关节背屈	同上	同上	同上	
3. 伸肌协同运动				
(6)髋关节伸展	没有运动	微弱运动	几乎与对侧相同	
(7)髋关节内收	同上	同上	同上	
(8)膝关节伸展	同上	同上	同上	
(9)踝关节跖屈	同上	同上	同上	
坐位				
4. 伴有协同运动的活动				
(10)膝关节屈曲	无主动运动	膝关节能从微伸位屈曲,但屈曲<90°	屈曲>90°	
(11)踝关节背屈	不能主动背屈	主动背屈不完全	正常背屈	
站位				
5. 脱离协同运动的活动				
(12)膝关节屈曲	在髋关节伸展位时不能屈膝	髋关节0°时膝关节能屈曲,但<90°,或进行时髋关节屈曲	能自如运动	
(13)踝关节背屈	不能主动活动	能部分背屈	能充分背屈	
仰卧				
6. 反射亢进				
(14)查跟腱、膝和膝屈肌三种反射	2~3个明显亢进	1个反射亢进或至少2个反射活跃	活跃的反射≤1个且无反射亢进	
7. 协调能力和速度(跟-膝-胫试验,快速连续作5次)				
(15)震颤	明显震颤	轻度震颤	无震颤	
(16)辨距障碍	明显不规则的辨距障碍	轻度规则的辨距障碍	无辨距障碍	
(17)速度	比健侧长6s	比健侧长2~5s	比健侧长2s	
总结:上肢运动评分: 分;下肢运动评分: 分				

表 21-3-4　Fugl-Meyer 运动功能评分的临床意义

运动评分	分级	临床意义
<50	Ⅰ级	严重运动障碍
50~84	Ⅱ级	明显运动障碍
85~95	Ⅲ级	中度运动障碍
96~100	Ⅳ级	轻度运动障碍

2. Brunnstrom 运动功能评定法（表 21-3-5）　Brunnstrom 将脑卒中运动功能恢复分为 6 期，依据患者上肢、手、下肢肌张力与运动模式的变化来评定运动功能恢复情况。该量表具有内容精简、省时、依从性较高、可重复性强等优势，适用于临床康复结局的预测。

表 21-3-5　Brunnstrom 运动功能评定法

阶段	上肢	手	下肢
Ⅰ	无任何运动	无任何运动	无任何运动
Ⅱ	仅出现联合反应的模式	仅有极细微的屈曲	仅有极少的随意运动
Ⅲ	可随意发起协同运动	可作钩状抓握，但不能伸指	在坐和站位上，有髋、膝、踝的协同性屈曲
Ⅳ	出现脱离协同运动的活动： 1. 肩 0°，肘屈 90°，前臂可旋前旋后 2. 在肘伸直的情况下肩可前屈 90° 3. 手背可触及腰骶部	能侧捏及伸开拇指，手指有半随意的小范围的伸展	在座位上，可屈膝 90° 以上，可使足后滑到椅子下方。在足跟不离地的情况下能背屈踝
Ⅴ	出现相对独立于协同运动的活动： 1. 肘伸直的肩可外展 90° 2. 在肘伸直，肩前屈 30°~90° 的情况下，前臂可旋前旋后 3. 肘伸直、前臂中立位，臂可上举过头	可作球状和圆柱状抓握，手指可集团伸展，但不能单独伸展	健腿站，患腿可先屈膝后伸髋；在伸直膝的情况下，可背屈踝，可将踵放在向前迈一小步的位置上
Ⅵ	运动协调近于正常，手指指鼻无明显辨距不良，但速度比健侧慢（≤5s）	所有抓握均能完成，但速度和准确性比健侧差	在站立位可使髋外展到超出抬起该侧骨盆所能达到的范围；在坐位上，在伸直膝的情况下可内外旋下肢，合并足的内外翻

3. 上田敏评定法　该评定法基于 Brunnstrom 评定法分为 12 级，并进行了标准化，可信度高而适当。其特点是患侧下肢的功能障碍与移动能力之间有高度相关的意义，下肢的分级对步行有 50% 的决定作用，适宜脑出血患者上下肢功能的评定。

4. Rivermead 运动指数（Rivermead mobility index，RMI）　RMI 是康复治疗中对患者运动障碍程度和治疗进展情况进行简便的定量测定方法之一，侧重于评定在日常实际中的综合运动功能评估。

5. 平衡与协调功能评定

（1）Berg 平衡量表（Berg balance scale，BBS）（表 21-3-6）：BBS 是目前临床常用的脑卒中平衡功能评定量表，既可以检测受试者在静态与动态下的平衡能力，也可预测正常情况下摔倒的可能性，总分为 56 分，小于 40 分提示有跌倒风险。

表 21-3-6　Berg 平衡量表

检查内容	年　月　日	年　月　日
1. 由坐位到站位		
指导:起立。尝试不用手支撑		
评分:选出分类的最低分数		
(4)能够站立,无须用手可维持平衡		
(3)能够站立,用手可以维持平衡		
(2)能够站立,用手可以维持平衡,但要尝试数次		
(1)站立或维持稳定需要少量的辅助		
(0)站立需要中等到很多的辅助		
2. 无扶持站立		
指导:无扶持站立 2min		
评分:选出分类的最低分数		
(4)能够站立 2min		
(3)能够站立 2min,需要监护		
(2)能够站立 30s,不需扶持		
(1)能够站立 30s,不需扶持,需要几次尝试		
(0)无辅助,不能站立 30s		
3. 无扶持坐位,双脚落地(如果受试者可安全站立 2min,本项满分,直接进入站位到坐位)		
指导:双臂抱于胸前坐位 2min		
评分:选出分类的最低分数		
(4)能够坐 2min		
(3)能够坐 2min,监护下		
(2)能够坐 30s		
(1)能够坐 10s		
(0)能够坐 10s,需扶持		
4. 由站位到坐位		
指导:坐下		
评分:选出分类的最低分数		
(4)维持平稳坐位,基本不用手扶持		
(3)需用手控制下滑		
(2)用腿的背侧抵住椅子以控制下滑		
(1)可独立坐位但不能控制下滑		
(0)坐位需要辅助		
5. 位置移动		
指导:从椅子移动到床上,再从床上移动到椅子上,可用手或不用手		
评分:选出分类的最低分数		
(4)位置移动较少用手		
(3)位置移动必须用手		
(2)位置移动需言语提示或监护		
(1)需要 1 人辅助		
(0)需要 2 人监护或辅助		

续表

检查内容	年　月　日	年　月　日
6. 无扶持站立,闭眼		
指导:闭眼,无扶持静立 10s		
评分:选出分类的最低分数		
(4)能够站立 10s		
(3)能够站立 10s,监护下		
(2)能够站立 3s		
(1)闭眼不能坚持 3s,但可站稳		
(0)需帮助防止跌倒		
7. 双足并拢站立不需扶持		
指导:双足并拢站立不需扶持		
评分:选出分类的最低分数		
(4)可双足并拢站立 1min		
(3)双足并拢站立 1min,需监护		
(2)双足并拢站立不能坚持 30s		
(1)到站位需要帮助,但双足并拢可站立 15s		
(0)到站位需要帮助,但双足并拢站立不足 15s		
在无扶持站立时完成以下项目		
8. 手臂前伸		
指导:手臂上举 90°,尽可能伸手取远处的物品(检查者将直尺置于指尖处,臂前伸时勿触及直尺。测量身体尽量前伸时的距离)		
评分:选出分类的最低分数		
(4)可前伸 25cm		
(3)可前伸 12cm		
(2)可前伸超过 5cm		
(1)前伸,需要监护		
(0)需帮助避免跌倒		
9. 自地面拾物		
指导:拾起足前的鞋子		
评分:选出分类的最低分数		
(4)可轻松拾起		
(3)可拾起,需要监护		
(2)不能拾起,差 2~5cm(1~2 英寸),可保持平衡		
(1)不能拾起,尝试时需监护		
(0)不能尝试 / 需要辅助避免跌倒		
10. 躯干不动,转头左右后顾		
指导:交替转头,左右后顾		
评分:选出分类的最低分数		
(4)左右后顾时重心移动平稳		

续表

检查内容	年 月 日	年 月 日
(3)只能一侧后顾,另一侧有少量重心移动		
(2)只能转到侧面,但可维持平衡		
(1)转头时需要监护		
(0)需要辅助避免跌倒		
11. 转身360°		
指导:转身360°,停顿,反向旋转360°		
评分:选出分类的最低分数		
(4)双侧都可在4s内完成		
(3)一侧可在4s内完成-		
(2)能完成转身,但速度慢		
(1)转身时需密切监护或言语提示		
(0)转身时需要辅助		
无扶持站立时动态移动重心		
12. 计数脚底接触板凳的次数		
指导:每只脚交替放于板凳上,直到每只脚能踏上板凳上4次		
评分:选出分类的最低分数		
(4)可独自站立,20s内踏8次		
(3)可独自站立,踏8次超过20s		
(2)监护下,无辅助可踏4次		
(1)最简单的辅助可踏2次		
(0)需要辅助才能避免跌倒,不能尝试踏凳		
13. 无扶持站立,一只脚在前		
指导:双脚前后位站立,如果困难,增加双足前后距离		
评分:选出分类的最低分数		
(4)双足可前后接触位站立30s		
(3)双足前后站立不能接触站立30s		
(2)可迈小步后独立坚持30s		
(1)迈步需要帮助,坚持15s		
(0)站立或迈步失衡		
14. 单腿站立		
指导:不需扶物,单腿站立		
评分:选出分类的最低分数		
(4)可抬腿,坚持超过10s		
(3)可抬腿5~10s		
(2)可抬腿超过3s		
(1)尝试抬腿,不能坚持3s,但可独自站立		
(0)不能尝试/需要辅助避免跌倒		
总分		

评分结果为0~20分,提示平衡功能差,患者需乘坐轮椅:21~40分,提示有一定的平衡能力,患者可在辅助步行:41~56分,说明平衡功能较好,患者可独立步行:小于40分提示有跌倒的风险。

（2）站立 - 走计时测试：检测受试者从座椅站起，向前走 3m，折返回来的时间并观察患者在行走过程中的动态平衡，该方法操作简便，且可用于预测受试者摔倒的危险性。

（3）平衡测量仪：平衡测量仪可以较为客观地评定受试者的静态与动态平衡功能，具有参数客观量化、信效度均较高的特点，但评定过程中需要受试者积极配合，注意受试者的安全，避免发生意外。Balance Performance Monitor、Balance Master、Smart Balance、Equitest 是国外较为常用的平衡测试仪器。

6. 步行与步态分析

（1）RLA 八分法：RLA 由美国加州 Rancho Los Amigos 康复医院步态分析实验室设计的步态目测观察分析法，其观察内容详尽、系统，检查能够系统地对每一个关节或部位在步行周期的各个分期中的表现进行逐一分析，能够帮助康复治疗师发现患者步行中存在的何种异常及何时出现该异常。

（2）四期分析法：该方法包括两个双支撑相、一个单支撑相、一个摆动相，是步态分析中最常用的步态定性分析法。

（3）Holden 步行功能分级：将步行功能分为 6 级，是一种客观的分级方法，具有较好的信效度，准确性较高，适用于脑卒中后运动功能障碍患者下肢功能评定。

（4）足印分析法：选用走廊、治疗厅等可留下足印的地面作为步道，宽 45cm，长 1 100cm，在距离两端各 250cm 处画一横线，中间 600cm 作为测量正式步态用。通过足印测量受试者步长、步幅、步宽、足角等，并计算步速与步频。该方法是一种简便、定量、客观而实用的临床康复评定方法。

（5）步态分析系统：采用步态分析仪，收集运动学参数、动力学参数、能量参数等，深入细致分析受试者步态，该仪器较贵，目前难以普及应用，但具有客观准确定量等优势，特别适用于临床康复科研工作。

7. 痉挛评定　脑卒中所致的中枢神经损害为上运动神经元损伤，其运动功能障碍的发生主要是肌张力异常所致，并以痉挛性为主要特征。对严重痉挛者需进行痉挛程度的评定，目前广泛使用的评定是改良 Ashworth 分级评定法（表 21-3-7）。

表 21-3-7　Ashworth 分级评定法

0	无肌张力增加
I	肌张力轻度增加：受累部分被动屈伸时，在 ROM 之末（即肌肉接近最长距离时）呈现出最小的阻力或出现突然卡住和释放
I +	肌张力轻度增加：在 ROM 后 50% 范围内（肌肉在偏长的位置时）突然卡住，继续进行 PROM 始终有小阻力
II	肌张力增加较明显：在 PROM 的大部分范围内均觉肌张力增加，但受累部分的活动仍算容易进行
III	肌张力严重增高：PROM 检查困难
IV	僵直：僵直于屈或伸的位置，不能活动

三、感觉功能评定

1. 浅感觉功能评定　浅感觉评定主要对偏瘫侧的触觉、痛觉、温度觉、压觉分别进行评定。

2. 深感觉功能评定　深感觉评定重点对偏瘫侧肢体的关节位置觉、震动觉、运动觉等进行评定。

3. 复合感觉障碍评定　复合感觉障碍评定是对皮肤定位感觉、两点间辨别觉、体表图形觉、实体觉和重量觉分别进行评定。

4. 特殊感觉障碍评定　脑卒中患者如累及内囊、大脑枕叶等部位，可导致偏盲，需对是否存在偏盲进行评定，可进行视野粗测及精确视野测定。

（1）视野粗测检查：让患者背光与检查者对坐，相距 60cm，各自用手遮住相对眼睛（患者遮左眼，检查者遮右眼）。对视片刻，保持眼球不动，检查者用示指自上、下、左、右从周边部向中央缓慢移动，直至患者看到手指为止。检查者与患者的视野进行比较，可粗测患者的视野是否正常。

（2）精确视野检查需用视野计。

四、言语功能评定

1. 失语症评定

(1)波士顿诊断性失语症检查(boston diagnostic aphasia examination,BDAE):此检查是目前英语国家普遍应用的标准失语症检查,此检查由 27 个分测验组成,分为 5 个大项目:①会话和自发性言语;②听觉理解;③口语表达;④书面语言理解;⑤书写。该测验在 1972 年标准化,1983 年修订,能详细、全面地测出各种语言模式能力,但检查需要的时间较长。在我国已将此检查方法翻译成中文,在国内应用并通过常模测定。

(2)西方失语症成套测验(western aphasia battery,WAB):WAB 克服了波士顿失语检查法冗长的缺点,在 1 小时内可完成检查,比较实用,而且可单独检查口语部分,并根据结果进行分类。此检查法除了检查失语部分外还包含运用、视空间功能、非言语性智能、结构能力、计算能力等内容的检查,因此可做出失语症以外的神经心理学方面的评价。这是一个定量的失语症检查法,除可测试大脑的语言功能外,还可测试大脑的非语言功能。

此检查法可以从失语检查结果中计算出失语指数(AQ)、操作性指数(PQ)大脑皮质指数(CQ),以最高为 100% 来表示。

(3)日本标准失语症检查(standard language test of aphasia,SLTA):此检查是由日本失语症研究会设计的,包括听、说、读、写、计算五大项目,共包括 26 个分测验,按 6 阶段评分,图册检查设计为多图选一的形式,避免了患者对检查内容的熟悉,使检查更加客观。此方法易于操作,且对训练有明显的指导作用。

(4)token 测验:Token 测验是 De renzi 和 vignola 于 1962 年编制的,此测验由 6 个项目组成包括两词句 10 项,三词句 10 项,四词句 10 项,六词句 10 项以及 21 项复杂指令,适用于检测轻度或潜在失语症患者的听理解。目前应用较多的是简式 oken test。其优点是可以用于重度失语症患者,同时,该测验还有量化指标,可测出听理解的程度。

(5)汉语标准失语症检查:此检查是中国康复研究中心听力语言科以日本标准失语症检查为基础,借鉴国外有影响力的失语评价量表的优点,按照汉语的语言特点和中国人的文化习惯所编制,亦称中国康复研究中心失语症检查法(CRRCAE),只适合成人失语症患者。此检查包括两部分内容,第一部分是通过患者回答的 12 个问题了解其言语的一般情况,第二部分由 30 个分测验组成,分为 9 个大项目,包括听理解、复述、说、出声读、阅读理解抄写、描写、听写和计算,在大多数项目中采用了 6 等级评分标准。为避免检查时间太长,身体部位辨别、空间结构等高级皮质功能检查没有包括在内,必要时可另外进行。使用此检查前要掌握正确的检查方法,应该由参加过培训或熟悉检查内容的检查者来进行检查。

(6)汉语失语成套测验(aphasia battery of chinese,ABC):此检查包括了自发谈话、复述、命名、理解、阅读、书写、结构与视空间、运用和计算九大项目,并规定了评分标准。1988 年开始用于临床,也是目前国内较常用的失语症检查方法之一。

(7)失语症严重程度的评定:目前,国际上多采用波士顿诊断性失语检查法中的失语症严重程度分级(表 21-3-8)。

表 21-3-8 失语症严重程度分级

等级	内容
0 级	无有意义的言语或听觉理解能力
1 级	言语交流中有不连续的言语表达,但大部分需要听者去推测、询问和猜测;可交流的信息范围有限,听者在言语交流中感到困难
2 级	在听者的帮助下,可能进行熟悉话题的交谈。但对陌生话题常常不能表达出自己的思想,使患者与听者都感到进行言语交流有困难

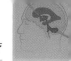

续表

等级	内容
3级	在仅需少量帮助下或无帮助下,患者可以讨论几乎所有的日常问题。但由于言语和(或)理解能力的减弱,使某些谈话出现困难或不大可能
4级	言语流利,但可观察到有理解障碍,但思想和言语表达尚无明显限制
5级	有极少的可分辨出的言语障碍,患者主观上可能感到有点儿困难但听者不一定能明显觉察到

2. 构音障碍评定

(1)构音器官功能检查:主要是通过①听患者说话时的声音特征;②观察患者的面部运动如唇、舌、颌、腭、咽喉部在安静及说话时的运动情况,以及呼吸状态;③让患者做各种言语肌肉的随意运动以确定有无异常。

最方便常用的构音器官功能性检查方法是由英国布里斯托尔市 Frenchay 医院的 Pamela 博士编写的评定方法,该方法分为 8 个部分,包括反射、呼吸、舌、唇、颌、软腭、喉、言语可理解度,影响因素包括听力、视力、牙齿、语言、情绪、体位等。我国修订的中文版 Frenchay 评定法能为临床动态观察病情变化、诊断分型和评定疗效提供客观依据,并对治疗有较肯定的指导作用。内容包括:①反射,通过观察患者的咳嗽反射、吞咽动作和流涎情况来判断。②发音器官,观察患者在静坐时的呼吸情况,能否用嘴呼吸,说话时是否气短;口唇、颌、软腭、喉和舌静止状态时的位置,鼓腮、发音和说话时动作是否异常。③言语,通过读字、读句及会话评定发音、语速和口腔动作是否异常。

(2)仪器检查:依靠现代化的仪器设备,对说话时喉、口腔、咽腔和鼻腔的情况进行直接观察,对各种声学参数进行实时分析,并进行疗效评价。仪器检查包括:①鼻流量计检查;②喉空气动力学检查;③纤维喉镜、电子喉镜检查;④电声门图检查;⑤肌电图检查;⑥电脑嗓音分析系统。

五、吞咽障碍的评定

1. 洼田饮水试验(表 21-3-9)　让患者像平常一样喝下 30ml 温开水,然后观察和记录饮水时间、有无呛咳、饮水状况。评价分级如下:1 级,5 秒内能将 30ml 温水顺利地一次咽下;2 级,5 秒以上分两次不呛地将 30ml 温水咽下;3 级,5 秒以上能一次咽下但有呛咳;4 级,5 秒以上分两次以上咽下,有呛咳;5 级,屡屡呛咳,10 秒内全量咽下困难。

表 21-3-9　洼田饮水试验分级表

等级	表现
I	能不呛地一次饮下 30ml 温水
II	分两次饮下,能不呛饮下
III	能一次饮下,但有呛咳
IV	分两次以上饮下,有呛咳
V	屡屡呛咳,难以全部咽下

2. 才藤吞咽功能分级　7 级为正常:摄食咽下没有困难,没有康复医学治疗的必要;6 级为轻度问题:摄食咽下有轻度问题,摄食时有必要改变食物的形态,如因咀嚼不充分需要吃软食。但是口腔残留的很少,不误咽;5 级为口腔问题:主要是吞咽口腔期中度或重度障碍,需要改善咀嚼的形态,吃饭的时间延长,口腔内残留食物增多,吞咽时需要他人提示或者监视,没有误咽;4 级为机会误咽:用一般的方法摄食吞咽有误咽,但经过调整姿势或一口量的变化等代偿方法后可以充分地防止误咽;3 级为水的误咽:有水的误咽,使用代偿方法也不能控制,改变食物形态有一定的效果,吃饭只能咽下食物,但摄取的能量不充分。多

数情况下需要静脉营养,全身长期的管理需要考虑胃造瘘,如果能采取适当的摄食吞咽方法,可以保证水分和营养的供给,可以采取直接摄食训练;2 级为食物误咽:改变食物的形态没有效果,水和营养基本上由静脉供给;1 级为唾液误咽:唾液产生误咽,不能进食、饮水,不能进行直接的吞咽训练。

3. 电视荧光放射吞咽功能检查(video floroscopic swallowing study,VFSS) 由 Mosher 首次提出使用 X 线荧光透视检查来进行吞咽障碍的评估,称为吞咽 X 线荧光透视检查(VFSS),可对整个吞咽过程进行详细的评估和分析,是目前公认的最全面、可靠、有价值的吞咽功能检查方法,被称为诊断吞咽障碍、确定口咽功能紊乱机制的"金标准"。

六、日常生活活动能力评定

1. 日常生活活动能力(ADL)评定脑卒中后,对于患者的 ADL 评定根据功能程度和评定的时间阶段分别采用 Barthel 指数分级法(表 21-3-10)、Kat 分级法、Kenny 自理评定和 FM 功能独立性测评进行评定。

表 21-3-10 日常生活活动能力(ADL)评价表

项目	评分标准	得分
大便	0= 失禁或昏迷;5= 偶尔失禁(每周<1 次);10= 能控制	
小便	0= 失禁、昏迷或需导尿;5= 偶尔失禁(每 24h<1 次每周>1 次);10= 能控制	
修饰	0= 需帮助;5= 能独立洗面、梳头、刷牙、剃胡须	
如厕	0= 依赖;5= 需部分帮助;10= 能自理	
进食	0= 依赖;5= 需部分帮助(如切面包、抹黄油、夹菜、盛饭等);10= 全部自理	
转移	0= 完全依赖(需 2 人以上帮助);5= 需 2 人或 1 个强壮、动作熟练的人帮助或指导;10= 需少量帮助;15= 能自理	
活动(步行)	0= 不能活动;5= 在轮椅上独立行动;10= 需 1 人帮助(体力或语言指导);15= 独立步行(可用辅助器)	
穿衣	0= 依赖;5= 需一半帮助;10= 自理(系纽扣、开关拉链、穿脱鞋及乳罩)	
上下楼梯	0= 不能;5= 需帮助(体力或语言指导);10= 能自理	
洗澡	0= 依赖;5= 能自理	
总分:		
能力缺陷程度:		
评定者:		

2. 生活质量(QOL)评定 QOL 是在世界卫生组织(WHO)推荐的健康新概念的基础上创立的评价指标,可分别进行主观的生活质量评定和相对客观的生活质量评定。可参考"生活满意指数"和"生活质量指数"量表进行评定。

七、认知功能评定

1. 简易智力状态量表(mini-mental state examination,MMSE)(表 21-3-11) MMSE 由 Folstein 等编制而成,包括定向力、记忆力、注意力、计算力、命名能力、复述能力、三步指令、阅读与书写能力、结构能力等方面,是用于评估认知功能的简易工具,可判断认知损伤的严重程度。其总分为 30 分,认知功能正常的判定标准为:高中文化水平,分数>27 分;初中文化水平,分数>24 分;小学文化水平,分数>20 分;文盲,分数>17 分。

表 21-3-11　简易智力状态量表

题号	检查内容	记分
1	现在是哪一年	
2	现在是什么季节	
3	现在是几月份	
4	今天是几号	
5	今天是星期几	
6	我们现在是在哪个国家	
7	我们现在是在哪个城市	
8	我们现在是在哪个城区（或什么路、哪一个省）	
9	（这里是什么地方）这里是哪个医院	
10	这里是第几层楼（你是哪一床）	
11	我告述你三样东西，在我说完之后请你重复一遍它们的名字，"树""钟""汽车" 请你记住，过一会儿我还要你回忆出它们的名字来	
12	请你算算下面几组算术： 100-7= 93-7= 86-7= 79-7= 72-7=	
13	现在请您说出刚才我让你记住的那三种东西的名字	
14	（出示手表）这个东西叫什么	
15	（出示铅笔）这个东西叫什么	
16	请你跟我说"如果、并且、但是"	
17	我给你一张纸，请你按我说的去做，现在开始："用左 / 右手（未受累侧）拿着这张纸""用（两只）手将它对折起来""把纸放在你的左腿上"	
18	请你念念这句话，并按上面的意思去做。"闭上你的眼睛"	
19	请你给我写一个完整的句子	
20	（出示图案）请你按这个样子把它画下来	
		总分

2. 蒙特利尔认知评估量表（Montreal cognitive assessment，MoCA）　MoCA 由加拿大 Charles LeMoye 医院神经科临床研究中心 Nasreddine 等编制，包括视空间与执行能力、命名、记忆、注意、复述、计算、定向等方面，主要适用于教育年限 ≥ 7 年的老年患者。其总分为 30 分，≥ 26 分为正常。

八、心理等评定内容

1. 抑郁的评定　优势半球前部的梗死常引发精神抑郁。可依据患者的情绪表现进行分析，客观的评定可应用汉密尔顿抑郁评定量表给予评定。

2. 痴呆筛查 是否存在痴呆会直接影响临床康复进展和康复效果,常先采用简明精神状态检查法(痴呆筛查)进行筛查。

第四节 脑出血神经内镜术后常见功能障碍康复治疗

一、康复目标与时机选择

1. 康复目标 采用一切有效的措施预防脑出血术后可能发生的并发症(如压疮、坠积性或吸入性肺炎、泌尿系感染、深静脉血栓形成等),改善受损的功能(如感觉、运动、语言、认知和心理等),提高患者的日常活动能力和适应社会生活的能力,提高患者的生存质量。

2. 康复时机 循证医学研究表明,早期康复有助于改善脑出血术后患者受损的功能,减轻残疾的程度,提高其生存质量。为了避免过早的主动活动使得原发的出血病灶反复或加重,影响受损功能的改善,通常主张在生命体征稳定 48 小时后,原发出血病灶无加重或有改善的情况下,开始进行康复治疗。对伴有严重的合并症或并发症,如血压过高、严重的精神障碍、重度感染、急性心肌梗死或心功能不全、严重肝肾功能损害或糖尿病酮症酸中毒等,应在治疗原发病的同时,积极治疗合并症或并发症,待患者病情稳定 48 小时后方可逐步进行康复治疗。

二、脑出血神经内镜术后常见功能障碍康复治疗基本原则

1. 早期康复介入 临床实践已证实在脑神经受损的早期实施康复治疗,能最大限度地减轻残疾的程度,全面改善大脑功能。因此,对于脑卒中的康复治疗,康复医学界主张 "早期介入",康复治疗不是在临床其他各科治疗之后,而是必须综合到整个治疗计划的全过程。

早期康复介入的时点关键在病情是否稳定。目前多数研究认为,脑卒中患者的早期康复是指在病情相对稳定、不再进展的情况下给予康复介入治疗。《中国脑卒中康复治疗指南(2011)完全版》中提出早期康复是 "患者早期在医院急诊室或神经内科的常规治疗及早期康复治疗" "经急性期规范治疗,生命体征平稳,神经系统症状不再进展 48 小时以后"。因此目前 "早期" 的概念认为是脑卒中发生后生命体征稳定、神经学缺陷不再发展后 48 小时,患者有一定的警觉性,对疼痛等不适有反应,不要求患者完全清醒和能清楚地交流。与缺血性脑卒中患者开始康复治疗时间相比,脑出血性术后患者开始康复治疗相对稍晚。

2. 康复评定 贯穿于康复治疗全过程,原则在对患者进行康复治疗时,必须以康复评定作为制订治疗方案的前提,并在康复的各个阶段必须通过评定以衡量康复治疗的效果、修订康复方案,且以康复评定作为临床康复治疗结束的依据。

3. 注重全面康复 脑出血术后的功能障碍是多方面的,并且形成相互的影响和互相的制约,如运动障碍与言语障碍、认知障碍并存时,需分工合作,通过治疗小组采用综合的治疗方案,给予全面的康复治疗。

4. 主动参与、循序渐进 康复的过程要求患者以及患者家属积极配合,主动参与到治疗的各个环节;神经功能的恢复是渐进性的,且有发展的自然规律,所以治疗不可急于求成,需循序渐进以求最佳疗效。

5. 同步常规临床治疗 包括临床药物治疗和手术治疗。

三、脑出血神经内镜术后各种常见功能障碍的康复治疗

1. 意识障碍者的复苏促醒 当患者生命体征及颅内环境平稳,可适当介入多途径感官刺激,避免环境剥夺导致大脑皮质抑制而影响意识复苏。

(1)听觉刺激:定期给患者播放病前熟悉的音乐和歌曲;亲人反复与患者谈及病前熟悉和感兴趣的人

或事,同时观察患者面部表情和躯体反应。

(2)视觉刺激:让患者观看色彩变换频繁的电视广告节目或在患者头上方放置五彩灯,用彩光刺激患者视网膜和大脑皮质,观察患者反应,每天 2 次,每次 1 小时。

(3)肢体感觉刺激

1)面部冰刺激:用冰棒在患者面部进行短暂、柔和的向心刺激,每次 5 分钟,一天一次(避开太阳穴)。

2)面部气体刺激:用气脉冲对患者面部敏感部位(眼眶周围、唇周围、耳后、前额等)进行气脉冲刺激,每次 3 分钟,一天一次(避免向眼内吹气)。

3)面部刷擦刺激:用软毛刷在患者面部敏感部进行轻柔的向心性刷擦,每天 3 分钟。

4)面部穴位按压制激:用指腹按压患者头面部穴位,如攒竹、鱼腰、太阳穴、水沟、迎香等(勿大力按压),每天 3 分钟。

5)四肢刷擦刺激:用软毛刷刷擦患者四肢,由远端到近端(注意皮肤破损情况),也可采用刷子刷擦患者指逢、手掌及脚掌的掌背侧,四肢每次各 3 分钟,共 12 分钟,每天 1 次。

6)小关节挤压及叩击刺激:对患者四肢小关节进行挤压,每次 2 分钟,一天一次,用叩诊锤叩击患者膝关节周围的反应点、肌腱,每次 2 分钟,每天 1 次。

(4)正中神经电制激:使用低频脉冲电刺激、电极片置于患者右手腕横纹上两横指处,波宽 300ms、频率 44Hz、动作 20 秒、休息 55 秒、上升 10 秒、强度 20~25mA,每次 30 分钟,一天一次。

(5)穴位刺激:采用头针刺激感觉区、运动区、语言区等或刺激百会、四神聪、印堂、太阳等穴位,观察患者反应,需加强刺激时可加用电针仪。

2. 运动功能康复　临床常用的康复理论及治疗技术:脑出血神经内镜术后造成的运动障碍为中枢性瘫痪,可依据以下神经发育疗法进行康复治疗。

Brunnstrom 技术是依据脑损伤后患者运动功能恢复的各个不同阶段,利用各种运动模式诱发运动反应,再从异常运动模式中引导、分离出正常运动的成分,达到恢复患者运动功能的治疗技术。Brunnstrom 技术主要包括:体位摆放及床上训练、坐位训练、引导联合反应和共同运动、引导分离运动、行走训练、日常生活练习。

Bobath 技术是治疗中枢神经损伤后引起的运动功能障碍的治疗方法。其核心是以日常生活活动任务为导向的姿势控制和运动控制。Bobath 技术主要包括:控制关键点、反射性抑制模式促进姿势反射、感觉刺激、姿势控制和以任务为导向的运动控制训练等(图 21-4-1)。

PNF(proprioceptive neuromuscular facilitation)技术即本体觉神经肌肉促进技术,是通过对本体感受器刺激,达到促进相关神经肌肉的反应,改善运动控制、肌力、协调和耐力,最终改善功能的治疗技术。PNF 技术主要包括基本技术、特殊技术、常用技术及治疗目的、常用基本运动模式(图 21-4-2)。

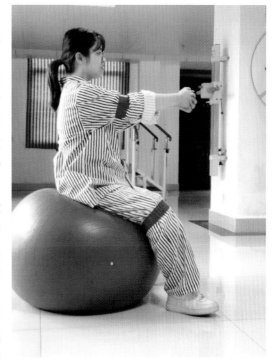

图 21-4-1　Bobath 技术
Bobath 球训练:坐于球上,做骨盆的前后倾动作,以增强骨盆的灵活性。

Rood 疗法重点强调有控制的感觉刺激,按人体个体的发育顺序,利用运动以诱发出有目的的反应,又称为多感觉刺激疗法。Rood 疗法的基本理论基于人体活动是由先天存在的各种反射,通过不断地应用和发展,在反复的感觉刺激不断地被修正,直至大脑皮质达到控制为止(图 21-4-3)。

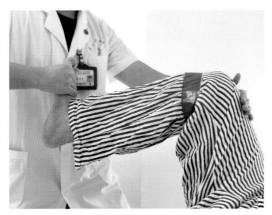

图 21-4-2　PNF 技术
PNF 治疗促进下肢活动。

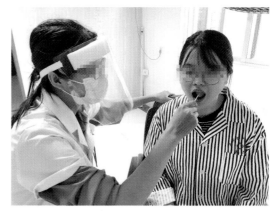

图 21-4-3　Rood 疗法——治疗吞咽障碍
利用冰棉棒刺激患者软腭、腭弓、舌根、咽后壁等区域以强化吞咽反射。

（1）早期康复治疗

1）康复目的：此期患者因病情影响，不能主动配合康复训练，所以该期康复治疗的目的是采用被动活动，促进脑出血术后患者偏瘫肢体肌力、肌张力的恢复，并通过良肢位摆放、恰当的体位转换，防治如压疮、肢体静脉血栓、骨质疏松、肺部感染、泌尿系感染等并发症，同时为恢复期康复功能训练做准备。此外，积极管理脑出血术后相关的危险因素，亦是该期康复的重要目的。

2）康复内容：根据脑出血患者的实际情况，早期康复治疗应包括良姿位（亦称良肢位）摆放、定时翻身、体位转换、床上的主被动活动等，还应鼓励患者重新开始与外界的交流。其中良姿位摆放是脑出血术后早期康复干预的最基本措施。

①良姿位的摆放：保持抗痉挛体位。良姿位又称抗痉挛体位，以保持肢体的良好功能为目的，防止或对抗痉挛模式的出现，预防继发性关节挛缩、畸形或肌肉萎缩，防止压疮、肺炎及深静脉血栓的出现（图 21-4-4）。

仰卧位：头下垫枕，避免侧屈、过屈或过伸。患侧肩后部垫枕，避免肩后缩。患侧上肢置于体侧方，适当外展，肘关节保持伸展，前臂旋后，拇指指向外方。患侧臀下垫枕，避免臀部后缩。患侧下肢股外侧用枕头支撑避免大腿外旋。患侧小腿或膝下避免垫枕，防止压迫下肢静脉与膝过屈或过伸。仰卧时间不宜过长。

患侧侧卧位：头下垫枕，躯干稍后仰，其后方可垫枕支撑。患侧肩胛带充分前伸，肩关节前屈 90°~130°。患侧肘关节自然伸展，前臂旋后，手呈背屈位。患侧髋关节自然伸展，膝关节可稍屈曲。健侧上肢自然放置，健侧下肢呈踏步状置于枕上。

健侧侧卧位：头下垫枕，躯干保持垂直。上肢下垫枕，患侧肩胛带充分前伸，肩部前屈 90°~130°，肘关节与腕关节保持自然伸展。患侧髋关节、膝关节自然半屈曲，呈踏步状置于枕上，患足与小腿尽量保持垂直位。本体位是患者最舒适的体位，对患侧肢体亦有益。

②体位变换：床上体位转移的实施应当由治疗师、患者、家属、护士和其他陪护人员共同参与，训练的原则应该按照完全被动、辅助和完全主动的顺序进行。被动体位转移：每 1~2 小时变换一次体位，可避免肺部感染和压疮的出现。并且通过不断交替进行仰卧位、患侧卧位和健侧卧位可使患者肢体的伸屈肌张力达到平衡，预防和减轻痉挛模式。其后辅助体位转移和主动体位转移等方式。体位转移的训练内容包括患者床上侧面移动、前后方向移动、被动健侧翻身、患侧翻身起坐训练、辅助和主动翻身起坐训练、床上搭桥训练以及床上到轮椅、轮椅到床上的转移训练等。床上体位转移技术的实施要注意转移过程的安全性问题，在身体条件允许的前提下，应尽早离床。

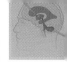

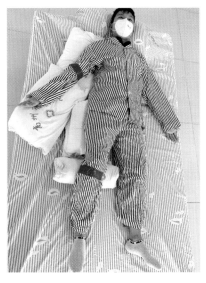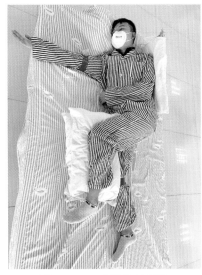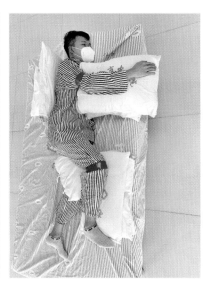

图 21-4-4　良肢位的摆放
由左向右分别是仰卧位、患侧卧位、健侧卧位良肢位摆放。

③关节活动度训练：关节活动度训练可以促进肢体血液循环、增加感觉输入、预防关节活动受限,有效防止肌肉失用性萎缩的发生,促进全身功能恢复。关节活动度训练开始时可以完全被动形式进行：分别进行肩关节外展、屈曲(图 21-4-5)和外旋,肘关节伸展,腕关节和手指伸展,髋关节外展、屈曲和伸展,膝关节屈曲和伸展,足背屈和外翻运动。每次每个关节做 2~3 次,肌张力越高被动关节运动次数应适当增多。一般每个关节每天活动 2~3 次。开始肢体软瘫时关节活动范围应在正常范围的 2/3 以内,特别是肩关节,并注意保护关节,避免不必要的损伤,防止异位骨化。以后可以过渡到辅助和完全主动的方式进行。关节活动度训练不仅包括肢体关节,还包括躯干的脊柱关节活动度训练,训练以患侧为主,长期卧床者要兼顾健侧肢体。

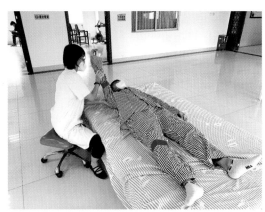

图 21-4-5　关节活动训练
肩关节前屈活动。

④物理因子治疗：物理因子治疗是采用电、热、声、光等物理因子作用于人体,以达到预防和治疗疾病的方法。物理因子治疗具有适应证广,安全性高,禁忌证少的特点,广泛应用于脑出血术后患者的早期康复。目前早期康复阶段,常采用的物理因子治疗主要包含电疗法[直流电、直流电药物离子导入疗法、低频脉冲电疗法(图 21-4-6)、中频电疗法、高频电疗法等]、磁疗法(静磁场疗法、磁热疗法、脉冲磁场疗法等)、光疗法(红外线疗法、可见光疗法、紫外线疗法、激光疗法等)、超声波疗法、热疗法、冷疗法、水疗法、泥疗法、肌电生物反馈疗法、经颅磁刺激等。结合患者的具体病情、功能状态等,选择相适宜的物理因子疗法,治疗频次、治疗时间、治疗强度等康复处方的设定,应以患者能够耐受、最大程度促进患者功能恢复为关键考量因素。

(2)恢复期康复治疗：脑出血术后恢复期患者能够主动活动患肢,患肢逐渐由软瘫期进入痉挛期,肌肉活动均为共同运动,肌肉痉挛明显到痉挛渐减轻,开始出现选择性肌肉活动。脑出血术后恢复期一般为发病后的第 3~4 周开始进入。

康复目的：此期患者能够主动活动患肢,患者能够在一定程度主动参与康复训练,康复治疗的目的除了管控脑出血术后相关的危险因素,还应抑制肢体痉挛、促进分离运动恢复、提高协调性与选择性随意运动、形成正确的运动模式、提高日常生活自理能力,最终实现回归家庭、社会及工作岗位。

康复内容：基于康复功能评定结果,制定个性化的康复训练计划,开展相应的脑出血术后恢复期康复治疗,鼓励条件允许的患者主动康复训练,康复训练主要包括坐位平衡、移乘、站立、重心转移、正常运动模式训练、ADL 训练等。康复训练应循序渐进,康复计划应符合患者的目标,训练时多给患者适当的鼓励。

1)运动治疗:应用各种运动来进行肢体活动、矫正异常运动的康复训练。在治疗师的指导和监督下,由患者主动地进行运动治疗活动。重新学习受损的运动功能。按照躯干、肩胛带和骨盆,以及肢体近端至远端的顺序,进行翻身、坐位、站位和行走基本动作训练。并针对患者康复进度需要,进行包括肌力训练、关节活动训练、步态训练、平衡功能训练、协调性训练等基础训练。

上肢功能训练(图 21-4-7):患者仰卧位,上肢前伸,手伸向天花板;或让其用手触摸自己的前额、枕头等。患者坐位,练习用手向前、向上指向物体并逐渐增大范围;坐位,前臂中立位于桌面,手环握玻璃杯并试着将其抬起,之后训练抬起物体 - 伸腕 - 屈腕 - 放下物体。伸腕:坐位,前臂中立位于桌面,伸腕使手背后移动触碰物体,并逐渐增加移动距离。前臂旋后:环握圆筒形物体,前臂旋后使该物体的末端接触桌面;也可手背压橡皮泥训练。对掌活动:抓住和放开杯子,注意确保前臂中立位及腕伸位。对指活动:前臂旋后,练习拇指和其他手指对指。操纵物体:可练习用手指拾起碗中小物体,然后前臂旋后,将物体放入另一碗中;也可练习用手抓住塑料杯的边缘而不让其变形,并向各个方向移动;或者练习从对侧肩上拾起小纸片。

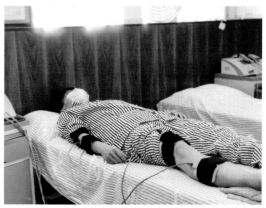

图 21-4-6　物理因子治疗
运用低频脉冲电疗法刺激患者肱三头肌、腕伸肌群、股四头肌、胫前肌等。

床上翻身训练(图 21-4-8):患者双手十指交叉,上肢伸展,做上举、伸向侧方的练习。翻身时,交叉的双手伸向翻身侧,头抬起转向翻身侧,躯干翻转,至侧卧位,然后返回仰卧位,再向另一侧翻身。每日多次训练。

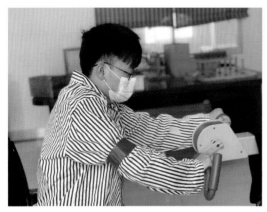

图 21-4-7　上肢功能训练
利用 motolmed 进行上肢主被动关节活动训练。

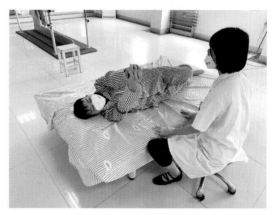

图 21-4-8　床上翻身训练
向患侧翻身训练。

坐位训练:包括平衡训练和耐力训练。患者在躯干无支撑的状态下,在床边或椅子上取静坐位,髋关节、膝关节和踝关节均屈曲 90°,双足踏支持台或地面,分开约一脚宽,健侧上肢撑床或双手置于膝上,训练者协助或指导患者调整躯干和头至中间位,然后松开双手,此时患者可保持该位置一定时间,然后慢慢地倒向一侧。随后训练者指导或帮助患者调整身体至原位,反复进行。此后让患者双手手指交叉在一起或用健侧上肢,在保持躯干良好控制的前提下,伸向前、后、左、右、上和下不同方向,此称为自动态坐位平衡训练。当患者在受到突然的推拉外力仍能保持平衡时(被动态平衡),就可认为已完成坐位平衡训练。此后坐位训练主要是耐力训练。

站立及步行训练:研究认为,长期卧床会影响患者的功能恢复潜力,特别是神经肌肉功能和平衡功能的恢复,降低大脑的可塑性和功能重组。脑出血后偏瘫、步态异常是卒中患者的主要功能障碍,也是影响患者日常生活能力和生活质量的主要因素。脑出血患者病情稳定,生命体征平稳,且48~72小时内病情无进展,可考虑离床,借助器械进行站立、步行康复训练。

步行基本要素主要有以下几个方面:①颈部、躯干及偏瘫下肢抗重力肌能够抗重力;②患侧下肢能负重、支撑身体;③站立时重心能够前后、左右移动;④患侧下肢髋关节能够屈曲、迈步。根据脑卒中患者离床后的功能状态,针对性地按照上述步行基本要素进行早期步行训练,是临床上简单有效的基本步行康复训练方法。

步行训练前应根据患者康复评估,做好行走相应肌力增强训练、起立床训练(图21-4-9)及平行杠内训练,手杖、拐杖站立训练等,为步行练习做准备。可利用平行杠(图21-4-10)、手杖、拐杖进行站立、重心转移、单足支撑、原地踏步或跨步练习。待患者能做到自动态站位平衡,且患腿持重达体重一半以上并能向前迈步时,便可进行步行训练。初期训练要少量多次,循序渐进,避免患者过度疲劳、出现足内翻等情况。

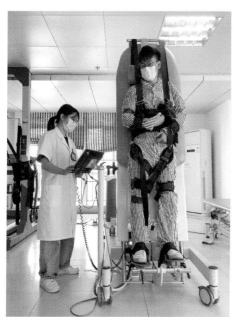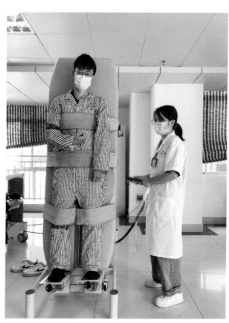

图 21-4-9　早期患者利用下肢机器人与电动起立床进行站立训练

2)作业治疗:上肢和手功能训练(图21-4-11),可用滚筒、滑行板、斜面磨砂板、bobath球训练上肢粗大的运动;用系鞋带、剪纸、编织等训练双手协同操作;用书写、拾小物品、拧螺丝等训练患手的精细动作。日常生活活动能力训练:训练患者充分利用残存功能、辅助器具独立完成个人卫生、吃饭、更衣等工作,以达到生活自理。

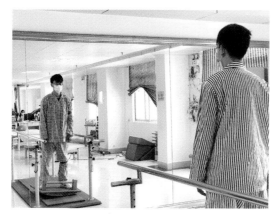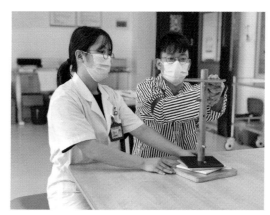

图 21-4-10　步行训练、平衡杆内平衡板训练　　　　　图 21-4-11　作业治疗、套扳训练

3. 言语障碍的康复　脑出血患者的失语和构音障碍(图21-4-12),康复目标主要是促进交流的恢复,帮助患者制定交流障碍的代偿方法,以及教育患者周围的人们,促使其与患者积极交流、减少对患者的孤立、满足患者的愿望和需求。早期可针对患者听、说、读、写、复述等障碍给予相应的简单指令训练、口颜面肌肉发音模仿训练、复述训练,口语理解严重障碍的患者可以试用文字阅读、书写或交流板进行交流。必要的干预措施有助于交流能力得到最大程度的恢复。

4. 吞咽障碍的康复　饮水试验是较常用的临床筛查方法,视频X线透视吞咽检查(VFSS)则是评价吞咽功能的"金标准"。吞咽障碍的治疗与管理最终目的是使患者能够安全、充分、独立地摄取足够的营养及水分。对有吞咽障碍的患者通过训练增强口周肌群力量和协调性,并运用冰刺激等各种刺激诱发和促使吞咽反射消失或减弱的患者重建正常吞咽反射,配合吞咽电刺激治疗,球囊扩张等技术等治疗。观察吞咽反射存在、少量误咽或误吸能通过随意咳嗽咳出时,进行进食训练(图21-4-13)。

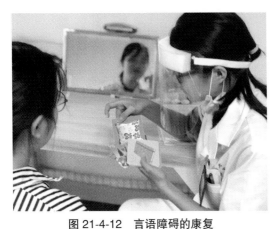

图21-4-12　言语障碍的康复

图命名——向患者呈现一幅图画,要求其说出它的名字。

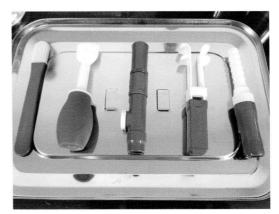

图21-4-13　吞咽障碍的康复

口肌训练器。

5. 感觉障碍的康复治疗　在康复评定的基础上,感觉障碍的康复治疗应与运动康复治疗同步进行。脑卒中后恢复过程中,往往因感觉障碍显著地影响运动功能和平衡功能的恢复,同时还易造成烫伤、创伤以及感染。感觉的恢复和重建是一个缓慢的过程,需要长期反复训练,因此必须重视感觉功能的训练,将感觉训练和运动训练统一规划。

(1)感觉训练基本原则

1)向患者作好康复的宣教,取得患者的努力合作,是感觉障碍训练的重要环节。

2)同一动作或同一种刺激需要反复多次,注意不能频繁更换训练用具。

3)纠正异常肌张力使其正常化;抑制异常姿势和病理性运动模式。

4)施加感觉刺激时,必须防止由于刺激造成的痉挛加重。

5)根据患者感觉障碍的性质和程度选择适当的训练方法和训练器具,训练要循序渐进、由易到难、由简单到复杂。

6)对于感觉障碍恢复差的患者,训练患者在治疗和日常生活中,养成用视觉代偿感觉的习惯,防止造成外伤。

(2)感觉功能的训练

1)偏盲的训练:①让患者了解自身的缺陷,进行双侧活动的训练;②用拼版拼图进行左右注视的训练;③用文字删除法反复训练;④视野缺损范围大的患者可建议向偏盲侧转头及视觉代偿。

2)实体觉训练:让患者用触觉辨认一个物体,方法是先让患者观察要辨认的物体,在其注视下治疗师将物体移动,然后再让患者先健手后患手触摸和移动此物体,反复几次后再让患者闭目进行。用这种方法让患者移动过几个物体后,把这些物体放入暗箱中,让患者用手触摸辨认出正确的物体。成功后可加入新的物品,也可以让患者看物体的图片在暗箱中找出相同的物体。

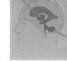

3）深感觉的训练：深感觉障碍分别有位置觉障碍和运动觉障碍,在训练时必须将感觉训练和运动训练结合起来。

训练方法：①先由治疗者通过被动运动引导患者患侧做出动作并体验正确的动作；②然后指示患者用健侧去引导患侧完成这些动作；③再进一步通过双手端起较大物品的动作,间接地引导患侧上肢做出正确动作。可以运用木质的大立方体,也可以运用硬纸黏合物或泡沫塑料。总之,通过拿放不同重量的物体,调节训练的难易程度。

6. 认知障碍的康复

（1）知觉障碍的训练

1）失认症的训练

视觉失认的训练：训练患者的垂直位；反复辨认左、右方的物体；让患者说出各手指的名称；可用拼板玩具训练患者的形状失认。

单侧忽略的训练：重点训练患者把注意力集中于他所忽略的一侧。方法是：站在患侧与患者说话；用色彩鲜艳的物品放在患侧提醒患者对患侧的注意等；要求患者用健手去拿放在患侧的物品；阅读时可在忽略侧的一端放上颜色鲜艳的尺子给予提醒等。

视觉空间失认的训练：让患者自己画钟面、房屋图形等；让患者辨认、排拼、配对各种色调图片和拼板；让患者做各种日常生活活动的动作。

2）失用症的训练：训练时应注意,需将一个动作先进行分解学习,逐步完成一个完整动作；先练习粗大活动,再练习精细活动。向患者发出的言语命令应清晰、缓慢、简短,并可向患者进行示范。用触觉、视觉和本体觉暗示患者。常见有意念性失用、运动失用、意念运动性失用、结构性失用、穿衣失用等,对于不同的失用症患者采用不同的训练方法。

（2）认知功能的康复：脑卒中后因病损部位因素,使部分患者发生认知障碍,表现记忆力减弱、执行功能障碍,严重者出现痴呆,治疗中应加以重视并合理治疗。由于痴呆时注意力下降,学习新事物困难,难以参加完整的康复训练,主要加强支持疗法,给予适当生活照顾,常与患者交谈,让患者多与社会接触,多参加社会活动等。

7. 心理障碍的康复　对于脑血管病患者心理障碍的康复应从疾病的早期与各项治疗同步进行。该类患者的心理障碍常表现为抑郁症,治疗方法主要有：

（1）心理治疗：主要应用支持性心理疗法,通过认真倾听、耐心解释、反复指导、不断鼓励和安慰等帮助患者,使患者正确认识和对待自身的健康问题,解除顾虑,调动患者的积极性,主动配合康复治疗,同时,家属的精神支持是改善患者抑郁症的重要因素,因此要做好患者家属的思想工作,使其家属能充分地认识到抑郁症的持续对患者全面康复的严重影响,而主动协助治疗患者。

（2）药物治疗：可选用抗抑郁药,如氟西汀、帕罗西汀、曲唑酮、米氮平等,服用方法按临床治疗要求进行。

（3）物理因子疗法：可使用电针疗法,常采用疏波、断续波脉冲电流,取合谷、内关、太阳、风池等穴,中等或强电流刺激,每次 15 分钟,每天 1 次,10 次 1 个疗程。

（徐　勇　倪莹莹　廖国威　孟　兵　王　泳）

参考文献

［1］张绍岚, 何小花. 疾病康复 [M]. 2 版. 北京: 人民卫生出版社, 2014.

［2］王玉龙. 康复功能评定学 [M]. 2 版. 北京: 人民卫生出版社, 2013.

［3］励建安. 康复医学 [M]. 2 版. 北京: 科学出版社, 2008.

［4］窦祖林. 吞咽障碍评估与治疗 [M]. 北京: 人民卫生出版社, 2009.

［5］胡军. 作业治疗学 [M]. 北京: 人民卫生出版社, 2012.

［6］燕铁斌. 物理治疗学 [M]. 2 版. 北京: 人民卫生出版社, 2013.

［7］倪朝民. 神经康复学 [M]. 2 版. 北京: 人民卫生出版社, 2013.

［8］李胜利. 语言治疗学 [M]. 2 版. 北京: 人民卫生出版社, 2013.

［9］石学敏. 针灸学 [M]. 北京: 中国中医药出版社, 2007.

［10］ 马存根. 医学心理学 [M]. 北京: 人民卫生出版社, 2000.

第二十二章 神经内镜脑出血血肿清除术后高压氧治疗

第一节 概　　述

　　高压氧是一门新兴的临床学科,在颅脑疾病的治疗中已广泛应用,特别是颅内出血患者的治疗中配合显微外科手术或内镜手术后治疗起到了显著的疗效。早期高压氧治疗脑出血的临床研究表明:早期高压氧治疗可以改善开颅术后患者认知;高压氧治疗可以减少脑出血开颅术后患者的后遗症;早期高压氧治疗结合其他合理的康复措施能有效促进患者的康复,最大限度地减少患者的残疾程度,改善患者的社会生活。同时高压氧配合临床手术治疗能有效地增加脑部组织细胞的血氧供给,减轻脑水肿,修复损伤的脑神经组织细胞,加速患者的康复,起到药物所无法替代的作用。因此高压氧已在脑出血术后治疗中发挥越来越大的作用,深受神经外科医生的推荐和患者及家属的推崇。

第二节　高压氧简介

　　高压氧是将患者置于一个完全密闭的空间内,进行气体输入加压,在超过一个大气压的密闭环境下,呼吸高浓度的氧气以治疗疾病的一种方法。高压氧舱分为医用多人空气加压舱(图 22-2-1)、医用单人氧气加压舱(图 22-2-2A)其中包括了单人氧气加压婴儿舱(图 22-2-2B)。但不管是哪种类型氧舱,其达到的治疗效果是一样的。

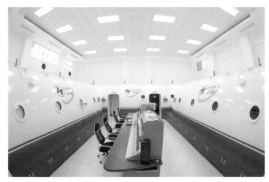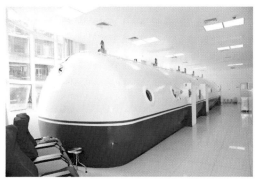

图 22-2-1　多人空气加压舱

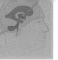

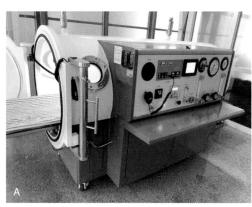
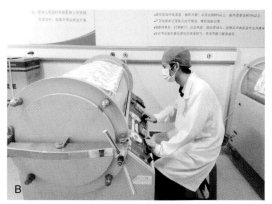

图 22-2-2　单人氧气加压舱
A. 单人氧气加压舱;B. 单人氧气加压婴儿舱

在舱内高压氧环境中,氧气加压舱加压介质为氧气,患者直接身处在高浓度氧的舱内环境中,直接呼吸舱内高浓度的混合氧(一般氧舱内氧浓度>75%)。而空气加压氧舱加压介质为空气,患者所处的舱内环境为大气中氧浓度(<23%),患者通过面罩(图 22-2-3A)、头罩(图 22-2-3B)、文丘里面罩(图 22-2-3C)或呼吸机(图 22-2-3D)给予 99.5% 的医用氧,直接吸收入肺部进行气体交换,所以,医用空气加压舱的治疗效果及吸氧浓度优于医用氧气加压舱。

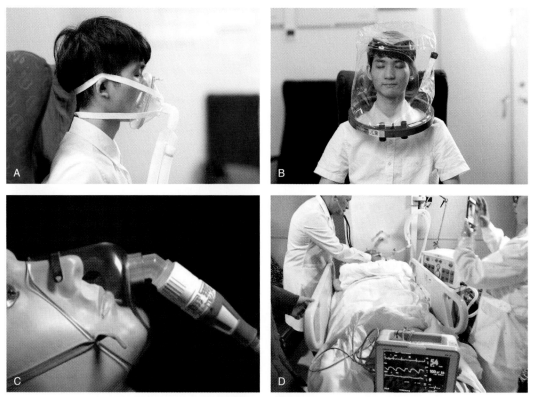

图 22-2-3　给氧方式
A 面罩吸氧;B. 头盔吸氧;C. 文丘里面罩;D. 呼吸机给氧

第三节　高压氧治疗原理

1. 提高血氧分压，增加血氧含量　机体在高压氧状态下，高分压氧很快入肺泡内而后进入血液内，使肺泡内血液内均呈高分压氧气，如 0.2Mpa（大气压单位）高压下吸氧，肺泡氧分压 1 400mmHg，血氧分压 1 400mmHg，血氧含量 24.3ml（正常 19.8ml）溶解氧提高 13 倍。

2. 增加组织的氧储备　人体每千克体重平均需要 75ml 血液供应，氧气不断从血液到组织细胞，组织细胞不断消耗血液中提供的氧气，在供给和消耗的过程中，保持一定的余氧。每千克的组织耗氧速率 3~4ml/min，每千克组织储备的余氧有 13ml，故循环血液停止时仅能维持 3~4 分钟的组织用氧时间，在 3 个 ATA（大气压单位）的高压氧舱内环境中每千克组织储备的余氧有 53ml，在循环血液停止时能维持 8~12 分钟的组织用氧时间。低温情况下耗氧更低，高压氧加低温是最佳增加氧储备和降低机体耗氧的方法。

3. 提高血氧弥散率，增加血氧弥散距离　血液中高分压氧向低分压氧的组织部位流动，压力越大，弥散越快。正常情况下氧在组织中弥散距离为 30μm，而在高压环境下能增加至 100μm，有效供给更远端的组织氧气，改善组织缺氧状态。

4. 血管的收缩作用　在高压的环境下，脑部的血管呈现两种状态，颈内动脉系统血管出现收缩，而椎动脉系统血管则出现扩张，这样既可以减轻大量的液体入脑组织中，又可以使脑干供血供氧增多，促进脑干功能恢复，促进脑干网状结构功能，激活脑干上行系统功能，促进患者意识状态的改善和恢复。颈内动脉系统血管收缩不会产生颅内供血供氧不足的状态，因血液中有高浓度的溶解氧，有效保证了大脑组织的氧气供给。

5. 抑制厌氧菌生长和繁殖　高压氧下厌氧菌内的多种活性酶下降，使其生长繁殖受抑制。当氧张力<30mmHg，生长繁殖旺盛；氧张力 30~70mmHg，生长缓慢；氧张力>90mmHg，生长停止甚至死亡。对脑部损伤感染有很好的恢复作用。

6. 高压氧对气泡的作用　高压氧下体内气泡体积随压力而变小，最后分解。对于颅底及体内的积气现象，压到病除。

7. 高压氧对损伤恢复的作用　高压氧改善组织缺氧，有氧代谢增加，ATP 合成增多有助于神经功能恢复，对受损的神经组织恢复能起到非常有效的帮助作用。

8. 高压氧减低脑水肿　在 0.2Mpa 下颈内动脉供血减少 21%，脑压下降 36%，能有效减轻或缓解脑水肿，使脑组织尽快恢复功能。

9. 高压氧对凝血功能的影响　高压氧下使凝血系统受抑制，血小板聚集率降低，吞噬细胞功能增强，纤维蛋白溶酶活性增加，使血液黏度下降，血流变学产生改变，利于血液流通，增加脑部损伤组织的血流速度，促进新陈代谢功能，加快损伤部位修复。

第四节　高压氧治疗的指征与禁忌证、治疗时机

1. 高压氧治疗指征
(1) 中、重度脑出血，经神经内镜及其他手术行血肿清除术后。
(2) 临床症状明显（如有偏瘫、失语、吞咽障碍等），致残可能性较大者。
(3) 生命体征基本稳定。

2. 脑出血高压氧治疗禁忌证

(1)病情危重、已经发生脑疝者。

(2)患者躁动、抽搐、不能配合吸氧者。

(3)有绝对禁忌证,如内出血未控制、有肺大疱或严重肺气肿、气胸未处置者。

(4)血压过高,超过200/110mmHg。

(5)症状较轻,不会遗留后遗症者虽然不是禁忌证,但无须做高压氧。

3. 治疗时机　高压氧治疗时机,即脑出血患者进行高压氧治疗的时间窗。关于这个问题,由于进行高压氧治疗时有压力变化,又必须反复搬动患者,大家惧怕有诱发再出血可能。所以对何时开始高压氧治疗的看法尚不能统一。有以下几种意见:

(1)部分或少数学者认为早期可以开始高压氧。日本山口氏和郝鸣政认为出血超过6~7小时病情稳定即可开始高压氧治疗。具体步骤:①病例选择,轻、中度意识障碍,发病超过6~7小时、病情稳定、无禁忌证的患者;②拍头颅CT或MRI;③立即开始首次高压氧治疗,出舱后密切观察病情;④次日若病情无恶化,复查头颅CT血肿未见增大,可继续行高压氧治疗。山口氏有报道脑出血41例早期进行高压氧治疗,未发现再出血。

(2)大多数学者主张出血后1~2周,病情稳定再开始高压氧治疗。南通市第一人民医院神经外科急诊室收治的104例因脑出血行开颅去骨瓣减压术清除血肿的住院患者。开颅术后8天左右(范围7~12天),按随机数字表法将患者分为高压氧组和非高压氧组,治疗2个疗程后观察并评价疗效。两组患者入院后3周和5周的GCS评分差异有显著性意义($t=2.293$ 和 $t=3.014$,$P<0.05$)。卡方(F)检验显示,入院后5周和3个月GOS评分升高的患者数两组间差异有显著性($P<0.05$)。

(3)笔者认为患者手术后经积极脱水、抗感染、控制血压等处理,病情稳定,无禁忌证即可开始高压氧治疗,一般手术后次日就可以安排高压氧治疗。

第五节　高压氧治疗脑出血术后临床经验

1. 治疗时机　符合高压氧治疗指征,无高压氧治疗禁忌证,经神经内镜清除术后无再出血即可行高压氧治疗。

2. 治疗作用　①可尽早恢复出血灶周围缺血区的血液供应、抢救半暗带,改善微循环;②可减轻脑水肿,降低颅内压;③可起到神经细胞保护剂、自由基清除剂作用;④可促进动员自身干细胞。

3. 治疗方案　治疗压力0.16~0.22Mpa,稳压吸氧60~70分钟,一天一次治疗,15次一疗程,持续2~3个疗程。

4. 治疗效益　①尽可能减少出血后脑细胞损伤,降低功能损害;②减少并发症;③降低患者住院时间及治疗费;④降低家庭及社会负担。

5. 治疗疗效及案例展示

病例1:脑出血术后2周,高压氧治疗前,昏迷状态,四肢无活动;行第7次高压氧治疗后,患者意识转清,偶能通过眨眼点头完成遵嘱动作,四肢活动不能。

病例2:脑出血术后20天,高压氧治疗前,浅昏迷状态,行多个疗程高压氧治疗同时结合康复训练半年后,可独站独行,肌力恢复至5级,基本恢复正常日常生活自理功能(图22-5-1)。

病例3:脑出血术后1月余,高压氧治疗前,意识清醒,右侧偏瘫,坐起站立不行,行两个疗程高压氧治疗同时结合康复训练3个月后,可独站扶行,右侧肌力恢复至3级(图22-5-2)。

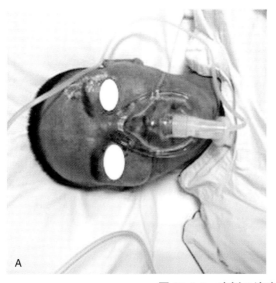
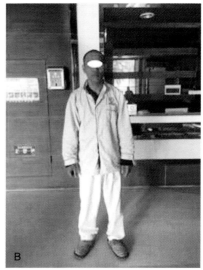

图 22-5-1 病例 2 治疗前后状态

A.高压氧治疗前,浅昏迷状态;B.行多个疗程高压氧治疗同时结合康复训练半年后,
可独站独行,肌力恢复至 5 级。

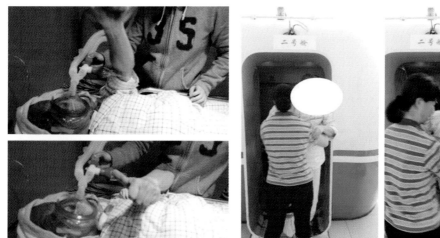
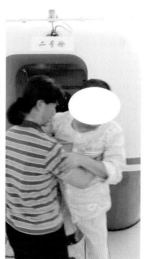

图 22-5-2 病例 3 治疗前后状态

A.高压氧治疗前,意识清醒,右侧偏瘫,坐起站立不行;B.两个疗程高压氧治疗同时
结合康复训练 3 个月后,可独站扶行,右侧肌力恢复至 3 级。

第六节 高压氧治疗的注意事项

1. 密切观察患者病情变化 如血压、心率、心律、体温、意识、呼吸道通畅程度、血氧饱和度、各种输液及引流管路的通畅。

2. 舱内配备一定的抢救器械及药品 如呼吸气囊、开口器、压舌板及钳、吸痰器及各种吸痰管和一级供氧管,心肺复苏药品、升减压药、地西泮类药物以及注射用品及液体。

3. 调整好供氧压力和流量 要求抢救患者所用氧源压力应≥表压 0.55MPa,管道通畅、阻力小,有条件的可用湿化后氧。

4. 氧舱内温度应调整适宜　一般温度应控制在 22~28℃间,减压时应注意温度不可太低,提前做好调整,舱内备有防寒衣被。

5. 氧舱的治疗压力和时间掌控　一般治疗压力多数在表压 0.1~0.15MPa,根据不同病种适当作选择,如 CO 中毒及厌氧菌感染,以及气栓症、减压病则压力适当选择高一些,其他普通患者则常规压力治疗,治疗时间一般在 80~120 分钟内,每天 1~2 次均可。

第七节　高血压性脑出血内镜术后高压氧治疗的处理

急危重症患者在高压氧治疗中,护理程序较多,操作复杂,医护人员陪舱护理也在所难免。

一、进舱前的准备

1. 全面了解入舱患者的病情,生命体征和专科的特殊情况。

2. 备齐各种医疗仪器、护理用品及药物,包括舱内气动呼吸机、监护仪、吸痰用物、抢救车、简易呼吸气囊,准备好抢救记录单,检查有无易燃、易爆品,防止误带入舱内。

3. 检查输液装置是否符合进舱要求,尽量使用软包装输液袋,若使用输液瓶,应将长针头插入输液瓶底部空气中,避免氧舱加压减压时输液瓶内的气压波动出现滴速变化与气栓的发生。

4. 检查患者各种引流管流向、安装与连接,并妥善固定。

5. 执行进舱前的医嘱,做好高压氧治疗抢救的一切准备。

二、治疗中的护理

1. 保持呼吸道通畅是保证高压氧治疗疗效必不可少的条件。

(1)昏迷患者,应防止舌后坠堵塞呼吸道。患者应取侧卧位或头偏向一侧,以防呕吐物被误吸而致呼吸道堵塞。

(2)气管切开患者、咳嗽反射减弱、痰液不能自主排出或呼吸道分泌物增多者,应经常利用舱内负压吸引装置或气动呼吸机吸痰。

(3)吸痰时舱内负压吸引负压不宜过大,吸痰时缓慢打开舱内负压吸引装置。成人负压:0.040~0.053MPa,小儿负压:0.033~0.040MPa。

(4)对支气管所致痉挛导致严重呼吸困难者,应及时给予解痉药,必要时降低舱压。

(5)对抢救因缺氧而致的肺水肿患者,仅靠负压吸引分泌物不能解决问题,应针对病因采取措施,并适当增加舱压,加大供氧量,必要时予以气管插管辅助呼吸等措施,以保证迅速纠正因缺氧而发生的肺水肿。

(6)自主呼吸恢复不满意或呼吸功能衰竭的危重患者,减压时应保持有效的人工辅助呼吸,并适当减慢减压速度,防止肺气压伤的发生。

(7)经鼻或口插管患者,不宜入单人纯氧舱治疗,应入多人空气舱治疗。痰多吸痰时需注意选用塑胶吸痰管,配合呼吸,吸气时插入,呼气时暂停,遇到阻力后切勿强行插入,待患者呛咳时迅速抽吸,吸痰动作一定要轻柔、彻底,应间断吸引。

2. 观察患者的生命体征并做好详细记录,注意患者是否有氧中毒的表现。

3. 严密观察静脉输液及所带导管、引流管,严防气栓症与气压伤的发生。

4. 减压时,开放所有引流管,调整墨菲氏滴管的液平面,防止气体进入循环系统。若加压时向套管气囊注入气体,此时应抽出等量气体,以免气囊膨胀压迫气管黏膜。减压时,病情易发生变化,此期间应加强观察。

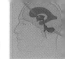

三、出舱后的处理

1. 患者安全出舱后,陪舱人员应向相关科室做好患者的交接班,共同查看患者。交接班内容:患者的生命体征、意识、瞳孔、伤口、引流管、气管切开导管、输液管道、痰液(颜色、性质、量)、皮肤等。

2. 带有呼吸机的患者,转运途中应使用便携式呼吸机,心电监护仪监测生命体征变化。必要时陪舱医护人员一起送患者回病房,以保证患者转运途中安全。如有舱内急救,陪舱人员必须完成陪舱记录的书写后方能离岗。

3. 出舱后,应将带入舱内的仪器、用具清洗消毒,整理归位。

4. 做好舱内清洁消毒。用诗乐氏消毒剂喷雾消毒,通风换气。空气消毒机空气消毒 2 小时。

5. 凡经确诊为破伤风、气性坏疽等厌氧菌感染者入舱时,严禁与其他患者一起入舱,应单独开舱治疗,头罩及吸氧管专人专用。使用的病号服、床单被套等用品应严格按终末隔离技术消毒处理。

6. 严重感染患者使用过的舱室应封闭消毒后彻底进行卫生清洁,空气培养 3 次阴性后方可开放使用以防止交叉感染。

第八节　高血压性脑出血患者高压氧治疗中意外情况的处理

1. **呼吸心搏骤停**　患者在舱内治疗中出现的心跳呼吸骤停,首先进行胸外按压和辅助呼吸,如长时间无恢复心跳,则注射心内三联针,并联系相关科室及人员准备设备、减压出舱后继续就地抢救。

2. **呼吸气道阻塞**　这种情况多数为痰梗阻或误吸入食物或口水误入气管,患者出现血氧饱和度急速下降、明显的呼吸困难、脸部发绀、烦躁不安,处理的原则是尽快接通呼吸通道,吸痰,如痰无法吸出则拔出插管,重新换管,应急情况可穿刺环甲膜临时开通气道,用大流量一级供氧冲开气道梗阻部位,恢复气道供氧。

3. **血压不稳定和心律、心率异常**　根据血压高低选用升减压药物,维持血压在平稳状态,心率太慢和太快都可选择相应药物注射或舌下含服(如阿托品、山莨菪碱等)。

4. **高热**　患者体温超过 39℃,则应及时使用冰袋、冰帽局部降温,舱内空调温度适当调低,也可用水适当在四肢、胸、腹部无疮口位置擦浴降温,并备好地西泮类药物,预防高热惊厥。

5. **抽搐和癫痫发作**　在氧舱内患者突然出现抽搐或癫痫发作时,应及时进行稳压,密切关注呼吸及其他生命体征变化,局灶性抽搐不影响升减压等治疗过程,如反复多次出现全身性抽搐,则应及时静脉推注地西泮 10~20mg,并可以在 100ml 液体中加注 30mg 地西泮缓慢静滴。

6. **气胸**　一旦患者发生气胸,应尽快减压出舱,及时进行处理。

(翁其彪　何益超　陈雪林　钟小霞　刘晓君)

参考文献

［1］易治,翁其彪. 高压氧医学教程 [M]. 广州:广东暨南大学出版社,2012:3-24,115-119.

［2］高春锦,杨捷云. 高压氧医学基础和临床 [M]. 北京:人民卫生出版社,2008:281-299.

［3］易治,翁其彪. 高压氧医学指引 [M]. 广州:广东科技出版社,2005:1-5,32.

［4］吴钟琪. 医用高压氧临床手册 [M]. 长沙:湖南科学技术出版社,1997:16-43,166-170.

［5］ WANG X, CHEN Y, WANG Z, et al. Clinical Research of Early Hyperbaric Oxygen Therapy on Patients with Hypertensive Cerebral Hemorrhage After Craniotomy [J]. Turk Neurosurg. 2020; 30 (3): 361-365.

［6］ CUI H J, HE H Y, YANG A L, et al. Hyperbaric oxygen for experimental intracerebral haemorrhage: Systematic review and stratified meta-analysis [J]. Brain Inj, 2017, 31 (4): 456-465.

［7］ FANG J, LI H, LI G, et al. Effect of hyperbaric oxygen preconditioning on peri-hemorrhagic focal edema and aquaporin-4 expression [J]. Exp Ther Med, 2015, 10 (2): 699-704.

［8］ QIN Z, XI G, KEEP R F, et al. Hyperbaric oxygen for experimental intracerebral hemorrhage [J]. Acta Neurochir Suppl, 2008, 105: 113-117.

［9］ QIN Z, SONG S, XI G, et al. Preconditioning with hyperbaric oxygen attenuates brain edema after experimental intracerebral hemorrhage [J]. Neurosurg Focus, 2007, 22 (5): E13.

第二十三章　神经内镜脑出血血肿清除术后护理

第一节　概　述

脑出血（intracerebral hemorrhage，ICH）是神经内外科最常见的难治性疾病之一，在欧美国家，ICH患者占脑卒中患者的10%~15%；而在亚洲国家，ICH占脑卒中患者的25%~55%，我国脑出血占全部脑卒中患者的21%~48%。ICH 1个月死亡率高达35%~52%，6个月末仍有80%左右的存活患者遗留残疾，是中国居民死亡和残疾的主要原因之一。

外科治疗ICH在国际上尚无公认的结论，我国目前外科治疗的主要目标在于及时清除血肿、解除脑压迫、缓解严重颅内高压及脑疝、挽救患者生命，并尽可能降低由血肿压迫导致的继发性脑损伤和残疾。近年来，随着神经内镜技术的不断发展和进步，应用神经内镜清除脑出血获得推广。随着脑出血神经内镜技术的发展和推广，加之患者病情变化快，病情观察难度大，监护护理复杂，对护理人员技术和责任心的要求都很高；同时，现今医护一体化的趋势亦对脑出血神经内镜清除术后的优质护理提出了更高要求。护理人员须在良好的职业素质基础上，熟练掌握脑出血神经内镜清除术后的护理知识与技能，才能更好地完成临床护理工作，保证医疗护理质量。

有效的优质护理对于提高脑出血神经内镜清除术的效果具有重要价值，能够及时识别患者病情变化，有效减少术后并发症的发生，提高患者的自理能力，有利于促进患者康复，提高术后生活质量和预后效果，提高患者满意度。同时，有效的心理护理能够树立患者战胜疾病的信心，能够减少术后不良事件的发生，提高患者依从性，提高手术及术后干预效果。本章旨在从脑出血神经内镜清除术后一般基础护理和各系统专科护理等方面，总结护理经验和方法，希望为广大神经外科临床护理人员起到指导作用。

第二节　术　后　护　理

一、基础护理

1. 体位　待患者全麻清醒后，如无特殊禁忌，均应抬高床头、取头高足低位。可在床头放置"抬高床头提示卡"（图23-2-1），提示护理人员根据患者的实际情况抬高床头至适宜的高度，也有利于护理人员对患者进行健康宣教。

2. 体温管理　一般控制体温在正常范围内。对需要使用亚低温治疗的患者（如脑出血、蛛网膜下腔出血、中枢性高热病患者等），常规准备冰帽、冰毯、预冷生理盐水，冰毯温度设为12~18℃。降温速度不宜过快，每1小时降低1℃为宜，避免降温过快引起反射性冠状动脉收缩，导致房室传导阻滞和心室纤颤。

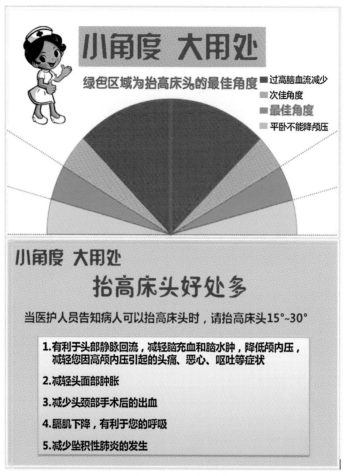

图 23-2-1 床头提示卡

密切监测体温变化,每 30 分钟测 1 次肛温(推荐使用连续肛温监测模块,以减少重复工作量),保持肛温在 33~35℃。亚低温治疗时间一般至少维持 3~5 天,如病情严重可延长至 7~14 天。复温时停用冰帽、降温毯等措施,加盖毛毯等保暖物品,或使用变温冰毯、提升室温等,让患者缓慢复温。在复温过程中仍需使用镇静、肌松药物,以防肌颤导致的颅内压升高。复温速度控制在每 4h 升高 1℃,12 小时后使温度(肛温)恢复至 36~37℃。

3. 营养护理

(1)术后推荐由营养支持专业人员进行营养风险的筛查,若存在营养风险,应接受营养支持。目前国际广泛应用的营养评估方案有营养筛查 2002(NRS2002)评分。

(2)术后推荐由受专业培训的医务人员进行吞咽功能的筛查,目前临床主要采用洼田饮水试验进行筛查。具体操作如下:患者坐位下按习惯喝下温水 30ml,根据饮水结果进行分级。I 级:能 1 次喝完,无呛咳;Ⅱ级:分 2 次以上喝完,无呛咳;Ⅲ级:能 1 次喝完,但有呛咳;Ⅳ级:分 2 次以上喝完,仍有呛咳;V级:频发呛咳,难以全部喝完。

(3)术后 6~8 小时无恶心、呕吐等不适,能经口进食的患者,给予高热量、高蛋白质、高维生素、易消化的半流质饮食,避免进食冷、硬、辛辣等刺激性食物,多食新鲜蔬菜水果、鱼类、豆类及富含纤维的食物,保持大便通畅。

(4)若患者使用脱水剂,饮食中应注意钠盐、钾盐的补充,防止出现低钠血症或低钾血症。

(5)无法自主进行的昏迷者,建议早期(48 小时内)启动肠内营养(enteral nutrition,EN)。短期(<30 天)肠内营养首选鼻胃管喂养途径,患者不能耐受胃管或者有反流高风险时可以实施幽门后鼻肠管喂养。肠

内营养持续需超过 4 周者,推荐进行经皮内镜下胃造口或者经皮内镜下空肠造口。每次喂养量不超过 200ml,喂养前及每隔 4 小时检查胃管位置,抽吸胃液检查潴留情况,如果抽吸胃液>200~250ml,结合当日喂养总量、颜色和性状以及患者情况,可暂停喂养。在有条件情况下,推荐使用营养输注泵持续喂养,肠内营养剂的应用原则上先低渗后高渗,喂养速度先慢后快。管饲喂养管道需用 20~30ml 温水冲洗,每 4 小时一次;每次中断输注或给药前后,需要 20~30ml 温水冲洗管道。

(6)对于存在肠内营养禁忌的患者,如完全性肠梗阻、严重的短肠综合征、肠弛缓、胃肠道出血或缺血、各种休克的患者,或肠内营养在 48~72 小时内无法达到 60% 目标能量及蛋白质需要量时,推荐尽早实施肠外营养补充。

4. 口腔护理 术后应每日进行口腔评估,观察患者口腔有无红肿、溃疡、疼痛、口臭等。对于意识清醒的患者应指导患者保持口腔清洁,每次饭后及睡前选用软毛牙刷和含氟、无泡牙膏刷牙。使用不含乙醇的盐溶液漱口,如生理盐水、苏打水或二者的混合液,15ml/ 次,1 分钟 / 次,每天 4 次,漱口后 30 分钟避免吃喝。对于昏迷患者或无法自理刷牙的患者,推荐使用氯己定(洗必泰)漱口液予以口腔护理,每天 2 次,预防口腔感染及肺炎的发生。

5. 引流管护理 头部脑室引流管接无菌引流袋,引流袋高于侧脑室 10~15cm,硬膜外或皮下引流管置于床面水平,每日定时按照无菌操作原则更换引流装置,保持引流管与伤口或黏膜接触位的洁净,以预防感染。外出检查时应夹紧引流管,防止液体反流颅内。患者翻身时,防止引流管牵拉、滑脱。注意观察引流液的量、性质,保持引流管通畅。一般术后 3~4 天可拔除引流管,在使用抗生素的情况下,可延长至 10~14 天。

6. 预防压力性损伤的护理 加强对术后、昏迷、重症患者压力性损伤的动态评估,使用 Braden 量表,从患者的感知、潮湿、活动能力、移动能力、营养、摩擦力和剪切力 6 个方面进行评估。评分范围为 6~23 分,15~16 分为轻度危险,13~14 分为中度危险,10~12 分为高度危险,9 分以下为极度危险。对脑出血神经内镜清除术后患者每 2 小时进行翻身拍背 1 次,翻身后加强骨突部位的按摩;昏迷患者睡气垫床,保持床单清洁干燥,防止发生压力性损伤。

参考《2019 版预防和治疗压力性损伤:快速参考指南》中意见,患者预防性皮肤护理措施包括:

(1)保持皮肤湿度和合适的水分,失禁后立即清洁皮肤,避免使用碱性肥皂和清洁剂。

(2)对尿失禁伴有压力性损伤或风险患者,使用高吸收性失禁产品来保护皮肤。

(3)有压力性损伤或危险患者,考虑使用低摩擦的纺织物。

(4)对压力性损伤危险患者,使用柔软的多层硅酮泡沫敷料来保护皮肤。

对有压力性损伤风险患者进行营养筛查和全面的营养评估,判断是否有营养不良;对有营养不良或压力性损伤高危患者,计划并实施个体化的营养照护计划;建议对有营养不良或压力性损伤高危患者提供每日每千克体重 30~35cal、1.2~1.5g 蛋白。

7. 预防下肢深静脉血栓的护理 脑出血神经内镜清除术后患者常并发脑水肿而使用脱水剂,使血液浓缩,加重深静脉血栓的形成。医护人员应做好深静脉血栓的预防。

(1)针对家属和患者做好健康宣教,讲解深静脉血栓发生的原因、危险因素及后果,合理饮食,保持大便通畅,必要时给予缓泻剂。

(2)严密监测患者的出入量,给患者做功能锻炼,先从大关节开始做伸缩运动,再活动小关节及肌肉。

(3)选择穿刺部位时,应避免在下肢静脉或股动脉穿刺,特别是下肢反复穿刺,静脉输液或采血宜选用上肢浅静脉。

(4)遵医嘱使用低分子肝素钠、阿司匹林等抗凝药物降低血液黏稠性、预防血栓形成,注意观察药物疗效及不良反应。

(5)严密观察深静脉血栓症状,对术后长期卧床患者或昏迷患者,注意观察患者双下肢皮肤颜色、温度、肿胀程度及感觉,必要时测量双下周同一平面的周径。

若患者发生了深静脉血栓,需抬高患者 20°~30°,注意保暖,床上活动时避免动作过大,避免用力排便,禁止患肢按摩,以防血栓脱落;严密观测患肢末梢循环、肿胀程度、皮肤颜色等,每日测量并记录患肢不同平面周径;遵医嘱使用溶栓药物,用药后注意观察药物疗效以及有无不良反应;注意观察患者有无肺栓塞症状的发生。

二、神经系统护理

1. 意识状态　术后常规监测患者的意识状态,意识状态的变化常表示病情严重程度的变化。建议使用格拉斯哥昏迷量表(Glasgow coma scale,GCS)行评估。GCS 评定患者的睁眼、语言及运动反应,三者得分相加表示意识障碍程度,最高得分为 15 分,表示意识清醒,8 分以下为昏迷,最低 3 分为深昏迷,分数越低表明意识障碍越严重。

2. 瞳孔　瞳孔正常直径为 2~5mm,呈圆形,两眼对称。瞳孔的观察对判断病变部位具有重要意义。推荐术后常规监测患者双侧瞳孔直径是否等大、等圆、对光反射是否正常。颅内压增高患者出现患侧瞳孔先小后大,对光反射迟钝或消失,应警惕小脑幕切迹疝的发生。

3. 颅内压监测　颅内压(intracranial pressure,ICP)监测是脑出血患者临床救治的核心内容。成人静息状态下正常 ICP 为 5~15.00mmHg(1mmHg=0.133kPa),平卧位时 ICP 持续超过 15mmHg 定义为 ICP 增高。ICP 增高的临床分度为:轻度 15~20mmHg;中度 21~40mmHg;重度 >40mmHg。持续 ICP<5mmHg 被称为低颅内压。指南推荐在有条件情况下对当患者 GCS ≤ 8 分时可考虑给予 ICP 监测,通过使用渗透性药物、抬高头位、过度通气等方式,使 ICP<20mmHg,脑灌注压维持在 50~70mmHg。在不具备 ICP 监测条件下,应结合临床表现(如头痛性质、恶心、呕吐、意识下降等)判断是否存在颅内高压或低压的可能。若患者 ICP 增高,应卧床、适度抬高床头、严密观察生命体征,遵医嘱给予甘露醇静脉滴注脱水降颅内压。必要时,也可联合使用呋塞米、甘油果糖和 / 或白蛋白脱水降颅内压,严密监测心、肾及电解质情况。若患者 ICP 降低,则嘱患者卧床休息,头低足高位,遵医嘱多饮水或静脉补液。

4. 神经体征　术后观察患者认知功能、肢体活动及感觉、语言功能、视力情况,并与术前进行比较,以判断手术疗效及有无并发症发生。对于有神经系统功能障碍的患者,应注意评估患者的自理能力,有无发生跌倒、坠床、烫伤等意外伤害的风险。

5. 癫痫发作的护理　癫痫发作时应迅速将患者平卧,头偏向一侧,松开衣领,保持呼吸道通畅,抽搐时不可强行按压肢体,用牙垫或裹纱布的压舌板塞入患者上下白齿之间,以防咬伤舌头。加床挡,适当使用约束带保护。记录肢体抽搐持续及停止时间、意识变化时间等,及时报告医生。观察药物使用后可能出现的呼吸抑制,静脉给药时速度要慢,给药同时密切注意患者呼吸节律及生命体征的变化。

6. 颅内感染　密切观察患者伤口敷料是否有渗血渗液,严格执行无菌操作,保持头部伤口敷料清洁干燥。监测患者的体温,并观察患者是否出现头痛、恶心、呕吐、颈项强直等脑膜刺激征的症状。若患者体温高于 38.5℃,脑膜刺激征阳性,应遵医嘱行物理或药物降温,同时进行手术切口分泌物、脑脊液培养及血液生化检查等,根据药敏试验使用合适的抗生素。

三、呼吸系统护理

1. 给氧　根据血氧监测数据给予每分钟氧流量 1~3ml/min。积极氧疗后仍不能改善缺氧,呼吸频率过快(>35 次 /min)或过慢(<6~8 次 /min),呼吸节律异常,通气不足和 / 或氧合障碍(PaO_2 <50mmHg),动脉血 $PaCO_2$ 进行性升高,心脏功能不全等,可考虑使用呼吸机辅助呼吸。

2. 辅助排痰　术后患者排痰能力明显降低,气道容易积聚黏稠的痰液且排除不畅,严重时可形成痰痂使气道梗阻。咳嗽功能正常的患者可以通过鼓励咳嗽咳痰或采用体位性引流、翻身、背部叩击、振动疗法、吸痰等辅助排痰措施来促进痰液排出。此外,术后推荐早期开始雾化吸入可湿化气道,雾化吸入祛痰药及支气管舒张剂可帮助维持气道通畅。

3. 人工气道管理

(1) 人工气道的选择：术后患者建议保留气管插管。如果预计短期内可以恢复自主呼吸、撤出人工气道，则不必进行气管切开。如果预计患者需要较长时间(可能>2周)的人工气道和呼吸支持，则最好尽早行气管切开。

(2) 人工气道的监测内容：对于人工气道呼吸支持的患者，应常规监测患者呼吸、通气、氧合情况；痰液是否黏稠、颜色、量等。评估患者的耐受程度，对于人工气道不耐受、表现躁动的患者，在排除因人工气道异常导致的不适后，应予以适当的镇痛和镇静治疗和四肢约束。还应严密监测人工气道的位置、通畅程度、固定是否妥善、气囊压力情况等。

(3) 人工气道的基础护理：术后人工气道支持的患者，应加强口腔护理，建议使用有消毒作用的口腔含漱液，每6~8小时进行口腔护理一次。气管切开患者换药应用无菌纱布或泡沫敷料。纱布敷料至少每天更换1次，伤口处渗血、渗液或分泌物较多时，应及时更换。泡沫敷料每3~4天更换1次，完全膨胀时须及时更换。对于使用呼吸机的患者，应妥善固定呼吸机管路，避免牵拉、打折、受压及意外脱开，对于躁动的患者适当约束。呼吸机管道中常有冷凝液形成，细菌易在此生长繁殖，冷凝液收集瓶应始终处于管道最低位置，保持直立并及时清理。湿化罐、雾化器液体应使用灭菌水，每24小时倾倒更换。呼吸机外部管道及配件应一人一用一消毒或灭菌，长期使用机械通气的患者，一般推荐每周更换一次呼吸机管道，但在有肉眼可见到污渍或有故障时应及时更换。重视气道湿化和温化，吸入气体应该保持相对湿度100%，温度在34~41℃。对湿化效果应及时评估，作为调整湿化方案的依据。湿化效果分为：①湿化满意，痰液稀薄，可顺利吸引出或咳出，人工气道内无痰栓；听诊气管内无干鸣音或大量痰鸣音。②湿化过度，痰液过度稀薄，需要不断吸引，听诊气道内痰鸣音多，患者频繁咳嗽，烦躁不安；可出现缺氧性发绀，脉搏增快及氧饱和度下降，心率、血压改变。③湿化不足，痰液黏稠，不易吸出或咳出；听诊气道内有干啰音，人工气道内可形成痰痂；患者可出现烦躁、发绀及脉搏氧饱和度下降等。

(4) 人工气道的气囊管理：气囊充气后压力应维持在25~30cmH$_2$O，每隔6~8小时重新手动测量气囊压，每次测量时充气压力宜高于理想值2cmH$_2$O。气囊充气后，应采用气囊测压表进行手动测气囊压，不宜采用根据经验判定充气的指触法。目前高容低压气囊压力在25~30cmH$_2$O时既可有效封闭气道，又不高于气管黏膜毛细血管灌注压，因此不推荐间断放气。气囊上滞留物应定期清除，可采用声门下吸引，进行间断吸引，间断吸引压力应在 −100~−120cmH$_2$O。

(5) 人工气道的撤除：人工气道的撤除，除了满足机械通气的要求外，还必须考虑患者意识状态、自主呛咳能力是否能够满足痰液引流的需要等。如能达到要求则尽量去除，使用高流量加温氧疗可能提高脱机拔管的成功率。人工气道撤除后应对患者持续心电监护，监测患者意识、呼吸、通气、氧合等情况。

四、循环系统护理

血压管理是预防术后出血的重要措施之一。持续心电监护，密切观察患者的血压变化，血压控制应根据患者具体情况而定，原则上应循序渐进降至脑出血前原有水平或130~140mmHg/80~90mmHg。此外严密观察引流液的颜色和量，遵医嘱予以止血类药物。必要时行血肿清除术。

五、泌尿系统护理

建议术后患者早期(24小时后)拔除留置导管。对于留置导尿管者，每日评估留置必要性，尽可能地缩短导尿管留置时间。当患者发生泌尿系统感染时应遵医嘱更换或拔除导尿管，必要时遵医嘱留取尿标本进行病原学检测。

每日需评估患者体温、有无腰腹部疼痛、排尿情况(尿频、尿急、尿痛症状)及尿液性质(颜色、性状、尿量等)。

未留置导尿管者，每日使用41~43℃温水清洗会阴部及大腿内上1/3处；留置导尿管者，每日使用温水、生理盐水或灭菌注射用水清洗会阴部、尿道口、导尿管表面。每日进行会阴部护理1~2次，并可根据患者病情及治疗需要(如大、小便失禁等)增加频次。

妥善固定导尿管和集尿袋,保持集尿袋始终低于膀胱水平并避免接触地面,在活动或搬运患者时夹闭引流管,防止尿液逆流。保持集尿装置密闭、通畅和完整,尽量避免断开导尿管与集尿袋。及时倾倒集尿袋(至少每 8 小时倾倒一次或集尿袋 2/3 满时或转运患者前),避免集尿袋的排尿口触碰到收集容器,并及时关闭排尿口。导尿管更换时间不应长于产品说明书要求的时限,如出现导尿管破损、无菌性或密闭性破坏、导尿管结垢、引流不畅或不慎脱出等情况时,应及时更换导尿管和集尿袋,并标注更换日期和时间。集尿袋更换时间不应长于产品说明书要求的时限,发生感染、堵塞、密闭性破坏等情况应及时更换,并标注更换日期和时间。

六、消化系统护理

患者术后 6 小时清醒后喝少量温开水,术后 3 天未清醒者可行插胃管,饲流质饮食。通过进食减轻胃酸对胃黏膜的刺激,预防或减少消化道出血。严密观察患者意识、瞳孔、生命体征的变化,若患者有暗红色或者咖啡色胃内容物、柏油样便或者出现血压下降、脉搏细弱等现象,了解是否有消化道出血及出血量。出血期嘱患者绝对卧床休息,意识清醒的患者应先禁食,待病情稳定后进食流质或半流质饮食;昏迷患者病情稳定后可采取早期肠内营养支持。若血性胃内容物>100ml,应暂停胃肠道内喂养,持续胃肠减压,监测胃液 pH 以及局部止血治疗。

七、镇静镇痛

术后患者如述头痛,应分析患者头痛原因、评估患者头痛程度,及时通知医生并配合处理,遵医嘱使用镇痛、镇静药物,并密切观察患者有无药物不良反应发生。颅脑手术后不论何种原因引起的头痛都不宜使用吗啡和哌替啶。常用的疼痛评估工具如下。

1. 数字等级评定量表　数字等级评定量表(numerical rating scale,NRS)是一种在实践中简单地测量疼痛强度的方法,使用一条长约 10cm 的游动标尺(一面标有 10 个刻度,两端分别"0"分端和"10"分端,用 0~10 数字的刻度标示出不同程度的疼痛强度等级),由患者指认,0 为无痛,4 以下为轻度疼痛(不影响睡眠),4~7 为中度疼痛,7 以上为重度疼痛(导致不能睡眠或从睡眠中痛醒),10 为最剧烈疼痛(图 23-2-2)。

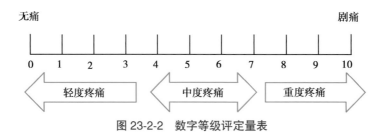

图 23-2-2　数字等级评定量表

2. 视觉模拟评分法　视觉模拟评分法(visual analogue scale,VAS)为一条标尺,患者面无任何标记,评估者面为 1~100mm 刻度,一端标示"无痛",另一端标示"最剧烈的疼痛",患者根据疼痛的强度标定相应的位置,由评估者确定其分值(图 23-2-3)。该评估工具不宜用于老年人,因为老年人准确标定坐标位置的能力不足。

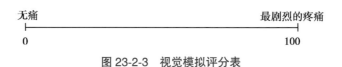

图 23-2-3　视觉模拟评分表

3. Wong-Baker 面部表情量表　Wong-Baker 面部表情量表(Wong-Baker face pain rating scale)由 6 张

从微笑或幸福直至流泪的不同表情的面部象形图组成。这种方法适用于交流困难的人群,如儿童、老年人、意识不清或不能用言语准确表达的患者,但易受情绪、文化、教育程度、环境等因素的影响,应结合具体情况使用,并注意使用时不向患者展示数字(图 23-2-4)。

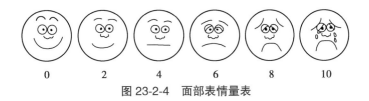

图 23-2-4　面部表情量表

4. 语言等级评定量表　语言等级评定量表(verbal rating scale,VRS)将描绘疼痛强度的词汇通过口述表达为无痛、轻度痛、中度痛和重度痛。

5. McGill 疼痛问卷(McGill pain questionnaire,MPQ)　McGill 疼痛问卷(McGill pain questionaire,MPQ)是众所周知的全面评估疼痛的多维测量工具,既评估疼痛的情感及感觉方面,又全面评估疼痛的部位、强度、时间特性等。MPQ 采用的是调查表形式,表内附有 78 个用来描述各种疼痛的形容词汇,以强度递增的方式排列,分别为感觉类、情感类、评价类和非特异性类四类。目前已广泛使用于临床和疼痛研究。除了疼痛描述语外,还包括评估疼痛空间分布的身体线图以及现存疼痛强度(present pain intensity,PPI)的测量。

八、康复护理

1. 对于高血压性脑出血患者神经内镜清除术后的患者,要鼓励其尽早进行四肢关节的被动运动,定时给予肢体按摩和活动,促进血液循环,预防肌肉萎缩。

2. 患者逐步清醒后采取主动和被动相结合,指导患者进行外展、外旋、肘伸等训练。对于能站立的患者,可在原地踏步,轮流抬腿,扶住桌沿、床沿等向左右侧方移动步行,一手扶人一手持拐杖向前步行。

3. 患者锻炼时,应有意使患肢负重,但要注意活动量应逐渐增加,掌握时间不宜过度疲劳。患者能行走后,主要是训练两手的灵活性和协调性,如自己梳头、穿衣、解纽扣、打算盘、写字、洗脸等,随着治疗时间延长,锻炼时间也应逐步延长,活动幅度也要逐步增加,逐渐达到日常生活能够自理程度。

4. 如有语言障碍者要早期训练,让患者多交流、多沟通,刺激语言系统,防止语言障碍,多次反复强化,重建语言功能。

九、心理护理

应密切观察患者的心理变化,耐心向患者及家属解释,安慰患者,使其保持良好的心态,积极配合治疗,同时避免情绪激动,以免引发再出血。对于术后可能出现失语、肢体偏瘫或生活不能自理的患者,要做好健康宣教,树立战胜疾病的信心。

十、出院指导

指导患者出院后规律生活,劳逸结合,保证充足睡眠,同时避免情绪激动,保持心情舒畅;鼓励患者按时服药,讲解药物的注意事项;严格控制血压,定期监测血压;对于有功能障碍需长期进行肢体功能锻炼的患者,指导其进行循序渐进的功能锻炼;告知患者出院后出现异常情况要及时到医院就诊,并介绍复查时间和方法。

(樊朝凤　尹　瑶　徐小凤　黄钰嘉)

参考文献

［1］ MAYER S A, BRUN N C, BRODERICK J, et al. Intracerebral Hemorrhage [J]. Stroke, 2018, 34 (3): 224-229.

［2］ LIU L, WANG D, WONG K S L, et al. Stroke and Stroke Care in China [J]. Stroke, 2011, 42 (12): 3651-3654.

［3］ 杜琳, 龙艳丽. 优质护理在神经内镜治疗高血压脑出血患者中的应用 [J]. 医疗装备, 2019, 31 (11): 143-144.

［4］ 王燕, 章萍. 预见性护理联合心理疏导对脑出血患者不良事件发生概率的影响 [J]. 当代护士 (上旬刊), 2020, 27 (9): 59-61.

［5］ 黄维明, 陈兵, 李春霞, 等. 神经内镜清除高血压脑出血术后的观察与护理 [J]. 中华现代护理杂志, 2008, 14 (15): 1684-1685.

［6］ 庄玲, 叶碎林. 神经内镜治疗慢性硬膜下血肿的护理 [J]. 护理学杂志, 2002, 17 (8): 591-592.

［7］ 潘敏敏. 微创手术治疗高血压脑室内出血的围术期护理 [J]. 中外医学研究, 2012, 10 (1): 87.

［8］ 中华医学会神经外科学分会, 中国神经外科重症管理协作组. 中国神经外科重症管理专家共识 (2020 版)[J]. 中华医学杂志, 2020, 100 (19): 1443-1458.

［9］ 武元丽, 张永明, 李俊. 770 例神经内镜治疗高血压脑出血的护理体会 [J]. 实用临床护理学电子杂志, 2019, 4 (9): 139.

［10］ 王娟. 高血压脑出血采用神经内镜辅助下小骨瓣治疗患者的护理 [J]. 常州实用医学, 2014, 030 (002): 120-121.

［11］ 刘兰琴. 高血压脑出血内镜微创清除术的护理 [J]. 护理实践与研究, 2012 (18): 61-62.

［12］ 中国研究型医院学会神经再生与修复专业委员会心脏重症脑保护学组, 中国研究型医院学会神经再生与修复专业委员会神经重症护理与康复学组. 亚低温脑保护中国专家共识 [J]. 中华危重病急救医学, 2020, 32 (4): 385-391.

［13］ 宿英英, 潘速跃, 彭斌, 等. 神经系统疾病肠内营养支持中国专家共识 [J]. 中华临床营养杂志, 2019 (4): 193-203.

［14］ 马玉芬, 成守珍, 刘义兰, 等. 卧床患者常见并发症护理专家共识 [J]. 中国护理管理, 2018, 18 (6): 740-747.

［15］ 中华医学会神经外科学分会, 中国神经外科重症管理协作组. 中国神经外科重症患者气道管理专家共识 (2016)[J]. 中华医学杂志, 2016, 96 (21): 1639-1642.

［16］ 中华医学会创伤分学会神经损伤专业组. 创伤性脑损伤患者气道雾化吸入治疗中国专家共识 [J]. 中华创伤杂志, 2020, 36 (6): 481-485.

［17］ 中华医学会神经外科学分会, 中国医师协会急诊医师分会, 中华医学会神经病学分会脑血管病学组, 国家卫健委脑卒中筛查与防治工程委员会. 高血压性脑出血中国多学科诊治指南 [J]. 中华神经外科杂志, 2020, 36 (8): 757-770.

［18］ GAO S, BARELLO S, CHEN L, et al. Clinical guidelines on perioperative management strategies for enhanced recovery after lung surgery [J]. Transl Lung Cancer Res, 2019, 8 (6): 1174-1187.

［19］ CHOE H S, LEE S J, YANG S S, et al. Summary of the UAA-AAUS guidelines for urinary tract infections [J]. Int J Urol, 2018, 25 (3): 175-185.

［20］ 中华医学会呼吸病学分会呼吸治疗学组. 人工气道气囊的管理专家共识 (草案)[J]. 中华结核和呼吸杂志, 2014, 37 (11): 816-819.

［21］ 陈丽娟, 孙林利, 刘丽红, 等. 2019 版《压疮/ 压力性损伤的预防和治疗: 临床实践指南》解读 [J]. 护理学杂志, 2020, 35 (13): 41-43.

第二十四章 脑出血意识障碍评估和促醒治疗

第一节 概　　述

部分高血压性脑出血患者由于出血量大,丘脑关键结构损伤,脑疝中线位移等,虽然经神经内镜手术清除脑内血肿,但是术后昏迷时间超过 28 天,则可形成慢性意识障碍(pDOC)。慢性意识障碍主要分为植物状态(VS)和微意识状态(MCS),其中 VS 患者意识恢复较困难,MCS 有较好的恢复潜力。pDOC 目前尚缺乏确切有效的治疗方法,但由于发病率高及巨大的需求,临床对 pDOC 治疗的研究与探索一直在进行。

第二节　评 估 方 法

1. 量表评估　意识障碍最常用的量表有修订昏迷恢复量表(coma recovery scale revised,CRS-R)、格拉斯哥昏迷评分量表(Glasgow coma scale,GCS)和格拉斯哥昏迷结局评分量表(Glasgow outcome scale GOS)。CRS-R 量表从患者听觉、视觉、运动、语言反应、交流和唤醒度水平 6 个方面评估患者意识水平,判断患者处于植物状态,还是微意识状态,或是意识恢复(图 24-2-1)。

分值	听觉	视觉	运动	语言反应	交流	唤醒度
6	–	–	使用物体			
5	–	识别物体	自主性运动反射	–	–	–
4	执行指令	识别部分物体	摆弄物体	–	–	–
3	执行部分指令	视觉追踪	刺痛定位	可理解的语言	–	能注意
2	声源定位	物体定位	刺痛回撤	发生动作	功能性(准确)	睁眼
1	惊吓反应	惊吓反应	异常姿势	放射性发声运动	非功能性(意向性)	刺激睁眼
0	无	无	无	无	无	无

植物状态　　　　　　微意识状态　　　　　　意识恢复

图 24-2-1　昏迷恢复量表

2. 脑电图(EEG)　意识障碍患者通过脑电波幅、节律和对外界的反应来评估患者大脑的电生理活性,从而判断脑功能异常程度。脑电图中显示睡眠节律(如出现睡眠纺锤波或脑电节律改变)的昏迷患者有较好的预后。而出现突发抑制脑电,或持续痫样放电的患者预后不良。

3. 诱发电位 视觉诱发(VEP)、听觉诱发(ABR)和躯体感觉刺激诱发电位(SEP)对意识判断有限,但可判断外周神经元与中枢传导通路是否有缺失,特别针对脑干损伤患者,其评估传导束完整性较脑干磁共振 DTI 更为灵敏(图 24-2-2)。

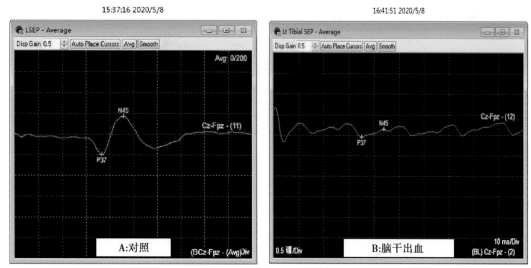

图 24-2-2 脑干出血患者与正常人的体感诱发电位比较

4. 事件相关诱发电位(ERP) EEG 的电信号来自大脑皮质大量神经元发生同步突触后电位所产生,仅能观察皮层自发电位的幅度和节律,难以获得关于认知的起始时间、持续时间和时间顺序。而 ERP 则可通过不同的刺激,记录从刺激时间起不同时间段的脑电反应,精确到微秒级,再通过计算机叠加,放大皮层下的微弱信号(图 24-2-3)。通过 ERP,我们可以探索昏迷患者大脑是否还存在对信号处理的能力,以及其反应速度。

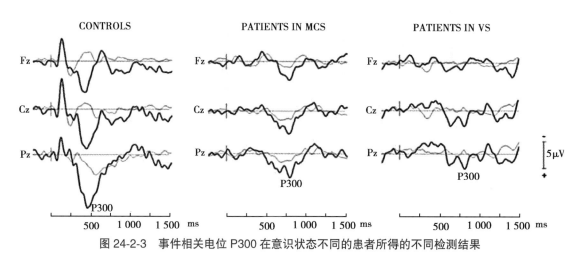

图 24-2-3 事件相关电位 P300 在意识状态不同的患者所得的不同检测结果

5. 磁共振 普通的核磁共振成像(T1/T2)可以明确患者脑部损伤部位及严重程度。而功能磁共振(BOLD-fMRI 信号)则可帮助我们了解意识障碍患者脑网络间的完整程度。脑干出血患者往往由于锥体束的损伤,运动被完全抑制,因此往往在患者恢复意识后仍难以被察觉。如下图中,患者临床行为评估为植物状态,但是通过功能磁共振,我们发现其中脑干腹侧被盖区(ventral tegmental area,VTA)和皮层神经元有效链接,最后,通过评估,患者被确诊为闭锁状态(图 24-2-4)。

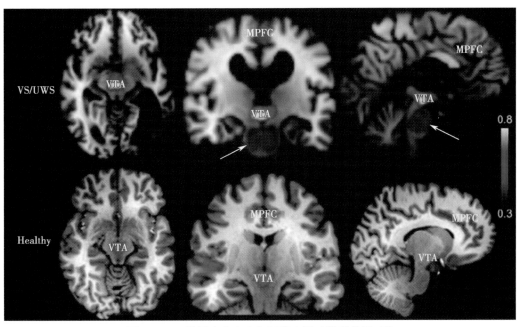

图 24-2-4　脑干出血患者与正常人的功能磁共振对比

6. PET-MRI　主要通过测量患者脑代谢程度,判断意识障碍患者神经元活跃程度,以判断神经元的损伤程度。脑活跃程度越接近正常人的患者,其预后越好(图 24-2-5)。

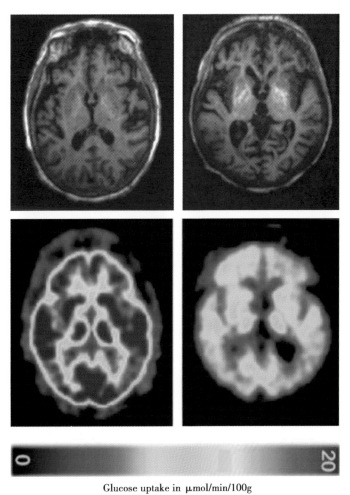

Glucose uptake in μmol/min/100g

图 24-2-5　同为意识障碍患者其 PET-MRI 提示的不同的脑代谢

以上评估方法各有优势,可互相佐证,互相补充,形成一套完整的评估方案可更准确预估慢性意识障碍患者的预后,指导临床诊治。

第三节 促 醒 治 疗

一、神经调控治疗

神经调控治疗是通过特定的设备,有针对性地将电磁刺激或化学刺激物输送到神经系统特定部位,来改变神经活动的治疗方法,包括无创与植入方式。由于直接参与了神经环路的功能调制,又具有可逆可控的优点,在意识障碍促醒方面是最具有潜力的治疗手段之一。

1. 无创神经调控治疗

(1)重复经颅磁刺激(rTMS):重复经颅磁刺激是一种无创神经调控技术,基于电磁感应原理在大脑中形成足够剂量的电场,能够去极化神经元,达到调节皮层兴奋性的效果,通过皮层-丘脑连接通路间接地影响丘脑的活动。rTMS 适用于脑损伤后 pDOC 患者的意识恢复治疗,临床上患者原发病情稳定、无明显肺部感染等并发症后,即应尽早进行 rTMS 治疗。对存在治疗靶区不稳定病变、癫痫病史或颅内有金属植入物的患者,不建议进行 rTMS 治疗。目前 rTMS 治疗 pDOC 患者的治疗参数尚无一致意见,使用 5~20Hz rTMS 刺激背外侧前额叶 DLPFC 或者 M1 区,刺激强度 90%~100% MT,总刺激个数 300~1 500 个脉冲,疗程为 10~20 天。

(2)经颅直流电刺激(tDCS):经颅直流电刺激是利用微弱的直流电来调节大脑皮质的活动兴奋性,阳极 tDCS 增加了皮层及皮层下的兴奋性,而阴极 tDCS 降低皮层及皮层下的兴奋性。研究表明 tDCS 可以提高 MCS 患者皮层的兴奋性以及连接性,而对于 VS 患者,tDCS 可以诱发出一些意识相关的临床表现,但是整体上 MCS 会从治疗中受益更多。tDCS 对患者生命影响较小,且有无痛、无创、易于操作等优点。适用于脑损伤后 pDOC 患者的意识恢复治疗。治疗要求大致同 rTMS。目前有短时程和长时程两种刺激方式。单次或数次短时程的 tDCS 刺激,单次刺激意识障碍的意识水平会有所提高,持续时间较短,长时程 tDCS 调控的累积效应,可重塑意识网络。大多数研究刺激部位多选择 DLPFC 或后顶叶皮层,10~20 分钟/次,1~2mA,10~20 天,单次疗程刺激参数同前。

(3)正中神经电刺激(MNS):MNS 主要是通过将有效的治疗电流通过体表电极,由周围神经引入中枢神经系统,增强脑电活动,兴奋脑干网状上行系统及大脑皮质,同时神经电刺激信号可通过脑干网状结构和纹状体到达脑的血管舒张中枢,引起脑血管扩张,提高脑病灶的局部血流量。另外,电刺激可以影响脑神经递质水平的改变,激活中脑皮质通路和下丘脑脊髓通路的多巴胺代谢,引起脑内乙酰胆碱水平升高。脑干胆碱能神经元是上行网状激动系统的主要成分,因而脑内多巴胺、乙酰胆碱水平升高有利于网状上行激动系统的激活。因其操作安全性高,适用于各种原因导致的意识障碍,研究提示越早进行干预,预后越好。MNS 无绝对禁忌证,但癫痫患者、颅内高压及脑出血急性期患者慎用。治疗方案及操作方法:于患者右前臂前面腕横纹上 2cm 处贴敷皮肤电极,施加直流电刺激,刺激强度 10~20mA;频率 40Hz;每分钟工作 20 秒,静息 40 秒;每日行电刺激治疗 8 小时。

(4)经皮耳迷走神经刺激(taVNS):经皮电刺激迷走神经耳支的这些神经纤维,能够调控中枢神经系统。可能的机制是刺激后丘脑、后扣带、楔前叶、脑默认模式网络等均被 taVNS 显著激活。目前仅有极少量关于 taVNS 的研究报道,有一例 VS 患者经 taVNS 治疗后改善为 MCS,但未再有更大样本量的研究,所以关于治疗参数尚无参考,应谨慎使用。

2. 有创神经调控治疗 脑深部电刺激(DBS),脊髓电刺激(SCS),迷走神经电刺激(VNS)及药物泵输注系统均有应用于慢性意识障碍的研究报告。

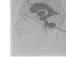

手术适应证：①患者为突发意识障碍，而非神经功能逐渐退化导致的意识障碍；②患病时间须超过3个月，且连续4周以上意识无进行性提高或恶化者；由于外伤患者具有更长的恢复期，建议手术时间延至伤后6个月，且连续8周无意识改善者。③符合MCS诊断，使用CRS-R作临床评定，患者在盯视或视物追踪及痛觉定位评定中，至少符合其中1项，且重复率>50%；④无严重并发症及手术禁忌证者。

手术相对禁忌证：①神经退行性疾病、恶性脑肿瘤术后所致慢性意识障碍；②全身性疾病恶化导致，或并发的昏迷；或预期生存期不长的患者；③意识水平已经达到脱离微意识（eMCS）诊断，即会使用物品，或能与外界进行有效交流的患者；④患病时间<3个月，或4周内意识存在进行性改善或恶化者。

术前评估：开展手术治疗的中心应建立由临床CRS-R量表、多模态脑成像技术，及神经电生理技术联合的综合评估体系，以减少由于患者意识波动、运动功能障碍，以及临床评定者经验不足所导致的临床误诊。

（1）DBS：全身麻醉，或在较深镇静状态下安装立体定向仪基环。通常选择中央中核-束旁核复合体（~pf）。推荐触点长间距型植入电极。以单极刺激为主，程序组设置在25~100Hz，100~240μs，1.0~4.0V范围内。采用循环刺激模式，日间刺激，夜间关闭。

（2）SCS：全身麻醉，通常采取俯卧位或侧卧位，"C"形臂透视下定位C5椎体，咬除C5棘突及椎板，宽度约1~1.5cm，将外科电极上送至C2~C4水平硬膜外正中部。植入脉冲发生器（IPG）。SCS的低频率（5~20Hz）也是一个有效的刺激范围。SCS常用双极刺激，程序组在5~70Hz，推荐70Hz作为优先刺激频率，脉宽100~240μs，电压1.0~5.0V范围内。DBS及SCS均采用循环刺激模式，日间刺激，夜间关闭。

（3）VNS：VNS的促醒作用仅有个案报道，尚未明确，故应谨慎应用。

尽管神经调控手术正成为治疗pDOC的主要研究热点及方向之一，但外科治疗研究受pDOC疾病认识水平、实际调控能力及临床经验所限，在患者选择、治疗靶区确定、程控参数设定及疗效的科学验证上存在诸多瓶颈和难题。因此，在成为普遍应用的临床治疗手段前，需谨慎、科学开展，并详细记录临床疗效及不良事件。

二、高压氧治疗

高压氧治疗可以提高脑组织氧张力，提高血氧弥散半径。早期由于高压氧的缩血管效应，可以降低颅内压，减轻脑水肿，从而打断缺氧-水肿的恶性循环。同时高压氧对缺血缺氧脑组织的血管有舒张作用，可改善局部血供和氧供。可使椎-基底动脉血流增强，从而促进脑干-网状结构上行激动系统的兴奋性。还可促进开放侧支循环，有利于神经修复、改善认知。建议在pDOC早期开始实施，由于高压氧治疗相对无创，建议在pDOC早期1~3个月开始实施，具体治疗次数尚无定论。

三、药物治疗

目前尚无足够的证据支持使用药物能提高pDOC患者的意识水平。报道一些药物可在pDOC患者身上观察到暂时或长期的改善。目前促醒药物主要有作用于多巴胺能系统和作用于谷氨酸能系统两大类，常用药物有金刚烷胺、溴隐亭、多巴丝肼及酒石酸唑吡坦等。

金刚烷胺是一种经典的多巴胺能药物，最初用于治疗帕金森病。它可同时在突触前及突触后水平增强纹状体多巴胺活性。促进多巴胺释放，延迟再摄取，其结果是增加突触内多巴胺浓度。在突出后水平，金刚烷胺可提高多巴胺能受体数量，它同时还是N-甲基-D-天冬氨酸受体的剂量依赖性的拮抗剂。

中医中药方面，通过辩证施治，施以醒脑开窍的单药或组方，酌情使用。国内使用多为神经营养与扩血管药物两个大类，如神经营养因子、纳洛酮、纳美芬、银杏叶提取物等，尽管疗效及机制不明，但在临床治疗需求及配合其他治疗使用时，需规范尝试并进行临床观察。

四、并发症的治疗

1. 阵作性交感神经过度兴奋（PSH） 阵发性交感神经过度兴奋综合征常发生在中重度脑损伤后，是一种严重的临床问题，以同时发生突发的交感神经兴奋性增加（心率增快、血压升高、呼吸增快、体温升高、出汗）和姿势或肌张力障碍为特征的综合征，通常同时具备其中的3~4项时，即可考虑PSH。量化的PSH-

AM量表能明确诊断并对此做出分级。临床上与全身性发作的癫痫或癫痫持续状态极易混淆,PSH发作过程中脑电检测无癫痫样放电,且大部分抗癫痫药物控制PSH无效,由此证实PSH与癫痫是两种不同病症。常用药物有苯二氮䓬类药物咪达唑仑、氯硝西泮以及β受体阻滞剂普萘洛尔,也可以给予加巴喷丁、巴氯芬等。

2. 癫痫　有临床发作并经脑电图确诊的pDOC患者,选择单一药物治疗或多药联合治疗。应该定期监测患者血清抗癫痫药物浓度。注意抗癫痫药物的不良反应如对认知、精神、肝功能及白细胞计数的影响。临床还常见癫痫的临床下发作,即临床无明显发作但脑电图可记录到少量癫痫放电,对于该类患者是否需抗癫痫治疗一直有争议。通常脑损伤后短期预防性使用抗癫痫药物、或轻微的临床下发作,一般不建议进行过强的干预,以防止造成对意识恢复的干扰。

3. 人工气道与肺部感染　pDOC患者往往长期气管切开,肺部感染反复发生。需要在呼吸康复的基础上加强气道保护:采用人工鼻或气道湿化机维持气道的持续湿化与加温,监测气囊压力,尽量避免使用无气囊保护的金属套管。气切套管拔管前应充分评估呼吸和吞咽功能,以及呼吸道有无梗阻可能(声带麻痹、声门上水肿、因肉芽增生或气管壁塌陷引起的狭窄)。pDOC患者反复发生的肺部感染需要综合处理,除人工气道管理外尚需加强病房环境管理、营养支持,呼吸康复,增强免疫,面对日益增加的多重耐药合理使用抗生素。

4. 排尿功能障碍与尿路感染　pDOC进入康复阶段需在必要检查指导下尽早拔除导管。如出现具有临床症状的感染需根据细菌培养结果合理使用抗菌药物。对于无症状性菌尿,不推荐常规使用抗生素。对于各种原因短期无法拔除者,是否需要膀胱冲洗需根据尿管引流状况决定。不推荐抗菌药物膀胱冲洗或灌注。严重反复感染者可考虑经皮耻骨联合上造瘘后拔除尿管。

5. 吞咽、胃肠功能障碍与营养支持　对于pDOC患者出现需加以关注,由于脑损伤本身以及卧床、运动减少、饮食结构改变、进食与排便方式的改变均可能影响患者呕吐、腹泻、腹胀、便秘等胃肠功能。建议抬高床头改变体位、定期离床坐起排便,通过调整食物成分以及必要的胃肠动力药物、缓泻药来保证排便通畅。

pDOC患者长期经鼻留置胃管或空肠管给予肠内营养,故需常规接受吞咽障碍评估与训练,以及营养筛查与营养评估。条件成熟尽早尝试经口摄食训练,或尝试间歇经口至食管或胃置管。需检测营养代谢指标保证营养支持良好。对于胃肠功能障碍、反复误吸性肺炎患者,推荐经鼻空肠置管以减少胃食管反流。长期置管者推荐经皮胃造瘘胃或空肠置管。

五、康复治疗

pDOC患者存在严重的、广泛的脑功能障碍,同时可伴发全身各系统的功能障碍。由于患者无法主动配合、早期病情复杂且严重、侵入性置管较多、长期处于卧床或者活动减少状态,因此pDOC患者的康复具有特殊性,部分康复治疗技术在pDOC患者的应用尚缺乏规范及临床证据,但pDOC康复的重要性已逐渐成为业界的共识,从重症监护阶段开始贯穿于整个病程阶段的康复训练,可以防治ICU获得性综合征、防治机械辅助通气并发症、防治呼吸道和泌尿道等感染、加快各种侵入性置管的拔管、防治人体全身或局部的失用综合征,同时可以促进意识恢复、促进其他神经功能康复、促进机体其他系统的功能康复。鉴于pDOC患者的病情特点,主要采用预防性康复及被动康复为主的康复措施,这些康复手段无须患者主动参与、消耗能量小、可操作性强、疗效确切、安全可靠。

1. 运动功能康复

(1)良肢位摆放:主要用于预防肢体痉挛及皮肤压疮。意识障碍患者应长期使用气垫床,仰卧及侧卧位应根据肢体瘫痪情况保持适宜的位置,定时变换患者体位,2小时/次。

(2)关节活动度训练:可以维持患者肢体的关节活动度(ROM),有效预防肌肉的失用性萎缩、骨质疏松、关节挛缩及改善肌张力,防止下肢深静脉血栓形成。

(3)被动坐位训练或起立床训练:患者生命体征平稳时,对其进行辅助下被动的坐位训练或固定

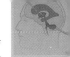

在起立床上不同角度的站立训练,角度逐渐增加。每个角度的适应性训练一般为1周,20分钟/次,2次/日。这种治疗可改善患者的呼吸、循环、消化、泌尿系统功能,有利于钙质沉积以增强骨关节承重能力,且通过本体感觉刺激反馈性地提高了大脑皮质的兴奋性。

(4)床边卧位康复踏车训练:对肢体无痉挛的pDOC患者进行康复踏车训练,辅助进行肢体的被动活动,维持关节活动范围,选择被动训练模式,每次20分钟,每日2次。

(5)神经肌肉电刺激:可以预防肌肉萎缩和深静脉血栓形成。以低频电流刺激瘫痪肢体相关肌群,使其发生收缩而起到被动活动的功效。

2. 感官及环境刺激疗法　感官和环境刺激有助于促进皮层与皮层下的联系,因此意识障碍患者皮层功能有可能经过多种刺激得到恢复,比如听觉刺激、视觉刺激、触觉刺激、嗅觉刺激、味觉和口腔刺激、利用神经易化技术进行刺激、环境刺激等,比如根据患者的习惯、爱好、工作情况等,设计并给予患者喜欢或者讨厌的声音、色彩、气味、触觉、味觉等多感官刺激。

3. 吞咽功能康复　吞咽功能训练可以预防吞咽器官的失用性肌萎缩、减少吸入性肺炎的发生,有利于早期拔除鼻饲管道及气管切开置管。吞咽功能康复的主要技术包括头颈部姿势的调整以及相关肌群的运动与放松、口颜面肌肉的被动运动与放松、口腔感觉、咽反射的刺激以及舌肌的被动运动训练等,还可使用吞咽障碍治疗仪进行治疗。

4. 呼吸功能康复　呼吸功能训练可以预防坠积性肺炎,改善通气,保持或改善胸廓的活动度,有利于早期脱离呼吸机及拔除气管切开置管。功能康复的主要技术包括气道廓清技术(体位引流、拍背、叩击和振动)、胸廓放松训练(肋间肌松动术、胸廓松动术、胸廓辅助术,上下部胸廓辅助法,一侧胸廓辅助法)、横膈肌阻力被动训练以及被动运动训练等,还可使用膈肌起搏器进行治疗。

5. 中国传统康复疗法　常见的疗法有针灸治疗,针灸具有醒脑开窍、改善大脑的血液循环、促进脑神经细胞的恢复与再生、刺激处于"休眠"状态的神经细胞,以及解除大脑皮质抑制的作用。经络穴位的强刺激,如刺激感觉区、运动区、百会、四神聪、神庭、人中、合谷、内关、三阴交、劳宫、涌泉、十宣等穴位,可激活脑干网状觉醒系统的功能,促进意识障碍患者的意识恢复。

(何江弘　杨　艺　王抱妍　张红波　孟　兵)

参考文献

[1] 吕威等,脑损伤后慢性意识障碍患者甲状腺激素水平与预后的关系. 广东医学, 2019, 40 (22): 3117-3120.

[2] Aurore Thibaut, Nicholas Schiff, et al., Therapeutic interventions in patients with prolonged disorders of consciousness. Lancet Neurol, 2019, 18: 600-614.

[3] Giacino JT, et al. Disorders of consciousness after acquired brain injury: the state of the science. Nature reviews. Neurology, 2014, 10 (2): 99-114.

[4] Schnakers C et al. Diagnostic accuracy of the vegetative and minimally conscious state: clinical consensus versus standardized neurobehavioral assessment. BMC neurology, 2009, 9 (1): 35-35.

[5] Lehembre R et al. Electrophysiological investigations of brain function in coma, vegetative and minimally conscious patients. Archives italiennes de biologie, 2012, 150 (2-3): 122.

[6] Cologan V, et al. Sleep in disorders of consciousness. Sleep Medicine Reviews, 2010, 14 (2): 97-105.

[7] Claudio Sandroni, Fabio Cavallaro, et al. Predictors of poor neurological outcome in adult comatose survivors of cardiac arrest: A systematic review and meta-analysis. Part 2: Patients treated with therapeutic hypothermia. Resuscitation, 2013, 84: 1324-1338.

[8] Audrey Vanhaudenhuyse. Steven Laureys, et al. Cognitive Event-Related Potentials in Comatose and Post-Comatose States. Neurocrit Care, 2008, 8: 262-270.

[9] Yelena G. Bodien, Ph. D, Camille Chatelle, et al. Functional Networks in Disorders of Consciousness. Semin Neurol, 2017,

37 (5): 485-502.

［10］Daniel Golkowski, Katharina Merz, et al. Simultaneous EEG-PET-fMRI measurements in disorders of consciousness: an exploratory study on diagnosis and prognosis. J Neurol, 2017, 264: 1986-1995.

［11］Thibaut A, Schiff N, Giacino J, et al. Therapeutic interventions in patients with prolonged disorders of consciousness. Lancet Neurol, 2019, 18: 600-614.

［12］Magrassi L, Maggioni G, Pistarini C, et al. Results of a prospective study (CATS) on the effects of thalamic stimulation in minimally conscious and vegetative state patients. J Neurosurg, 2016, 125: 972-981.